U0392662

高等职业教育养老服务类示范专业规划教材

康复护理技术基础

主　编　屠其雷　〔日〕东海林万结美　颜婉彤

副主编　李惠菊　刘锡华　〔日〕宫本明

编　委　王　丽　路树超　〔日〕宫本陈敏　李军省　陈　娟　魏晨婧
　　　　董　英　龚巧玲　云荣荣　王瑞娟　卜小丽　党芳萍　杨　彦
　　　　蔡闵敏　朱小棠　李陈娜　熊宝林　肖天娇　张晓龙　赖　卿
　　　　陈冬青

中国纺织出版社有限公司　｜　国家一级出版社　全国百佳图书出版单位

内 容 提 要

　　本书是面向高职院校老年服务与管理、老年健康服务管理等专业学生的基础教材。内容翔实新颖。主要包括7个部分：一是康复护理概述，介绍康复医学、康复护理概念与基础知识；二是康复护理基础知识，介绍运动学、神经学、康复护理工作方式与程序等知识，奠定学习基础；三是康复护理评定，围绕老年人能力变化，介绍相关康复护理评估内容；四是常用康复治疗与护理技术，介绍日常生活活动训练等康复治疗与护理技术；五是中医康复护理，介绍传统康复在护理中的应用；六是老年人常见疾病康复护理，介绍脑卒中、糖尿病等常见疾病的康复护理；七是日本老龄康复事业发展与启示。每章附有思考与练习。本书也适合作为养老服务机构行政管理与服务人员的培训用书使用。

图书在版编目（CIP）数据

　　康复护理技术基础/屠其雷，（日）东海林万结美，
颜婉彤主编．—北京：中国纺织出版社有限公司，2019.8（2023.7重印）
　　高等职业教育养老服务类示范专业规划教材
　　ISBN 978-7-5180-6263-8

　　Ⅰ．①康…　Ⅱ．①屠…　②东…　③颜…　Ⅲ．①康复
医学—护理学—高等职业教育—教材　Ⅳ．①R47

　　中国版本图书馆CIP数据核字（2019）第106134号

策划编辑：樊雅莉　　责任校对：楼旭红
责任印制：王艳丽

中国纺织出版社有限公司出版发行
地址：北京市朝阳区百子湾东里A407号楼　邮政编码：100124
销售电话：010-67004422　传真：010-87155801
http://www.c-textilep.com
E-mail:faxing@c-textilep.com
中国纺织出版社天猫旗舰店
官方微博http://weibo.com/2119887771
北京虎彩文化传播有限公司印刷　各地新华书店经销
2019年8月第1版 2023年7月第5次印刷
开本：787×1092　1/16　印张：14
字数：281千字　定价：36.00元

凡购本书，如有缺页、倒页、脱页，由本社图书营销中心调换

高等职业教育养老服务类
示范专业规划教材

编委会

主　任　　叶军峰

副主任　　黄丹凤　　林文婷　　[日]东海林万结美

编　委　　李娉婷　　谢静超　　董韵捷

　　　　　凌淑芬　　颜婉彤　　张　雷

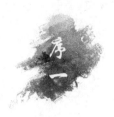

中国正快速向深度老龄化迈进。有数据显示，2017年全国60岁以上的人口达到2.41亿人，占总人口的17.3%。有预测2025年中国60岁以上人口将超过3亿，到2053年将达到5亿。随着"健康中国2030"计划的实施，在国家大力促进养老服务业发展的政策鼓励下，养老服务业正在从行业初期简单生活照料向涵盖老年医疗、老年照护、老年康复、老年心理与营养、养老用品服务与辅具供给的2.0业态提升。从业人才配置也从集中于初级护理员层面向老年护理师、全科医护人员、康复师、健康管理师、心理咨询师、营养师、保险师、辅具师等专技人员与职业经理人的梯级结构提升。按照国际老龄服务1：3的基础护理比（1名护理人员服务3位老人，失能失智等重度失能老人的护理比可能达1：1），中国2020年上述专业技术岗位从业人员缺口将超过1000万人，严重供不应求。目前国内大中专院校涉老服务专业还存在专业不健全、学科建设水平低、毕业生流失等现象。

从发达国家老年服务业发展路径与人才供给的经验看，除政策扶持、加大投入外，培养大批的老年服务技术技能人才是前提要件和当务之急。广州轻工技师学院积极响应政府号召，开设健康与服务管理专业，以校企合作和理论实践一体化教学为抓手，坚持全日制教学和社会培训相结合，实施养老服务类专业人才培养。在实践中，该学院一是特别重视学习接轨世界养老服务产业发达国家和地区的教育理念与技术，提升师生在专业上的国际视野，包括提供学生出国实习或就业岗位、引进日本国际养老服务职业水平证书认证、与大企业集团合办定向班等；二是特别重视理论与实践相结合，学生实习实训，毕业生技能实训与就业岗位无缝衔接。近些年，学院已培养培训养老专业人才3000余人，受到养老服务用人单位的欢迎。学院也被国家人力资源社会保障部确定为第45届世界技能大赛健康与社会照护项目中国集训基地，专业建设与世界技能大赛标准对接。学院拥有一批熟悉国际养老服务专业理论与实训技能、颇有建树的专业带头人，致力于培养养老专业国际化高技能人才。

可以预见，随着国家养老服务事业的"国策化"，养老服务学科与专业健全、教材与教学改善、养老服务人才"专技化、学历化"的理念与育人格局会逐渐形成，人才供给数量与质量将会大幅提升，毕业生职业受尊敬程度与薪酬待遇会逐渐得到改善。该学院编写的这套高等职业教育养老服务类示范专业规划教材是吸收了发达国家老年服务教育的理念，邀请部分日本专家共同开发的。全套教材共分 6 册，分别从老年康复护理技术、老年应用心理学、老年应用营养学、医养结合型养老服务机构运营管理、健康管理信息化和老年生活能力评估技术几个领域进行了内容创新的尝试。全书理论与实践相结合，嵌入了实训设计模块，有助于学生实操技能的提升。

我们愿与全国各类院校同人携手，共同推进高等职业教育老年服务学科水平与教学质量的提高，培养更多更好的学历型老年服务专业技术人才。在这套教材的开发过程中，得到了国家、广东省，广州市人社部门、民政部门领导以及相关行业协会、专家的大力支持，谨向他们致以深深谢意。

叶军峰

2019 年 5 月

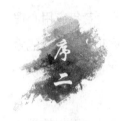

　　人总是会老去的，院士也不例外。在我从事绿色建筑与城市人居环境研究生涯中，一直很关注老年人居环境和养老产业发展的资讯。2007年被评为"全国模范教师"以来，我一直在教导我的博士生，物理的自然禀赋要素，绝不是人类生存与环境研究的唯一对象，而是人类文化、人性与功能、环境诸要素完美结合。不同人群、不同年龄、不同种族文化的结合与体现方式不同，这些不同和附着在这些设施上的文化、使用、服务等"软设计"密切关联。放眼世界去关照全球人居、环境，就更洞悉深切。

　　读了国内一些适老化、老年人居与老年服务的教材，总的感觉一是开眼"看世界"深度不够，二是理论较多，实用性不足。研究生教材稍好些，用于本科生、大专生的此类教材缺且弱。要想推进发展中的中国人居环境、尤其是老年人居与服务的水平，须自学科建设始。学科建设需肇源于具有世界眼光的一批子学科教材的建设与师资提高。幸而有独具眼光的教育工作者在做这项工作。

　　老年人居与环境是老年产业的有机组成，是有血肉、有温度的科学。通过良好服务使老年人有获得感、尊严感，是人性化的、敏感的和细腻的。目前老年客群已经由"30/40人群"向"50/60人群"转变，人的寿命越来越长，新老年客群对包括人居环境、照护服务供给的要求越来越高，老年服务产业已经成为多学科的知识集汇与嬗变平台。通过一大批有志于老年福祉的教育工作者来推进学科与人才培养，实是利国利民之举。粗读这套丛书，尽管还有粗疏之处，但有助于在实务层面带动一批既能仰望星空（具有国际视角），又能脚踏实地（有实务指导意义）的高校好教材、好师资的涌现，这是很有意义的工作，是为序。

中国工程院院士　刘加平

2019年5月于北京

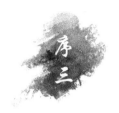

　　日本是世界上最早进入老龄化的国家，目前已进入超级老龄化阶段。由于日本较早建立了较完善的国民福祉制度体系和高龄者介护保险制度，加上国民生活方式的健康化，使得日本国民的人均寿命在全世界名列前茅。日本对老年介护人才的培养也是不遗余力的。从日本大学院到福祉专门学校，包括介护、老年健康管理、社会福祉为主干的人类福祉学科一直是在追求对高龄者的介护理念、技术的提高和教学的改进，也培养了大批足以支撑日本福祉技术在世界领先的专门人才。

　　中国对日本文化特别是建筑文化影响很深，目前在世界上领先的日本适老化建筑的规划设计技术实际上都可以看到唐代以来人居建筑与环境相处的境界之源，即"天人合一"。即最大限度地营造保持老年人功能使用与个性尊严的同时，讲求高龄者居住建筑与传统文化、自然、环境的和谐伴生关系。我在中国考察时，看到中国的养老服务建筑设施从硬件上大多非常好，有的还很豪华。缺失的部分大抵上有老年居住环境与自然和谐伴生关系在环境要素上的考虑，介护服务的细致、人性化与标准化这些要素。这些都需要通过长期的福祉专业教育与职业培训慢慢提高中国从业者的素质才能解决。所以，很多朋友与我谈到中国如何学习日本先进的高龄者福祉技术时，我总是建议，一是注意中国老年人人居设施、介护环境与自然的和谐关系，二是要从老年福祉学科教育、老年介护从业者素质提升做起。当我看到手中这套面向中国高中职学校青年学生而体现日本老年介护特色的教材时，我觉得作者是走对了路的。需要的是持续去做、去完善。欢迎更多中国青年学子来日本学习老年福祉技术。

日本科学院院士　吉野博

2019 年 5 月于东京

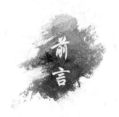

前言

　　随着经济社会的发展，人口老龄化、伤病、残疾等造成的功能障碍需要康复护理加强介入，康复护理已列为健康与养老相关专业的重要课程。为了更好地贯彻落实《"健康中国2030"规划纲要》《国家中长期教育改革和发展规划纲要》和《"十三五"健康老龄化规划》，推动健康与养老职业教育发展，培养健康养老类高素质技术技能型人才，在广州轻工技师学院的组织规划下，遵循技师与职业教育专业培养目标，突出应用型、技能型教育特点，更加注重教材的特色，有针对性地增加中医康复护理、日本老龄化特征与康复护理人才培养、常用康复护理技术等方面内容，让读者进一步理解中医特色在康复护理中的应用、日本康复护理发展基本状况、中国养老康复护理发展趋势，进一步丰富和完善当前康复护理相关教材体系，编写了《康复护理技术基础》一书。

　　本书共分6章，包括康复护理概述、康复护理基础知识、康复护理评定、常用康复治疗与护理技术、中医康复护理、常见疾病康复护理。每章都有教学目标、案例引入，章后有重点回顾，并附有课后思考练习和康复护理实训指导。另外单独设立附录章节，主要内容为日本老龄康复事业发展与启示，让学习者对发达国家养老康复护理经验有更深入的理解，从而提高理论水平。本书既适合技师院校和职业院校健康养老等相关专业的课程教学，也适合教师和相关从业人员参阅。

屠其雷

2019 年 5 月

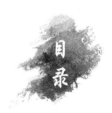

第一章 康复护理概述

本章导学

康复护理是康复医学的重要组成部分，是为了适应康复治疗的需要，从基础护理中发展起来的以康复治疗方法为主的专科护理技术。伴有功能障碍的老年人是康复护理的主要对象之一。90%以上的老年人主要依托社区或居家养老，发展社区居家康复护理是养老服务的重要内容。本章主要介绍康复、康复医学、康复护理学的概念，康复护理原则与目标，康复护理主要内容，基于社区的养老康复。通过本章内容的学习，初步理解康复护理相关概念，为应用康复护理相关知识解决养老服务相关问题打下基础。

学习目标

了解康复、康复医学、康复护理学的发展历程，康复护理国家政策与标准规范的应用，中国残疾人现状和国家残疾分类标准；理解康复、康复医学、康复护理相关概念；掌握康复护理原则、康复护理对象与内容。

情境导入

2018年4月，李先生因脑出血被送到重症监护室（ICU），经过ICU连续5天的抢救后，李先生生命体征逐渐平稳。但是，原本健壮的李先生一侧的上下肢肌力为0，另一侧肢体的正常活动也受到了影响。正常人简单的翻身、坐起、站立等动作，李先生都不可能独立完成，因此他对身体状况的恢复不抱太大希望。

转入康复医学科后，初期评定日常生活能力属于重度依赖，基本丧失生活自理能力。根据康复评定结果，为患者制订了针对性的康复目标和个性化康复方案。经过康复护理人员的耐心指导和不断鼓励，再加上患者超出常人的努力，坚持康复训练，1个月后，李先生能够独自翻身、坐起，保持坐位平衡，在少量帮助下可以完成进食及大小便清洁。当李先生患病后第一次站立时，他激动地大声高呼："我能站起来了！"

【问题讨论】

1. 康复、康复医学和康复护理学主要包括哪些内容？
2. 积极老龄化和健康老龄化主要内涵是什么？
3. 康复护理的基本流程和基本原则是什么？

第一节 康复、康复医学与康复护理学

2015～2050年，全球60岁以上人口的数量将从9亿人上升至20亿人（在全球总人口中的比例将从 12% 上升至 22%）。世界人口在迅速老龄化，中国人口老龄化的速度更为惊人，2017 年年末，中国 60 岁以上老年人口数量已经达到 2.41 亿，2050 年预计达到 4.8 亿。随着年龄增长，老年人将逐渐发生老化、衰退，康复护理对于促进老年人提高自理生活能力，减轻个人、家庭、社会负担，实现家庭社会和谐发展目标非常重要。康复护理的介入也有助于促进养老服务的专业化发展，以及健康老龄化、积极老龄化和健康中国战略目标的实现。

一、基本概念

（一）康复

在中国古代已经对康复有所描述，《南史·袁宪传》："羣情嗯嗯，冀圣躬康复。"宋朱弁《曲洧旧闻》卷八："其后圣躬康复，车驾一出，都人懽忭鼓舞，所在相庆。"逐渐发展出中国传统康复通过利用气功、推拿等多种手段，改善老年人等各类人群机能健康状态的思想。

现代意义上的康复（rehabilitation）主要来源于西方国家，按照英文解释是重新得到能力或适应正常社会生活的意思。现代康复的发展并应用于现代医学领域，主要和 20 世纪的两次世界大战有关，战后有许多伤残军人要通过多种手段，帮助提高身心功能、职业能力和社会生活能力。

世界卫生组织（WHO）对于康复的定义在不同阶段进行过相应的调整。1969 年康复专家委员会将康复定义为："康复是指综合和协调地应用医学的、社会的、教育的和职业的措施，对患者进行训练和再训练使其能力达到尽可能高的水平。" 1981 年，把康复定义为："康复是指应用各种有用的措施以减轻残疾的影响和使残疾人重返社会"，更加突出了重返社会的理念。1993 年，WHO 提出："康复是一个帮助病员或残疾人在其生理或解剖缺陷的限度内和环境条件许可的范围内，根据其愿望和生活计划，促进其在身体上、心理上、社会生活上、职业上、业余消遣上和教育上的潜能得到最充分发展的过程"，充分体现了"生物—心理—社会"新的医学理念，充分说明人与环境之间的互动深刻影响着康复行为和康复效果。

（二）康复医学

康复医学是一门以消除和减轻人的功能障碍，弥补和重建人的功能缺失，设法改善和提高人的各方面功能的医学学科，也就是功能障碍的预防、诊断、评估、治疗、训练和处理的医学学科。康复医学是随着康复方法的不断完善和改进，形成独立的一整套理论体系，逐渐形成的一门学科。康复医学和预防医学、保健医学、治疗医学并称为"四大医学"。康复医学遵循功能锻炼、全面康复、重返社会等原则。康复医学常用的康复治疗方法包括，物理治疗（PT）、作业治疗（OT）、言语治疗（ST）、心理辅导与治疗、文体治疗、中国传统治疗、康复工程等。

康复医学与治疗医学有很大区别。治疗医学是以疾病为对象，主要采用药物、手术等方式；康复医学是以功能障碍为对象，主要采用上述几种康复治疗方法，针对不同类型不同程度的功能障碍，采用改善、维持或代偿等不同的康复对策。为了发挥肢体残存的功能，可利用辅助器具、自助器具以提高日常生活活动能力，可给需要代偿的功能配备矫形器、假肢、轮椅等用品。对参与社会活动发生障碍的对策是改善环境，调动家属、单位、社会积极参与，确保对残障者进行照顾，改造公共设施（如房屋、街道、交通等）和社会环境，使残障者能方便地活动。对成年人应促使其参加工作；对儿童、少年应确保其受教育；对老年人，要使其能过有意义的生活，老有所为。

（三）康复护理学

康复护理学（rehabilitation nursing）是康复医学重要组成部分，是为了适应康复治疗的需要，从基础护理中发展起来的一门专科护理技术。主要利用康复知识、技术，结合护理技能对康复护理对象开展服务与管理，使其减轻残疾或功能障碍带来的影响，最大程度地帮助他们回归家庭，回归社会。

二、康复对象

适合康复服务的对象群体庞大，包括：因暂时性伤病造成的功能障碍者、有功能障碍的老年人以及残疾人。中国有庞大的、数以亿计的老年人群，老年康复护理服务越来越受到重视。

三、康复护理主要方法

针对老年人和其他功能障碍者，在康复护理工作中，康复护理人员主要采用偏向于康复治疗的方法和偏向于日常生活干预的康复护理方法。

（一）康复治疗方法

（1）物理治疗（physical therapy，PT）：是指通过主动和被动的方式，利用运动治疗，并借助于各种物理因子（如电、光、声、磁、冷、热、水、力等）来治疗疾病、恢复与重建功能的一种治疗方法，是康复治疗的主要手段之一。

（2）作业治疗（occupational therapy，OT）：是让患者参与日常生活活动、社区生活等各种形式的作业活动来提高日常生活活动能力和社会参与的一种方法。作业疗法不仅能促进人体身心健康，减轻或纠正病态状况，为将来重返生产岗位作准备，而且可以恢复与加强患者社会性活动的能力，学习一定的生产技能，帮助患者建立一个良好的社会环境，使患者感到生活丰富多彩、幸福愉快，从而增进健康，促进疾病康复。

（3）言语治疗：是通过言语功能训练来提高文字语言符号的运用（书写）和接受（阅读）与表达（语言）能力。

（4）除上述3种主要治疗方法外，还有心理辅导与治疗、文体治疗、中国传统治疗、康复工程等方法，共同促进老年人和其他服务对象的功能维持与改善。

（二）康复护理方法

除了专业的康复治疗方法以外，在临床工作中，康复护士和其他康复护理人员常常运用与日常生活和社会参与相关的康复护理方法。主要包括：体位转移、关节活动度训练、吞咽功能训练、日常生活活动能力训练、康复体操、健康指导、康复辅助器具应用指导，以及简单的推拿、按摩等传统康复手段。

第二节　老年康复护理

一、老年人特点

（一）老年人生理特点

衰老是个体生长、成熟的必然的连续变化过程，是人体对内外环境适应能力减退的表现。老年人生理状况通常发生以下变化。

1. 体表及外形改变

老年人随着年龄增长会出现：皮下脂肪减少，皮肤松弛；牙龈组织萎缩，牙齿松动脱落；骨骼肌萎缩，骨钙流失或骨质增生；关节僵硬，身形佝偻。

2. 器官功能下降

老年人的各种器官功能都有不同程度的减退，如呼吸功能、消化功能以及视力和听力等功能逐渐降低，对环境的适应能力下降，容易出现各种慢性退行性疾病。

3. 机体调节控制作用降低

老年人动作和学习速度减慢，完成任务能力和反应能力均降低，加之记忆力和认知功能的减弱和人格改变，常常出现生活自理能力下降；老年人免疫防御能力降低，容易患各种感染性疾病。

（二）老年人的心理特点

（1）认知能力下降。老年人大脑功能发生改变，中枢神经系统递质的合成和代谢减弱，导致感觉能力降低，意识性差，出现反应迟钝、注意力不集中等。

（2）孤独和依赖。老年人适应周围环境的能力下降，缺少或不能进行有意义的思想和感情交流。孤独心理常常伴随左右，会导致焦虑不安、心神不定。老年人做事信心不足，被动顺从，感情脆弱，容易产生依赖心理。

（3）易怒和恐惧。老年人情感不稳定，易伤感，易激怒，不仅对当前事情易怒，而且容易引发对以往情绪压抑的怒火爆发。发火以后又常常感觉到如果按自己以前的性格，是不会对这点小事发火的，从而产生懊悔心理。恐惧也是中老年人常见的一种心理状态，表现为害怕，有受惊的感觉，当恐惧感严重时，还会出现血压升高、心悸、呼吸加快、尿频、厌食等症状。

（4）抑郁和焦虑。抑郁是常见的情绪表现，症状是压抑、沮丧、悲观、厌世等，这与老年人脑内生物胺代谢改变有关。长期存在焦虑心理会使中老年人变得心胸狭窄、吝啬、固执、急躁，久则会引起神经内分泌失调，促使疾病发生。

（5）睡眠障碍。老年人由于大脑皮质兴奋和抑制能力低下，造成睡眠减少、睡眠浅、多梦、早醒等睡眠障碍。

二、以健康老龄化和积极老龄化理念来开展康复护理

（一）健康老龄化

世界卫生组织（WHO）发布的《关于老龄化与健康的全球报告》强调了健康的老龄化并不仅仅是指没有疾病。对大多数老年人来说，维持功能发挥是最为重要的。因此，我们不能因为老年人在生理功能和心理功能方面的退化而对其产生错误的认识。现在认为：

（1）老年人中最常见的健康问题是非传染性疾病。老年人的最大杀手是心脏病、中风和慢性肺病。导致残疾的最主要原因是感觉障碍（尤其是在低收入和中等收入国家），背部和颈部疼痛，慢性阻塞性肺病（尤其是在低收入和中等收入国家），抑郁症，跌倒，糖尿病，痴呆症和骨关节炎。

（2）涉及健康时，不存在"典型的"老年人。生物老化与一个人的年龄关系不大。有些80岁老人的身心能力如同20岁的年轻人。而另一些老人的身心能力在较年轻时便已显著下降。

（3）老年人的健康状况不具有随机性。虽然老年人健康状况的某些变化是基因遗传的结果，但多数源于其所处的自然和社会环境，以及这些环境对其参与生活机会和健康行为的影响。重要的是，这些因素从儿童时期便开始影响一个人日后的老化过程。这意味着背景处于劣势的老年人更可能健康不佳，而且不大可能获得所需的服务和照护。

（4）在21世纪，所有国家都需要建立一个综合的长期照护系统。在一些国家，这意味着几乎从零开始建立一个系统。而在另一些国家，这意味着重新思考长期照护问题：从面向最脆弱人群的基本安全网走向更广泛的系统，最大限度提高老年人的人体功能并维护其自主性和尊严。预计到2050年，发展中国家中日常活动需要他人帮助的老年人数量将增至原来的4倍。

（二）积极老龄化

积极老龄化是指人到老年时，为了提高生活质量，使健康、参与和保障的机会尽可能发挥最大效应的过程。积极老龄化要求在健康、参与和保障3个基本方面采取行动，积极老龄化具有比健康老龄化更加丰富的内涵。中国也正在向这个方向努力，提出"积极应对人口老龄化，构建养老、孝老、敬老政策体系和社会环境，推进医养结合，加快老龄事业和产业发展"的要求。积极老龄化有3个重要支柱行动：健康、参与、保障。

（1）健康。尽管当人们进入老年时，人体功能的衰退和慢性疾病的到来不可避免，但如果在人们进入老年之前，避免或减少有害于人体健康的消极因素，而增加健康的保护因素，就会大大推迟人体功能衰退和慢性疾病到来的时间。积极老龄化政策框架认为："当慢性

病和机能下降的风险因素（包括环境和行为）降低而保障因素提高时，人们将享受健康时间更长、生活质量更高的生活。这样在他们在进入老年后，大部分人仍然能够保持健康和生活自理，只有较少的老年人需要昂贵的医疗和照料服务。"这就需要社会开展持续的健康教育，让人们养成健康的生活方式，建立医疗保险制度和提高医疗服务水平。同时，"那些现在需要照料的人，他们在步入老年时也必然得到全方位的医疗和照料服务"。

（2）参与。所谓参与，是指健康的、有能力工作的老年人继续参与社会、经济、政治、文化等方面的活动，有偿或无偿地提供服务，这样，就会使老年人继续生活在主流社会中。因此，积极老龄化政策框架需要下列行动："劳务市场、就业、教育、卫生及社会政策和项目当根据个人的基本人权、能力、需要和喜好，支持老年人参与社会经济、文化和精神活动，通过收入性的和非收入性的活动，为社会继续做出建设性的贡献。"从而使老年人成为人口老龄化形势下，国家和社会可持续发展的宝贵资源。

（3）保障。所谓保障，是指政府"在政策和项目解决人们在年老过程中的社会、经济、人身安全上的保障需要和权利的同时，保障老年人在不能维持和保护自己的情况下受到保护、照料和有尊严。国家支持家庭和社区通过各种努力照料其老年成员"。政府、社区和家庭向老年人提供的保障，包括提供诸如供养、医疗、安全、权益等全方位的保障，从而提高其生命和生活质量，保障老年人的基本权利和尊严。

（三）基于社区的康复护理

1976年，世界卫生组织提出一种新的、有效的、经济的康复途经，即社区康复（community based rehabilitation，CBR）。它顺应了全球疾病患者和老年人的康复需求，在发展中国家得到了迅速发展。

1. 社区康复内涵

社区康复主要是利用本社区的资源，因地制宜地开展社区和家庭的康复，主要提供病、伤、残者以及老年人恢复期及后期康复服务，开展残疾预防工作，同时也提供教育、社会、职业康复。对老年人而言，社区康复方便、快捷，而且价廉，并且有利于他们回归家庭和社会，是普及康复服务的基础和主要形式。

2. 社区康复实施

社区康复计划的拟定和实施，主要依靠三股力量：一是依靠社区的领导和组织、社区的群众和团体；二是依靠有关的政府部门（包括卫生、残联、民政、教育、劳动、人事、和社会服务等部门）；三是依靠残疾人本人和他们的家庭。三股力量联合起来，通力合作，社区康复的任务才能完成。

3. 社区康复内容

社区康复由5个部分组成，包括健康、教育、生存、社会和赋能。5个部分又有5个要素，总计25个要素，见表1-1。

表 1-1　社区康复内容

健康	教育	生存	社会	赋能
健康促进	幼年教育	技能发展	他人帮助	倡导与沟通
疾病预防	基础教育	自我营生	人际关系婚姻家庭	社会动员
医疗保健	中高等教育	有薪就业	文化宗教艺术	政治参与
康复治疗	非正式教育	金融服务	休闲娱乐运动	自助小组
辅助器具	终身学习	社会保护	司法	残疾人组织

（四）社区康复在老年人康复护理中的应用价值

中国正在大力发展社区养老与居家养老，因为绝大部分老年人是在家里或者依托社区而享受养老服务。"社区养老服务"就是通过政府扶持、社会参与、市场运作，逐步建立以家庭养老为核心，社区服务为依托，专业化服务为支撑，向居家老人提供生活照料、医疗保健、精神慰藉、文化娱乐等为主要内容的服务。这与社区康复的组成内容具有高度的一致性，充分发展基于社区的康复护理将是老年人社区居家养老的重点发展方向。

三、老年康复护理程序

老年康复护理要按照老年人功能变化特征有计划、系统地实施，最大可能促进老年人功能发挥，追求更有意义的生活。完整的康复护理程序包括：康复护理评估、康复护理计划制订、康复护理实施、康复护理再评估等。

（一）老年人康复护理评估

老年人的康复护理评估需要收集老年人病史、身体状况、心理、社会、文化、经济等方面的资料，并且通过整理、归纳、分析、总结，判断失去及残存的功能，在康复护理过程中变化的功能障碍，为制订康复护理计划提供客观的依据。除了基本资料的收集外，老年人康复护理的评估内容还包括肌力评定、关节活动度评定、平衡与协调功能评定等运动功能评定，以及认知功能评定，言语功能评定，日常生活活动能力评定，跌倒系数评定，家居环境评定，辅助器具配置评定等。

（二）老年人康复护理计划制订

康复护理计划的制订必须以老年人为中心，反映老年人的行为；可操作性强，符合客观实际情况；能够观察到和测量；由康复护理人员与老年人以及家属双方共同来制订，以确保目标的可行性和个性化的特点。老年人康复护理计划内容包括：依从性康复护理措施，康复护理人员执行康复医嘱具体方法，它描述了贯彻康复护理措施的行为；相互依从性的康复护理措施，包括康复医师、康复护士、理疗师、运动治疗师、作业治疗师、言语治疗师、文体治疗师、康复工程师、心理治疗师等之间的合作共同完成；独立性康复护理措施，完全由康复护士设计并实施，不需要康复医嘱。康复护士凭借自己的康复知识、经验、能力，根据康复护理诊断来制订，是其在职责范围内的独立思考判断决定的措施。

（三）老年人康复护理实施

康复护理实施是为了达到康复护理目标而将康复护理计划中各项康复护理措施执行的过程。包括康复护理人员所采取的各种具体护理活动，以解决康复护理问题并记录康复护理活动的结果，以及老年人的反应。重点是促进健康维持机体功能正常状态预防功能减退和丧失，满足老年人的基本需要，预防、降低或者是限制不良事件的发生，康复护理计划的实施由计划者亲自制定或指定他人执行，但必须由老年人及其家属共同积极参与。

（四）老年人康复护理再评估

康复护理再评估是为了动态观察功能障碍的发展变化，并评估老年人康复护理的效果，为今后老年人继续参加工作、生活、家庭活动以及社会参与提供依据，以便于制定新的康复护理措施。康复护理再评估的结果：达到目标，部分达到目标，未达到目标。如未达到目标，需要修改康复护理计划及目标，以便于下一阶段康复护理的实施。

四、老年康复护理基本原则

（一）预防在先，早期介入

最好的康复是预防，通过生活干预、健康宣教、定期检查等综合康复护理措施，预防老年功能障碍的发生或恶化是最重要的环节。因疾病或其他原因导致功能障碍后，需要尽早开展康复护理工作，并且与临床护理同步进行。

（二）主动参与，强调自我护理

老年人功能障碍有些是暂时的，但更多的是长期的，甚至会伴随终身，所以要鼓励老年人尽最大可能独立完成日常活动，实现自我护理。自我护理是指在老年人病情允许的情况下，通过护理人员的引导、鼓励、帮助和训练，使老年人发挥其潜能，以代偿或提升部分能力，使老年人生活最终达到部分或完全独立，为老年人重返家庭、社区生活，参与社会活动创造条件。若老年人因各种原因不能进行自我护理时，才进行协同护理。协同护理是在老年人已经尽最大所能的情况下，康复护理人员给予帮助完成相应的活动。与临床护理中的替代护理不同，自主护理和协同护理能更好地维持或提升老年人的功能，充分发挥老年人的主观能动性，最大限度改善老年人的功能发挥状态。

（三）整体全面，结合实际

运用各种康复护理方法将功能训练与日常生活活动相结合，以促进患者提高生活自理能力和适应生活环境的能力。

―――――――――――――― **本章小结** ――――――――――――――

在章前介绍的案例中，李先生因为中风而导致一系列功能障碍，在临床治疗的过程中，通过积极康复护理获得功能的提升和信心的重建，逐渐回归生活。这是中国2.4亿老年人的一个缩影。康复护理学是康复医学的重要组成部分，由康复护理人员将康复方法与护理方法共同用于患者或有功能障碍的老年人。通过一定的康复护理流程，为老年人提供规范的康复护理服务，在服务过程中，更加注重社区与居家康复护理的延伸，并将积极老龄化和健康老龄化理念贯穿于服务始终。

实训指导

老年人康复护理流程认知

目的：掌握老年人康复护理4个重要的流程环节

用物准备：智能终端、大白纸、笔

步骤：

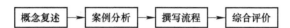

步骤1 概念复述

理解康复护理基本概念，并能描述老年人康复护理主要内容和常用方法。

步骤2 案例分析

根据章前病例和康复护理流程，初步提出李先生康复护理的基本程序。

步骤3 撰写流程

根据李先生的案例分析，撰写康复护理基本流程。

步骤4 综合评价

将撰写的康复护理基本流程进行学生互评和教师点评。

注意事项：

1．将康复护理基本原则体现于康复护理基本流程的撰写中。

2．不要求康复护理方法的准确性，重点考察对康复护理流程的理解。

3．引导学生进一步理解康复护理的基本原则。

思考与练习

一、选择题

1．现代康复护理提倡的护理方式是（　　　）

  A．替代护理和自我护理相结合 B．自我护理和协同护理相结合

  C．替代护理和协同护理相结合 D．更加强调替代护理

  E．更加强调协同护理

2．康复护理的目标（　　　）

  A．维持患者肢体功能 B．对患者进行心理辅导和支持

C．协助患者对功能障碍肢体的训练　　D．防范其他并发症的形成

　　E．以上都是

3．康复治疗的基本原则是（　　）

　　A．功能训练　　　B．全面康复　　C．融入社会　　D．改善生存质量

　　E．以上都是

4．康复医学的主要对象是（　　）

　　A．病伤者　　　　　　　　　　　B．有功能障碍患者

　　C．疼痛患者　　　　　　　　　　D．老年人

　　E．以上都是

5．康复护理的最终目标是（　　）

　　A．减轻痛苦，促进康复　　　　　B．使患者尽量减少继发性功能障碍

　　C．提高生存质量　　　　　　　　D．重返家庭，回归社会

　　E．以上均是

二、填空题

1．老年脑卒中康复护理目标之一是变"替代护理"为＿＿＿＿＿＿＿＿＿＿＿＿。

2．老年人康复护理程序包括＿＿＿＿、＿＿＿＿、＿＿＿＿、＿＿＿＿。

3．积极老龄化的 3 个支柱行动是＿＿＿＿、＿＿＿＿、＿＿＿＿。

4．社区康复由＿＿＿＿、＿＿＿＿、＿＿＿＿、＿＿＿＿、＿＿＿＿ 5 个部分组成。

5．通常所说的"四大医学"是指＿＿＿＿、＿＿＿＿、＿＿＿＿、＿＿＿＿。

三、案例分析

以本章介绍的李先生为例，以健康老龄化和积极老龄化的理念，运用本章中提到的康复护理方法，请分析：

1．如何制定李先生的康复护理程序？

2．如果你是一名康复护士，可以发挥哪些作用？

部分参考答案：

一、选择题

1．B　2．E　3．E　4．E　5．E

二、填空题

1．自我护理　2．康复护理评估　康复护理计划制订　康复护理实施　康复护理再评估

3．健康　参与　保障　4．健康　教育　生存　社会　赋能

5．治疗医学　康复医学　预防医学　保健医学

（屠其雷，颜婉彤，刘锡华）

第二章 康复护理基础知识

💡 **本章导学**

本章讲授运动学、神经学、康复护理工作方式与程序等相关知识。主要包括：运动学与神经学概念；人体运动的种类；肌肉的运动学；骨关节的运动学；神经细胞的发育、诱导、迁移、凋亡、再生、信息传导；康复护理工作方式与程序。通过本章内容的学习，能够理解运动学与神经学相关概念，掌握康复护理工作方式，为应用康复护理基础知识解决老年康复护理问题打下基础。

👆 **学习目标**

了解运动学与神经学概念；理解运动对机体的影响；掌握骨关节运动学及神经细胞发育、诱导、凋亡、再生、信息传导相关知识；掌握康复护理工作方式与程序的基本内容。

🖊 **情境导入**

2017 年 7 月，王先生因脑血栓被送到脑血管科，经过 1 周治疗后，王先生生命体征逐渐平稳。但是，王先生全身失能瘫痪在床。正常人简单的翻身、坐起、站立等动作，对于王先生来说都是几乎不可能独立完成的任务，王先生情绪低落，郁郁寡欢。

转入康复医学科后，初期评定日常生活能力属于重度依赖，基本丧失生活自理能力。根据康复评定结果，为患者制订了针对性的康复目标和个性化康复方案。经过康复护理人员的耐心指导和不断鼓励，患者情绪好转，心态积极了很多，并能坚持康复训练。患者与病房医护人员相处融洽，经常咨询有关康复知识，王先生甚至把康复科室当成了自己的家，安心地进行着康复训练。

第一节 运动学基础知识

运动学（kinematics）是运用物理学方法来研究人体节段运动和整体运动时，各组织和器官的空间位置随时间变化的规律，以及伴随运动而发生的一系列生理、生化、心理等改变的一门学科。它是物理治疗的理论基础之一。

一、人体运动的种类

（一）按用力方式分类

（1）被动运动（passive movement）：机体完全借助外力而发生的运动。

（2）主动运动（active movement）：包括①助力主动运动：机体在运动时，依靠外部辅助力量而发生的运动，是老年人功能较差时常用的康复护理方法。②主动运动：机体完全不依靠外力的运动，是老年人功能较好时常用的康复护理方法。③抗阻力主动运动：机体运动时克服一定量外部阻力时所做的主动运动，是老年人功能较好时常用的康复护理方法，也是增强肌力的常用方法。

（二）按部位分类

（1）全身运动（general movement）。

（2）局部运动（local movement）。

（三）按照肌肉收缩分类

肌肉收缩可以分为3种形式，等长收缩、等张收缩和等动收缩。

（1）等长收缩（isometric contraction）：肌肉在收缩过程中长度不变，不产生关节运动，但肌肉的内部张力增加。例如，用力搬一个箱子，却没搬动，就属于上肢肱二头肌的等长收缩。

（2）等张收缩（isotonic contraction）：等张收缩和等长收缩对应，就是肌肉收缩过程中张力保持不变，但长度缩短（或者延长），引起关节活动。等张收缩可以根据运动方向的不同分为向心性收缩和离心性收缩。①向心性收缩（缩短收缩）：特点是张力大于外加阻力，肌长度缩短。例如，从地面搬一个箱子，靠近身体，属于上肢肱二头肌的向心性收缩。②离心性收缩（拉长收缩）：特点是张力小于外加阻力，肌长度拉长。例如，把箱子慢慢放在地面，远离身体，属于上肢肱二头肌的离心性收缩。

（3）等动收缩（isokinetic contraction）：也称为等速收缩，肌肉收缩时速度不变。外加阻力能随关节活动的变化而精确地进行调整，使肌肉在整个关节活动范围内都能产生最大的肌张力。

在人体进行各种复杂运动中，肌肉的收缩以等长收缩、向心性收缩、离心性收缩的形式不断地变化着。

二、运动对机体的影响

（1）提高神经系统的调节能力。

（2）改善情绪。

（3）提高代谢能力，改善心肺功能。

（4）维持运动器官的形态和功能。

（5）促进代偿机制的形成和发展。

（6）预防术后血栓性静脉炎。

（7）促进机体损伤的恢复。

三、肌肉的运动学

（一）肌肉在康复护理中的主要特征

（1）肌肉收缩是人体运动的基础。

（2）肌肉在强烈收缩时，需要消耗比舒张状态下更多的能量。

（3）在肌肉收缩过程中，机体重要的器官如心、肺和血管起着最主要的作用。

（4）机体内肌肉组织有3种：平滑肌、心肌和骨骼肌。

（5）与人体关节运动息息相关的是骨骼肌。

（二）肌肉分类

（1）按照运动功能，肌肉分为原动肌（agonist）、辅助肌（assistant mover）、拮抗肌（antagonist）、固定肌（fixato）、协同肌（synergist）。

（2）按照肌纤维特征，肌肉可分为横纹肌与平滑肌；根据肌纤维内运输氧的蛋白，肌肉可分为红肌与白肌，白肌的爆发力更强，红肌的耐力更强。

（三）肌肉的特性

1. 肌肉的物理特性

（1）伸展性（extension）；

（2）弹性（elasticity）；

（3）黏滞性（stickiness）。

2. 肌肉的生理特性

（1）兴奋性（excitability）；

（2）收缩性（contractility）。

3. 影响肌肉收缩的因素

（1）肌肉的横断面积；

（2）肌肉的募集；

（3）肌肉的初长度；

（4）肌纤维的走向；

（5）肌肉的收缩速度。

四、骨关节的运动学

（一）关节的构造和运动

（1）关节面（articular face）：由关节头、关节窝、关节软骨组成。关节面是凸凹互相对应，凸面叫作关节头，凹面称为关节窝。

（2）关节囊（articular capsule）：包括纤维层、滑膜层。

（3）关节腔：包括关节囊、滑膜层、关节软骨。含少量滑液，呈密闭的负压状态。

（4）关节辅助结构：包括韧带、关节盘、关节唇、滑膜襞。

（5）关节运动三平面：包括矢状面、额状面、水平面。

（6）关节运动：包括屈曲、伸展与外展、内收。

（7）环转运动：包括屈曲、伸展与外展、内收组合。

（8）旋转运动：包括外旋、内旋。

（二）特殊关节运动

（1）躯干：包括前屈、后伸、侧屈。

（2）臂：包括旋前、旋后。

（3）腕关节：包括掌屈、背屈。

（4）踝关节：包括跖屈、背屈、外翻（又包括旋内、外展、背屈）与内翻（又包括旋外、内收、跖屈）等的运动。

（三）关节的分类

（1）按照关节组织结构：分为纤维性关节、软骨性关节和滑膜性关节。

（2）按组成骨的数目：分为单关节、复合关节。

（3）按运动多少：分为不动关节、少动关节。

（4）按运动轴多少：分为单轴性关节、滑车关节、车轴关节、双轴性关节、椭圆关节、鞍状关节。

第二节　神经学基础知识

神经系统（nervous system）是人体结构与功能最复杂的系统，由数以亿万计的互相联系的神经细胞组成，在机体内起主导作用，控制和调节着各个系统的活动，使机体成为一个有机整体。

一、神经系统的可塑性

（1）大脑的功能定位和大脑的可塑性是大脑功能不可分割的两个方面。神经系统的可塑性是神经系统损伤康复护理最重要的理论基础。

（2）人类神经系统具有发挥传达体内各部位之间信息联系的功能，尤其在大脑皮层有严格的功能定位，遵循一定的神经生理学规律。

（3）人的大脑存在着功能重组，人类神经系统在结构上和功能上有自身修改以适应环境变化的能力，称为神经系统的可塑性。正是因为脑的可塑性，中风患者通过及时的康复护理和功能训练，可以促进新的神经网络再生和功能重组，为改善中风患者功能和提高生活能力带来希望。

二、神经发育

（1）神经发育过程非常复杂，受许多因素的影响。

（2）通过细胞内部及细胞之间的联系以及细胞周围微环境的变化，胚胎的神经干细胞发生诱导、分化、凋亡和迁移，最终形成脑的各个组成部分以及脊髓。

三、神经细胞的分化

（1）由一个前体细胞转变成终末细胞的多步骤过程称为神经细胞的分化。

（2）神经细胞的分化过程是重叠的，分化过程中环境因素可在发育的不同阶段起作用。

（3）神经生长因子（nerve growth factor，NGF）对神经系统的分化发育起重要作用。

四、神经细胞的凋亡

（1）细胞凋亡不仅是一种特殊的细胞死亡类型，还是多基因严格控制的过程，具有复杂的分子生物学机制及重要的生物学意义。

（2）机体对细胞凋亡的控制包括促进和抑制两个方面，只有这两个过程相互平衡，神经系统的发育才能正常。

五、神经细胞损伤后的再生

在正常情况下，神经元胞体内不定期 DNA 的合成和线粒体内 DNA 的合成，都具有快速修复细胞内非特异性 DNA 损伤的特性。神经损伤后相关蛋白具有修复自由基对 DNA 非特异性损伤的功能。神经损伤后再生修复是十分复杂的病理生理过程，涉及从分子、细胞到整体的各个层次的变化。

六、神经干细胞（neural stem cells，NSCs）的研究与展望

20 世纪 90 年代前后，科学家们分离并培育出能够发育成神经元和神经胶质细胞的干细胞。它们可以增殖、移行至损伤部位并分化进行修复。这一类具有分化为神经元、星形胶质细胞和少突胶质细胞的能力，能自我更新并能提供大量脑组织细胞的细胞群就是神经干细胞。干细胞移植具有的潜在生物学价值成为神经医学领域的研究热点，预示干细胞移植在脑卒中治疗中将具有广阔的应用前景。

第三节 康复护理工作方式与程序

一、康复护理工作方式

（一）学科间合作（图 2-1）

在康复治疗的过程中，为了患者的全面康复，康复医学还需要与护理学、预防医学、保健医学、治疗医学、中医学、工程学、教育学、心理学、社会学等相关学科相互联系、相互渗透、相互补充，提高康复疗效。采用学科间合作的方式，综合利用各种有效手段，使病、伤、残者能尽快改善或恢复功能，提高独立生活能力和生存质量，最终达到全面康复、重返社会的目标。

（二）学科内合作

学科内合作是指在康复医学学科内各专业的合作，包括物理疗法、作业疗法、传统康复疗法、心理疗法、语言疗法、假肢矫形器制作等不同专业。单一的康复专业不能全面解决多方面的内容：物理治疗师侧重运动功能的恢复，作业治疗师侧重个体活动能力的恢复，言语治疗师侧重交流能力的恢复，假肢矫形器师设计、装配假肢和矫形器。各专业之间要团结协作，发挥本专业的技术专长，围绕一个共同目标，才能实现全面康复。

康复护理是以团队多专业联合的工作方式进行的。康复护理工作在发达国家因为康复医学发展水平相对较高，康复治疗组的成员分工较细且专业技术精良，质量较高。而在发展中国家起步晚，学科发展不够成熟，康复从业人员较少，还需培养一专多能康复治疗师、护理工作者等。现阶段我国康复护士的职责还停留在执行一般康复护理任务，做好医患沟通，进行康复知识宣教阶段，还需专业化培养（图 2-2）。

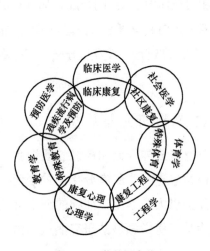

图 2-1 学科间合作

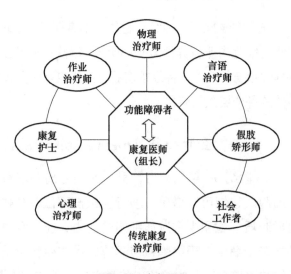

图 2-2 康复团队

二、康复护理工作流程

（一）康复病房工作流程

康复病房拥有专业化的康复团队，具备坚强的康复诊疗实力。康复对象大多是病情不稳定、功能障碍较重的患者。

康复门诊的康复对象大多是病情稳定、功能障碍相对较轻的患者，或者是住院患者好转出院后，转入门诊康复的患者。

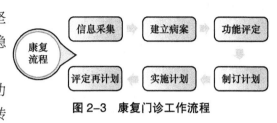

图2-3　康复门诊工作流程

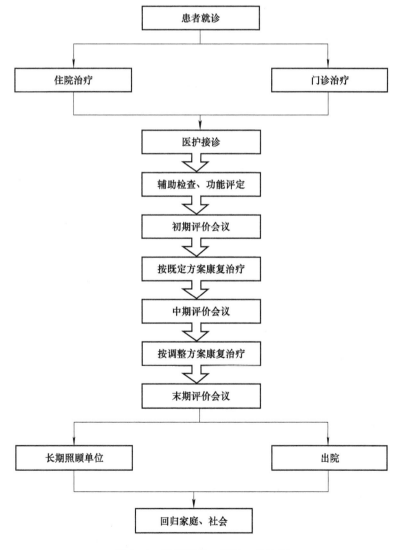

图2-4　康复病房、门诊工作流程

（三）社区康复工作流程

社区康复是以社区为基地，由社区组织领导，依靠社区的人力资源以及社区康复原有的卫生保健、社会保障、社会服务网络，协力开展康复服务。按照全面康复的方针，为社区伤残者或老年人提供医疗、教育、职业、社会等方面的康复服务。社区康复就地取材，使用社区简便、易操作而又有效的康复技术，还充分应用中医药等传统的手法和技术，促进功能的康复。充分发挥伤残者本人、家庭和残疾人组织等在康复中的作用，使老年人、伤残者得到全面康复，回归社会。

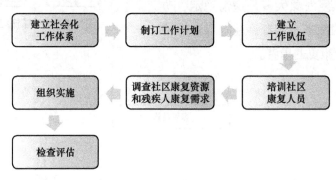

图 2-5　社区康复工作流程

本章小结

本章主要讲了运动学基础知识、神经学基础知识、康复护理工作方式与程序的相关概念和内容。

重要概念

1. 运动学；
2. 神经元；
3. 康复护理工作方式、学科间合作；
4. 康复病房工作流程。

实训指导

康复病房工作流程认知

目的：掌握康复病房工作中 6 个重要的流程环节

用物准备：智能终端、大白纸、笔

步骤：

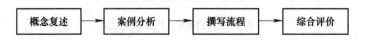

步骤1 概念复述

理解康复病房治疗对象，并能描述康复病房工作的主要内容。

步骤2 案例分析

根据章前病例和康复病房工作流程，初步完成王先生康复流程的信息采集。

步骤3 撰写流程

根据王先生的案例分析，撰写康复病房工作流程。

步骤4 综合评价

将撰写的康复病房工作流程进行学生互评和教师点评。

注意事项：

1．将康复病房工作流程体现于案例分析中。

2．不要求康复病房工作流程的准确性，重点考察对康复护理流程的理解。

3．引导学生进一步理解康复护理的基本原则。

思考与练习

一、选择题

1．有关运动对机体的影响错误描述的是（　　　）

　　A．提高神经系统的调节能力

　　B．运动提高代谢能力，降低骨组织对钙、磷等矿物质的吸收

　　C．预防术后血栓性静脉炎

　　D．改善情绪，改善心肺功能

　　E．维持运动器官的形态与功能

2．针对肌肉收缩描述正确的是（　　　）

　　A．静态收缩就是肌肉收缩时关节运动

　　B．动态收缩是肌肉收缩时关节不运动

　　C．等长收缩是指肌肉长度不变，张力改变，不产生关节活动的肌肉收缩

　　D．等张收缩是指肌肉张力不变但长度改变，不产生关节活动的肌肉收缩

　　E．协同收缩是指肌肉收缩时，主动肌收缩而拮抗肌不收缩

3．产生肌力的基本单位是（　　　）

　　A．肌束　　　　　　B．肌纤维　　　　　　C．肌原纤维　　　　　D．肌小节

　　E．肌腱

4．组成神经系统结构与功能的基本单位是（　　　）

　　A．神经元　　　　　B．神经纤维　　　　　C．突触　　　　　　　D．树突

　　E．轴突

5. 康复医学的工作方式是（　　　）

　　A. 多专业联合作战的方式　　　　　　B. 作业治疗

　　C. 物理治疗的实施　　　　　　　　　D. 运动治疗

6. 康复护理工作流程中不包括（　　　）

　　A. 家庭　　　　　　B. 病房　　　　　　C. 门诊　　　　　　D. 社区

二、填空题

1. 肌肉的特性：_____、_____、_____、_____、

_____。

2. 采用学科间合作的方式，综合利用各种有效手段，使病、伤、残者能尽快改善或恢复功能，提高_____和_____，最终达到_____的目标。

三、案例分析

以本章介绍的王先生为例，以运动学和神经学的基础知识，运用本章中提到的康复病房工作流程内容，请分析：

1. 如何制定李先生的康复病房工作流程？

2. 如果你是一名康复护士，可以发挥哪些作用？

部分参考答案：

一、选择题

1. B　2. C　3. D　4. A　5. A　6. A

二、填空题

1. 伸展性　弹性　黏滞性　兴奋性　收缩性

2. 独立生活能力　生存质量　全面康复、重返社会

（龚巧玲，云荣荣）

第三章 　康复护理评定

🔖 本章导学

本章主要介绍有关康复护理评定的基本知识与技能，通过学习，学生能够确定患者功能障碍的种类及主要的障碍情况，对患者功能障碍的程度进行定性和定量的描述。分别从运动功能评定、感觉与认知功能评定、心肺功能评定、言语功能评定、吞咽功能评定、心理功能评定等方面对康复功能评定的方法和内容进行详细的描述。

👆 学习目标

了解感觉的分类，失语症和构音障碍的定义，吞咽的过程，心理评定的内容以及生活质量的评定内容；理解肌肉的分类及收缩类型，平衡协调的评定内容，异常步态，感觉的分类，失语症的分类，深、浅感觉的评定方法，心电运动实验，失语症和构音障碍的评定方法，吞咽的评定方法；掌握肌力的评定方法，肌张力的评定方法，日常生活活动能力的评定方法。

✏️ 情境导入

患者，王某，女，56岁，突发脑出血入院，经过一段时间治疗，现在病情稳定，转入康复科。目前患者神志清楚，左侧肢体力量稍差，上肢能主动抬起100°，不能主动后伸，但是帮助托起上肢，可以后伸至正常位，肘能屈曲至60°，腕关节不能主动屈伸，但是可以在床面上活动；患者肩能被动活动，但是被动伸肘时，全程有阻力；下肢力量稍好，能在仰卧位屈髋屈膝，被动活动时只在屈膝末端有轻微的阻力，目前对于自己左侧的肢体总会忽视。现在与患者对话时，患者总是答非所问，只能通过家属描述进行评价，不能自己穿衣、进食，大小便正常，但需要家人帮助保持平衡，可以自己洗脸、刷牙，但不能洗澡、转移和行走。请为患者进行康复护理评定。

【问题讨论】

1. 患者目前存在哪些方面的功能障碍？
2. 如何为患者进行康复护理评定？

【病例解析】

患者在运动功能方面，根据 Lovett 肌力评级标准（表 3-1）分析，肩关节前屈肌力为 3 级，后伸肌力为 2 级，屈肘肌力 2 级，屈腕肌和伸腕肌肌力均为 2 级，下肢屈髋和屈膝肌力为 3 级。根据改良 Ashworth 肌张力评级标准屈肘肌张力为 2 级，伸膝的肌张力为 1 级。患者目前存在认知功能障碍，主要为单侧忽略，言语方面存在感觉性失语，日常生活活动能力 Barthel 指数评定为 40 分，生活需要很大帮助。

表 3-1　Lovett 肌力评级标准

分级	名称	评级标准
0	零	未触及或未观察到肌肉的收缩
1	微	可触及或观察到肌肉的收缩，但不能引起关节活动
2	差	解除重力的影响，能完成全关节活动范围的运动
3	好	能抗重力完成全关节活动范围的运动，但不能抗阻力
4	良	能抗重力及中等阻力，完成全关节活动范围的运动
5	正常	能抗重力及最大阻力，完成全关节活动范围的运动

第一节　运动功能康复护理评定

一、肌力的评定

（一）基本概念

肌力（muscle strength）指在肌肉骨骼系统负荷的情况下，肌肉为维持姿势、启动或控制运动而产生一定张力的能力。肌肉力量的临床评定是在肌力明显减弱或功能活动受到影响时检查相关肌肉或肌群的最大收缩力量。

肌无力（muscle weakness）指一块肌肉或一组肌群产生张力的能力下降或丧失。肌力减弱常见于下运动神经元损伤、原发性肌病、神经疾病，引起肌肉废用或长期制动的情况如烧伤、关节炎、截肢等也可以引起肌力下降。老年人常常因为中风以及其他疾病而导致肌力下降甚至完全肌无力。

（二）肌肉的分类

任何一个动作都不是一块肌肉单独完成的，而是通过一组肌群共同作用而完成的。这些肌群来自关节的不同方位，使关节具有不同方向的运动，根据它们所发挥的作用不同分为原动肌、拮抗肌和协同肌等。

（1）原动肌（agonist）：又称主动肌，是指发起和完成一个动作的主动作肌或肌群，如股四头肌是伸膝的原动肌。

（2）拮抗肌（antagonist）：是指与原动肌作用相反的肌。例如，膝关节伸展时，股二头肌使膝关节屈曲，是股四头肌的拮抗肌。在原动肌收缩时，拮抗肌必须同时等量放松。

（3）协同肌（synergist）：是配合原动肌并随原动肌一同收缩的肌或肌群。根据作用，协同肌分为 3 种类型，即产生与原动肌相同功能的肌（联合肌）、限制原动肌产生不必要运动的肌（中和肌）以及具有固定功能的肌或肌群（固定肌），共同保证完成特定运动。①联合肌（副动肌）：2～3 块肌肉一起收缩产生特定运动。例如，伸腕时，为了防止出现腕关节桡偏或尺偏，桡侧腕长、腕短伸肌和尺侧腕伸肌必须同时收缩。②中和肌：一组肌群收缩以消除原动肌收缩时在中间关节产生的不必要运动。例如，指长屈肌分别跨越腕关节和指间关节。因此，当指长屈肌收缩产生屈指时，为了防止出现屈腕，此时腕伸肌群随指长屈肌一起收缩。③固定肌：肌收缩时固定近端关节，为远端关节运动提供稳定的基础，使原动肌工作得更有效。例如，上肢提起物体时，肘关节屈肌收缩。此时肩胛骨和肩关节周围肌收缩以稳定肩胛骨和肩关节，从而为肘关节屈肌（肱二头肌）收缩，有力地提起物体提供一个稳定的基础。

一般来说，当负荷非常小的关节运动时，仅原动肌产生收缩。如果负荷稍增加，固定肌收缩，固定近端关节，随着负荷增加协同肌参与援助，当负荷过大时，拮抗肌也被调动起来固定关节。

（三）肌力的评定方法

肌力评定常用来判断有无肌力低下及肌力低下的范围与程度，发现导致肌力低下的原因，协助进行神经肌肉疾病的损伤定位诊断，为制订治疗、康复训练计划提供依据，检验治疗、训练的效果。肌力的评定主要采用徒手肌力评定（manual muscle testing，MMT）。

徒手肌力评定是通过被检查者自身重力和检查者用手施加阻力而产生的主动运动来评定肌肉或肌群的力量和功能的方法。虽然随着科学技术日新月异的发展，不少测量肌力的电子仪器设备不断问世，但徒手肌力检查法仍因其简单科学、实用而成为临床工作中无以替代的评定方法。

1. 被检者的体位

检查每一块肌肉都有其规定体位，目的在于将被检肌肉的功能独立分出。被检者的体位摆放原则为肢体运动方向与重力方向相反或采用去除重力的体位，体位要舒适、稳定，运动无阻碍。此外，被检肌应处于关节全伸展位，肌肉初长度在牵拉至轻度张力状态。

2. 评级方法

徒手肌力检查法主要为 Lovett 肌力评级标准（表3-1）。

3. 检查步骤

（1）向患者简单扼要地解释检查目的和步骤。

（2）确定与被检肌相关的被动关节活动度（PROM）。在检查肌力之前检查者应测量关节 PROM 以了解该关节运动范围特征，该运动范围被视为全关节活动范围，用于检查或衡量肌力大小。

（3）确定被检查者的检查体位，固定被检肢体远端。

（4）讲解检查动作，在正式检查前让患者至少实际操练、体会一次。

（5）肌力检查与评级。被检查者按要求进行运动，肌力检查首先从抗重力位开始，检查者观察运动质量和运动范围的大小。如果被检者在抗重力位成功地完成主动关节活动度（AROM）即3级以上肌力则施加阻力，根据阻力大小和 AROM 完成情况判断4级与5级肌力，否则为3级。如果不能完成抗重力位全 AROM 的运动则观察在去除重力体位下肌肉收缩的情况。检查0～1级肌力时，要用食指和中指触摸主动肌（被检查肌）肌腹以了解该肌的收缩质量。

（6）记录检查结果。

（四）主要肌肉的徒手肌力检查方法

1. 颈与躯干肌

（1）颈前屈

【主要动作肌】胸锁乳突肌。

【运动范围】0°～35°或45°。

【检查方法】

体位：仰卧位。

手法：固定被检查者胸廓下部，肩部放松。令其完成颈椎屈曲运动。检查者用两个手指在前额部施加抵抗。两侧胸锁乳突肌不对称者，使其头部向侧方旋转，完成屈颈动作，抵抗施于耳部。

【评级】

5级与4级：能对抗前额部强阻力完成颈椎屈曲全关节活动范围的运动者为5级，仅能对抗中等度阻力完成以上动作者为4级。

3级与2级：能克服重力的影响，完成颈椎全关节活动范围运动者为3级。头置于检查台上，令其完成向左，再向右的转头，能完成部分运动者为2级。

1级与0级：完成屈颈动作时，仅能触及胸锁乳突肌的收缩为1级，触不到收缩者为0级。

（2）颈后伸

【主要动作肌】斜方肌、头半棘肌、头夹肌、颈夹肌、骶棘肌、项髂肋肌、头最长肌、头棘肌、颈棘肌、颈半棘肌。

【运动范围】0°～30°。

【检查方法】

体位：俯卧位。

手法：头伸出检查台前端，双上肢置于体侧。

检查者一手置于被检者头后部，向下方施加阻力；另一手置于下颌予以保护。

【评级】

5级与4级：能对抗施于头部的最大阻力完成颈椎后伸的全关节活动范围的运动者为5级，仅能对抗中等度阻力完成以上运动者为4级。

3级：能克服重力的影响，完成颈椎后伸的全关节活动范围的运动为3级。

2级：取仰卧位，检查者双手置于被检者头的下方，令其头向下压检查者的手，能出现轻微运动者为2级。

1级与0级：检查者用一手支撑被检者头部，令其完成后伸运动；另一手触摸第7颈椎与枕骨间的肌群，有收缩者为1级，无收缩者为0级。

（3）躯干前屈

【主要动作肌】腹直肌。

【运动范围】0°～80°。

【检查方法】

体位：仰卧位。

手法：固定被检者双下肢。

【评级】

5级：被检者双手交叉置于颈后，尽力前屈，抬起胸廓，双肩胛骨下角均可完全离开台面者为5级。

4级：双上肢于胸前交叉抱肩，令其尽力抬起上身，双肩均可完全离开台面者为4级。

3级：双上肢置于躯干两侧，令其尽力抬起上身，双侧肩胛骨下角可以离开台面者为3级。

2级：双上肢置于躯干两侧，双膝关节屈曲，令其颈椎前屈，检查者按其压胸廓下部使腰椎前屈消失骨盆前倾，如头部能抬起者为2级。

1级与0级：仰卧位，令其咳嗽，同时触诊腹壁，有轻微的收缩者为1级，无收缩者为0级。

（4）躯干旋转

【主要动作肌】腹外斜肌、腹内斜肌。

【运动范围】0°～45°。

【检查方法】

体位：仰卧位，双手在头后部交叉。

手法：被检查者仰卧位，令被检者右肘向左膝方向，腹内斜肌运动（检查右腹外斜肌和左腹内斜肌），胸廓向一侧旋转，屈曲（两侧均做检查）。

【评级】

5级：被检者双手交叉置于后头部，腹外斜肌收缩侧的肩胛骨可离开台面完成躯干旋转者为5级。

4级：被检者仰卧位，双侧上肢在胸前交叉抱肩，完成与5级相同运动（腹外斜肌收缩侧的肩胛骨可离开台面，完成躯干旋转）者为4级。

3级：双上肢向躯干上方伸展，完成与5级相同运动（腹外斜肌收缩侧的肩胛骨可离开台面，完成躯干旋转）者为3级。

2级：仰卧位，完成以上动作时肩胛骨下角不能离开台面但可以观察到胸廓的凹陷者为2级。

1级与0级：取仰卧位，双上肢置于体侧，双髋关节屈曲，足底踩在床面上。令被检者左侧胸廓尽力靠近骨盆右侧，同时触诊其肋骨下缘以下的肌肉，出现收缩者为1级，无收缩者为0级。

（5）躯干后伸

【主要动作肌】骶棘肌、背髂肋肌、胸最长肌、背棘肌、腰髂肋肌、腰方肌。

【运动范围】胸椎0°，腰椎0°～25°。

【检查方法】

体位：俯卧位，双手在后头部交叉。

手法：令被检者将胸廓下部尽量高的抬起。

【评级】

5级：在检查者固定双踝关节的条件下，被检者躯干伸展可以稳定地维持姿势不动，并且看不到勉强用力的表现。

4级：在检查者固定双踝关节的条件下，被检者能抬起躯干，但到最终点出现摇晃并表现出勉强维持的状态。

3级：被检者俯卧位，双上肢置于体侧，检查者固定其双踝。令其完成胸椎与腰椎的后伸，能完成抗重力的充分后伸运动，脐部离开台面者为3级。

2级：检查方法与3级相同，被检者仅能部分完成后伸运动（不能达到正常范围）为2级。

1级或0级：令被检者完成以上运动的同时触诊其脊柱，可触及收缩者为1级，无收缩者为0级。

2．上肢肌

（1）肩关节屈曲

【主要动作肌】三角肌、喙肱肌。

【运动范围】0°～180°。

【检查方法】

体位：坐位（5～3级），侧卧位（2～0级）。

手法：坐位，上肢自然下垂，肘关节轻度屈曲，前臂呈旋前位（手掌面向下）。完成肩关节屈曲动作。检查者一手固定其肩胛骨，另一手在肱骨远端施加阻力。

【评级】

5级与4级：能克服最大阻力，完成全关节活动范围运动者为5级，能对抗中等度阻力完成以上动作者为4级。

3级与2级：解除阻力，能克服肢体重力影响完成全关节活动范围运动者为3级。仅能完成部分运动，达不到全关节活动范围运动者为2级（也可采用侧卧位，在解除重力下完成全关节活动范围运动者为2级）。

1级与0级：仰卧位，令其完成屈曲动作的同时，触诊上肢近端1/3处三角肌前部纤维及喙肱肌，有收缩者为1级，无收缩者为0级。

（2）肩关节伸展

【主要动作肌】背阔肌、大圆肌、三角肌后部纤维。

【运动范围】0°～60°。

【检查方法】

体位：坐位（5～3级）、俯卧位（2～0级）。

手法：坐位或俯卧位，上肢内收、内旋（手掌向上）完成肩关节伸展动作。检查者一手固定其肩胛骨，另一手于肘关节处施加阻力。

【评级】

5级与4级：能对抗最大阻力完成全关节活动范围伸展运动者为5级，能对抗中等度阻力完成以上动作者为4级。

3级与2级：解除阻力，能克服肢体重力影响，完成全关节活动范围运动者为3级，仅能完成部分活动范围的伸展者为2级（侧卧位、腋下置一平板，在解除肢体重力影响下，可完成全活动范围伸展运动者亦为2级）。

1级与0级：俯卧位，令其完成上肢伸展的同时，触诊肩胛骨下缘的大圆肌，稍下方的背阔肌及上臂后方的三角肌后部纤维，有收缩者为1级，无收缩者为0级。

（3）肩关节外展

【主要动作肌】三角肌中部纤维，冈上肌。

【运动范围】0°～90°。

【检查方法】

体位：坐位（5～3级）、仰卧位（2～0级）。

手法：坐位，上肢自然下垂，肘关节轻度屈曲，手掌向下，完成外展动作，检查者一手固定其肩胛骨，另一手于肘关节附近施以阻力。

【评级】

5级与4级：如能对抗最大阻力，完成肩关节外展90°者为5级，能对抗中等度阻力完成以上运动者为4级。

3级：解除阻力，克服肢体重力影响完成肩关节外展90°者为3级。要防止躯干倾斜及耸肩的代偿动作。

2级：仰卧位，解除肢体重力的影响，检查者固定其肩胛骨，被检上肢能沿台面滑动完成90°外展者为2级。

1级与0级：仰卧位，做肩外展运动（也可以令被检者呈坐位，检查者辅助被检者的肩关节于外展位，令其保持此肢位），触诊三角肌中部（肱骨上1/3的外侧面）、肩胛冈上窝处的冈上肌，有收缩者为1级，无收缩者为0级。

（4）肩关节水平外展

【主要动作肌】三角肌。

【运动范围】从肩关节屈曲 90° 开始，外展范围为 40°，从肩关节内收位开始即从 −40° 测量检查则运动范围为 130°（即 −40° ～ 90°）。

【检查方法】

体位：俯卧位（5～3 级）、坐位（2～0 级）。

手法：俯卧位，肩关节 90° 外展，上臂置于台面，前臂于台边缘处下垂。令其上臂尽力上抬做水平位外展，检查者一手固定肩胛骨，另一手于肘关节近端施以阻力使肘关节不得伸展。

【评级】

5 级与 4 级：俯卧位，能对抗最大阻力完成肩关节水平位外展的全关节活动范围的运动者为 5 级，仅能对抗中等度阻力完成以上动作者为 4 级。

3 级：俯卧位，解除外力，能克服肢体重力影响，完成以上动作的全关节活动范围运动者为 3 级。

2 级：坐位，上肢 90° 外展，将上肢置于治疗师手上或台面上，肘关节轻度屈曲。检查者固定其肩胛骨，令其完成沿台面滑动的水平外展运动，可达到全范围活动者为 2 级。

1 级与 0 级：令其做肩关节水平外展动作，同时触诊三角肌后部纤维，有收缩者为 1 级，无收缩者为 0 级。

（5）肩关节水平内收

【主要动作肌】胸大肌。

【运动范围】从最大水平外展位开始则为 135°。

【检查方法】

体位：仰卧位（5～3 级）、坐位（2～0 级）。

手法：肩关节 90° 外展，肘关节屈曲 90°，检查者一手固定其躯干，另一手于其肘关节内侧施加阻力，同时令被检侧上肢尽力水平内收。

【评级】

5 级与 4 级：取仰卧位，能对抗较大阻力完成肩关节水平内收的全关节活动范围的运动者为 5 级，仅能对抗轻度阻力完成以上运动者为 4 级。

3 级：取仰卧位，解除阻力，能克服肢体重力的影响，从肩关节 90° 外展内收至上臂与台面垂直者为 3 级。

2 级：取坐位，被检者肩关节 90° 外展置于治疗师手上或台面上（台面与腋窝）同高，肘关节屈曲 90°。检查者固定其躯干令上肢在台面上滑动，能完成水平内收全关节活动范围内运动者为 2 级。

1 级与 0 级：取坐位，做水平内收运动时，检查者触诊胸大肌起止点附着部，有收缩者为 1 级，无收缩者为 0 级。

（6）肩关节外旋

【主要动作肌】冈下肌、小圆肌。

【运动范围】0°～90°。

【检查方法】

体位：俯卧位。

手法：肩关节外展 90°，上臂置于台面上，前臂于床边自然下垂。检查者一手固定其肩胛骨，另一手握住其腕关节近端并施加阻力。令被检侧前臂用力向前、向上方抬起以完成肩关节外旋。

【评级】

5 级与 4 级：能对抗最大阻力完成肩关节外旋的全关节活动范围的运动者为 5 级，仅能对抗中等阻力完成以上动作者为 4 级。

3 级：解除阻力，能对抗肢体重力的影响，完成全关节活动范围的运动者为 3 级。

2 级：坐位，肩关节轻度外展，肘关节屈曲 90° 前臂中立位，肩能完成外旋的全关节活动范围者为 2 级。

1 级与 0 级：作外旋动作的同时，触诊肩胛骨外侧缘的小圆肌及冈下窝中的冈下肌如有收缩者为 1 级，无收缩者为 0 级。

（7）肩关节内旋

【主要动作肌】肩胛下肌、胸大肌、背阔肌、大圆肌。

【运动范围】0°～70°。

【检查方法】

体位：俯卧位。

手法：俯卧位，上臂 90° 外展置于台面，前臂在台边自然下垂。检查者一手固定其肩胛骨，另一手握其腕关节近端并施加阻力。令被检侧前臂向后、向上方摆动（抬起）以完成肩关节的内旋。

【评级】

5 级与 4 级：能对抗最大阻力，完成肩关节内旋的最大活动范围运动者为 5 级，仅能对抗中等阻力完成以上运动者为 4 级。

3 级：解除阻力，能对抗肢体重力影响，完成肩关节内旋的全关节活动范围的运动者为 3 级。

2 级：坐位，肩关节轻度外展，肘关节屈曲 90° 前臂中立位。肩可做全范围运动。

1 级与 0 级：做肩关节内旋运动时，触诊腋窝深部的肩胛下肌，可触及收缩者为 1 级，无收缩者为 0 级。

（8）肘关节屈曲

【主要动作肌】肱二头肌、肱肌、肱桡肌。

【运动范围】0°～150°。

【检查方法】

体位：坐位。

手法：坐位，两上肢自然下垂于体侧，检查肱二头肌时前臂旋后，检查肱肌时前臂旋前，检查肱桡肌时前臂于中间位，检查者一手固定其上臂，另一手于腕关节近端施以阻力。

【评级】

5级与4级：坐位，能对抗最大阻力完成肘关节屈曲全关节活动范围运动者为5级，能对抗中等度阻力完成以上运动者为4级。

3级：坐位，解除阻力，能克服肢体重力影响完成肘关节屈曲全关节活动范围运动者为3级。

2级：坐位，上臂外展90°悬挂，完成肘关节屈曲，达全关节活动范围者运动为2级。

1级与0级：仰卧位，令被检侧上肢做肘关节屈曲动作时，于肘关节前方触诊肱二头肌腱，于肱二头肌下方内侧触诊肱肌，于肘下方前臂前外侧触诊肱桡肌，有收缩者为1级，无收缩者为0级。

（9）肘关节伸展

【主要动作肌】肱三头肌。

【运动范围】150°～0°。

【检查方法】

体位：俯卧位（5～3级）、坐位（2～0级）。

手法：俯卧位，肩关节屈曲90°，肘关节屈曲，检查者固定其上臂，令患者尽力伸肘，同时检查者与腕关节近端施加阻力。

【评级】

5级与4级：俯卧位，能对抗最大阻力完成肘关节伸展的全关节活动范围的运动者为5级，仅能对抗中等阻力，完成以上运动者为4级。

3级：俯卧位，解除阻力，能克服肢体重力的影响，完成肘关节伸展的全关节活动范围的运动者为3级。

2级：坐位，上肢90°外展（台面与腋窝同高），肘关节屈曲约45°置于台面上，检查者的手置于肘关节下方支撑上肢。令其前臂在台面上滑动，能完成肘关节伸展的全关节活动范围的运动者为2级。

1级与0级：做肘关节伸展运动时，检查者一手置于前臂下方支撑上肢，另一手在尺骨鹰嘴近端触诊肱三头肌腱，有收缩者为1级，无收缩者为0级。

（10）前臂旋后

【主要动作肌】肱二头肌、旋后肌。

【运动范围】0°～80°。

【检查方法】

体位：坐位。

手法：坐位，上肢于体侧自然下垂，肘关节屈曲90°，前臂置于旋前位，手指自然放松，检查者一手托住其肘关节，另一手施加阻力于前臂远端桡骨背侧及尺骨掌侧。

【评级】

5级与4级：能对抗最大阻力，完成前臂旋后的全关节活动范围运动者为5级，能对抗中等阻力完成以上运动者为4级。

3级与2级：解除阻力，能完成前臂旋后的全关节活动范围运动者为3级，完成部分范围的运动者为2级。

1级与0级：做前臂旋后运动，同时在前臂背侧的桡骨头下方触诊旋后肌，在肘关节前下方触诊肱二头肌腱，有收缩者为1级，无收缩者为0级。

（11）前臂旋前

【主要动作肌】旋前圆肌、旋前方肌。

【运动范围】0°～80°。

【检查方法】

体位：坐位。

手法：坐位，上肢于体侧自然下垂，肘关节屈曲90°，前臂置于旋后位，手指自然放松，检查者一手托住其肘关节，令其尽力完成掌心向下的旋转运动，另一手施加阻力于前臂远端桡骨掌侧及尺骨背侧。

5级与4级：能对抗最大阻力，完成前臂旋前的全关节活动范围运动者为5级，能对抗中等阻力完成以上运动者为4级。

3级与2级：解除阻力，能完成前臂旋前的全关节活动范围运动者为3级，完成部分范围的运动者为2级。

1级与0级：做前臂旋前运动，于前臂掌侧远端1/3处，肱骨内髁至桡骨外缘，可触诊旋前圆肌，有收缩者为1级，无收缩者为0级。

（12）腕关节屈曲

【主要动作肌】桡侧腕屈肌、尺侧腕屈肌。

【运动范围】0°～80°。

【检查方法】

体位：坐位、卧位均可。

手法：置前臂于旋后位于床面或桌面上，手指放松，令被检者屈曲腕关节，另一手施加阻力。

【评级】

5级与4级：能对抗最大阻力，完成腕关节的全关节活动范围运动者为5级，仅能对抗中度阻力完成以上运动者为4级。

3级：解除阻力，能克服肢体重力影响，完成腕关节屈曲的全关节活动范围运动者为3级。

2级：前臂及手置于台面上，前臂呈中间位，手内侧缘置于台面上，令其在台面上滑动，完成腕关节屈曲运动。能完成全关节活动范围运动者为2级。也可利用抗肢体重力的检查方法，其中对仅能完成部分活动范围的运动者定为2级。

1级与0级：做屈腕动作，触诊腕关节掌面桡侧的桡侧腕屈肌肌腱或关节掌面尺侧的尺侧腕屈肌肌腱，有收缩者为1级，无收缩者为0级。

（13）腕关节伸展

【主要动作肌】桡侧腕长伸肌、桡侧腕短伸肌、尺侧腕伸肌。

【运动范围】0°～70°。

【检查方法】

体位：坐位、卧位均可。

手法：置前臂于旋前位，手指肌肉放松，检查者支撑其前臂，令被检侧腕关节向正直上方背屈，同时检查者施以阻力。检查桡侧伸腕长、短肌时，阻力施于第2、第3掌骨背侧；检查尺侧腕伸肌时，阻力施于第5掌骨背面。

【评级】

5级与4级：能对抗最大阻力完成腕关节伸展的全关节活动范围运动者为5级，仅能对抗中等阻力完成以上运动者为4级。

3级：解除阻力，能克服肢体重力影响，完成腕关节伸展的全关节活动范围运动者为3级。

2级：前臂及手置于台面上，前臂呈中间位，手内侧缘在台面上滑动做腕关节背屈，可完成全关节活动范围动作者为2级。也可利用抗重力检查法，对完成部分关节活动范围运动者定为2级。

1级与0级：做腕关节伸展动作，同时与第2、第3掌骨腕关节桡侧背面触诊桡侧腕长、腕短伸肌腱，于第5掌骨近端尺侧背面触及尺侧腕伸肌腱，有收缩者为1级，无收缩者为0级。

3.下肢肌

（1）髋关节屈曲

【主要动作肌】腰大肌、髂肌。

【运动范围】0°～120°。

【检查方法】

体位：仰卧位（5～3级、1～0级）、侧卧位（2级）。

手法：被检者仰卧位，小腿伸出诊疗床边下垂。检查者一手固定其骨盆，令被检者最大限度地屈曲髋关节。

【评级】

5级与4级：令被检者完成屈曲髋关节的同时，对其膝关节上方施加阻力。能对抗最大阻力，完成屈曲髋关节的全关节活动范围运动并能保持体位者为5级，对抗中等阻力完成全关节活动范围运动并能保持体位者为4级。

3级：坐位，被检者能对抗肢体重力的影响，完成髋关节全范围的屈曲运动并能维持屈曲体位者为3级。

2级：取侧卧位，被检下肢位于上方并伸直，位于下方的下肢呈屈曲位。检查者站在被检者背后托起被检下肢，令被检下肢完成屈髋屈膝运动。在解除肢体重力影响下能完成髋关节全活动范围内的屈曲运动者为2级。

1级与0级：取仰卧位，检查者托起被检侧小腿，令被检者用力屈髋关节，同时触诊腹股沟下方之腰大肌，能触及收缩者为1级，无收缩者为0级。

（2）髋关节伸展

【主要动作肌】臀大肌、半腱肌、半膜肌、股二头肌长头。

【运动范围】0°～20°。

【检查方法】

体位：俯卧位（5～3级、1～0级）、侧卧位（2级）。

手法：俯卧位，固定骨盆。令被检者尽力伸展髋关节，检查者在其膝关节近端施加阻力。

【评级】

5级与4级：俯卧位，能对抗最大阻力，完成全关节活动范围运动并到达终末时仍可维持者为5级，能对抗中等阻力完成以上运动者为4级。

3级：俯卧位，解除阻力，能克服肢体重力的影响，完成全关节活动范围运动并维持其体位者为3级。

2级：被检下肢在上方的侧卧位，位于下方的下肢呈屈髋屈膝位。检查者一手托住被检下肢，一手固定骨盆，令其下肢完成髋关节伸展并膝关节伸展，在此解除重力影响下的条件下可以完成全关节活动范围的伸展运动者为2级。

1级与0级：俯卧位，令其伸展髋关节，同时触诊臀大肌有无收缩，有收缩者为1级，无收缩者为0级。

（3）髋关节外展

【主要动作肌】臀中肌。

【运动范围】0°～45°。

【检查方法】

体位：侧卧位（5～3级）、仰卧位（2～0级）。

手法：侧卧位，被检侧下肢在上方，髋关节轻度过伸展位。下方下肢膝关节呈屈曲位。检查者一手固定骨盆，令被检侧下肢外展，另一手在膝关节处正直向下施以阻力。

【评级】

5级与4级：侧卧位，能对抗最大阻力，完成髋关节外展的全关节活动范围的运动者为5级，能对抗中等阻力完成以上运动并能维持者为4级。

3级：侧卧位，解除阻力，能克服肢体重力的影响，完成全关节活动范围的运动，达到运动终末并能维持者为3级。

2级：仰卧位，检查者一手握住被检踝关节轻轻抬起其离开台面，不加阻力也不予以辅助，目的是减少与台面的摩擦力。在解除肢体重力的影响下，能完成全关节活动范围的外展运动者为2级。

1级与0级：仰卧位，令其完成以上动作的同时，触诊大转子上方及髂骨外侧臀中肌，有收缩者为1级，无收缩者为0级。

（4）髋关节内收

【主要动作肌】大收肌、短收肌、长收肌、耻骨肌、股薄肌。

【运动范围】0°～20°至30°。

【检查方法】

体位：侧卧位（5～3级）、仰卧位（2～0级）。

手法：侧卧位，被检侧下肢位于下方，另一侧下肢由检查者抬起约呈25°外展。令被检下肢内收与对侧下肢靠拢。同时检查者另一手在其膝关节上方施加阻力。

【评级】

5级与4级：侧卧位，能对抗最大阻力，完成髋关节内收全关节活动范围运动并能保持体位者为5级，能对抗中等阻力完成以上运动并维持其体位者为4级。

3级：侧卧位，解除外加阻力，能克服肢体重力影响，完成髋关节内收的全关节活动范围运动者为3级。

2级：仰卧位，双下肢外展约45°，检查者一手轻托被检侧踝关节以减少与台面的摩擦。在解除肢体重力的影响下，髋关节能完成全活动范围的内收运动，髋关节不出现旋转者为2级。

1级与0级：被检者体位与检查者手法同2级检查法。令被检测髋关节内收，检查者另一手于大腿内侧及耻骨附近触诊，肌肉有收缩者为1级，无收缩者为0级。

（5）髋关节外旋

【主要动作肌】闭孔外肌、闭孔内肌、股方肌、梨状肌、上孖肌、下孖肌、臀大肌。

【运动范围】0°～45°。

【检查方法】

体位：坐位（5～3级），仰卧位（2～0级）。

手法：被检者取坐位，双小腿下垂，双手握住台面以固定骨盆。令被检侧大腿外旋。检查者一手按压被检侧大腿外旋。检查者一手按压被检侧膝关节上方外侧向膝内侧方向予以对抗，检查者另一手在踝关节上方向外侧施加抵抗，两手的合力构成对髋关节外旋的对抗。

【评级】

5级与4级：坐位，能对抗最大阻力，完成髋关节外旋的全关节活动范围的运动并能维持其体位者为5级，能克服中等阻力完成以上运动并维持其体位者为4级。

3级：体位同5级检查，解除外加阻力，能完成全关节活动范围的外旋运动并能维持最终体位者为 3 级。

2 级：仰卧位，髋、膝关节伸展，解除肢体重力的影响，能完成髋关节外旋者为 2 级。

1 级与 0 级：仰卧位，令其髋关节外旋时触诊大转子后方皮下深部，肌肉有收缩者为 1 级，无收缩者为 0 级。

（6）髋关节内旋

【主要动作肌】臀小肌、阔筋膜张肌。

【运动范围】0°～45°。

【检查方法】

体位：坐位（5～3 级），仰卧位（2～0 级）。

手法：坐位，双侧小腿自然下垂。被检者双手握住台面边缘以固定骨盆。被检侧下肢大腿下方垫一棉垫，检查者一手固定膝关节上方，并向外侧施加抵抗。令被检侧髋关节内旋，检查者另一手握在踝关节上方外侧面向内侧施加抵抗。

【评级】

5 级与 4 级：能对抗最大阻力，完成髋关节全关节活动范围的内旋运动并维持其体位者为 5 级，能对抗中等阻力完成以上运动并维持其体位者为 4 级。

3 级：解除外加阻力，完成以上运动并能维持其体位者为 3 级。

2 级：仰卧位，髋关节置于外旋位，能完成髋关节内旋并超过中线者为 2 级。

1 级与 0 级：仰卧位，做髋关节内旋运动时，如在髂前上棘的后方及下方、阔筋膜张肌起始部附近、臀小肌处触及收缩者为 1 级，无收缩者为 0 级。

（7）膝关节屈曲

【主要动作肌】股二头肌、半腱肌、半膜肌。

【运动范围】0°～135°。

【检查方法】

体位：俯卧位（5～3 级，1～0 级），侧卧位（2 级）。

手法：俯卧位，双下肢伸展，足伸出检查台外。检查者一手固定于大腿后方屈膝肌腱的上方，另一手置于踝关节处施加阻力，令被检者完成膝关节屈曲运动。

【评级】

5 级与 4 级：俯卧位，能对抗最大阻力完成膝关节屈曲约 90° 并能维持其体位者为 5 级，能对抗中等阻力完成以上运动并能维持其体位者为 4 级。

3 级：俯卧位，解除阻力，能克服肢体重力影响，完成以上运动并保持其体位者为 3 级。

2 级：侧卧位，非检侧下肢位于下方呈屈曲位，检查者站在被检者后面，双手托起被检侧下肢离开台面，令其完成膝关节屈曲动作。在解除肢体重力的影响下，可完成全关节活动范围的运动者为 2 级。

1 级与 0 级：俯卧位，检查者支撑被检侧小腿，使膝关节稍屈曲。令被检侧下肢完成屈膝运动，检查者如在大腿后侧膝关节附近触及肌腱收缩者为1级，无收缩者为0级。

（8）膝关节伸展

【主要动作肌】股四头肌。

【运动范围】0°～135°。

【检查方法】

体位：仰卧位（5～3级，1～0级），侧卧位（2级）。

手法：被检者取坐位，双小腿自然下垂，双手握住检查台面边缘以固定躯干，身体稍后倾。检查者一手垫在膝关节下方，另一手握住其踝关节上方向下施加阻力，令其完成伸展膝关节的运动。

【评级】

5级与4级：坐位，能对抗最大阻力，完成膝关节全关节活动范围的伸展运动并能维持其体位者为5级，能对抗中等阻力完成以上运动并维持其体位者为4级。

3级：坐位，解除阻力，能克服肢体重力的影响，完成膝关节伸展的全关节活动范围的运动并能维持其体位者为3级。

2级：侧卧位，非检侧下肢呈屈髋屈膝位位于下方，检查者双手托起被检下肢并固定大腿，髋关节伸展，膝关节屈曲90°，在解除肢体重力影响下可以完成全关节范围的伸膝动作者为2级。

1级与0级：仰卧位，令其伸展膝关节，在髌韧带上方可触及肌腱或股四头肌的收缩，有收缩者为1级，无收缩者为0级。

（9）踝关节跖屈

【主要动作肌】腓肠肌、比目鱼肌。

【运动范围】0°～45°。

【检查方法】

体位：立位（5～3级）、俯卧位（2～0级）。

手法：被检下肢单腿站立，膝关节伸展，足尖着地。

【评级】

5级与4级：能足尖着地，然后全脚掌着地，如此连续完成20次并无疲劳感觉者为5级；仅能完成10～19次，动作中间不休息，未表现出疲劳感者为4级。

3级：完成正确的抬足跟动作9～10次，动作中间不休息，无疲劳感者为3级。

2级：取俯卧位，足伸出检查台外，检查者一手托踝关节下方，另一手用手掌和掌根部于跖骨头处对足底施加抵抗。令其跖屈踝关节。被检者能抵抗最大阻力完成并能保持充分的跖屈运动但不能耐受阻力者为2级。

1级与0级：俯卧位，令其完成跖屈运动，检查者于腓肠肌、比目鱼肌及跟腱处触诊，有收缩者为 1 级，无收缩者为 0 级。

（10）踝关节背屈

【主要动作肌】胫骨前肌。

【运动范围】0°～20°。

【检查方法】

体位：坐位或仰卧位。

手法：坐位，小腿自然下垂。一手握小腿后侧，令其完成背屈动作；另一手在足背部施加阻力。

【评级】

5 级与 4 级：能对抗最大阻力，完成踝关节背屈内翻的全关节活动范围的运动并能保持其体位者为 5 级，能对抗中等阻力完成以上动作者为 4 级。

3 级与 2 级：解除外力，能独立完成踝背屈及内翻的全关节活动范围并能保持其体位者为 3 级，完成运动不充分者为 2 级。

1 级与 0 级：令其完成背屈动作，同时触诊胫骨前肌肌腱，有收缩者为 1 级，无收缩者为 0 级。

二、关节活动度的评定

（一）基本概念

关节活动度（range of motion，ROM）或关节活动范围是指一个关节的运动弧度。关节活动度是衡量一个关节运动量的尺度。关节活动度分为主动关节活动度和被动关节活动度。

主动关节活动度（active range of motion，AROM）是指关节运动通过人体自身的主动随意运动而产生。因此，测量某一关节的 AROM 实际上是考察被检查者肌肉收缩力量对关节活动度的影响。

被动关节活动度（passive range of motion，PROM）是指关节运动时通过外力的帮助而产生。PROM 一般大于 AROM。通过 PROM 的测量可以判断被检查者的关节活动受限程度，并确定是否存在限制关节运动的异常结构变化。

（二）适应证与禁忌证

（1）适应证。关节水肿、疼痛，肌肉痉挛、短缩，关节囊及周围组织的炎症及粘连、皮肤瘢痕等发生时，影响了关节的运动功能，均需要进行 ROM 测量。

（2）禁忌证。关节脱位或骨折未愈合，刚刚经历肌腱、韧带、肌肉手术后，骨化性肌炎。

（三）测量方法

1. 测量工具

测量工具有多种，如量角器、电子角度计、皮尺等，最常用的为量角器（图 3-1）。量角器主要包括固定臂、移动臂和轴心。

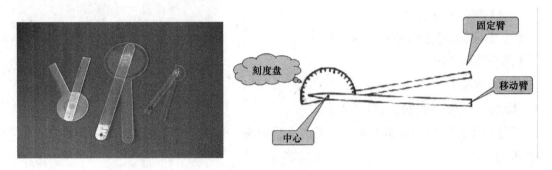

图 3-1　量角器

　　测量时，量角器的轴心应对准关节的运动轴中心，固定臂与构成关节的近端骨的长轴平行，移动臂与构成关节的远端骨的长轴平行。例如，测量肘关节关节活动度，轴心位于肱骨外上髁，固定臂与肱骨长轴平行，移动臂与前臂平行，见图 3-2。

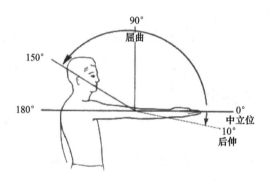

图 3-2　肘关节活动度的测量

2.　测量步骤

（1）向被检者简单扼要地解释 ROM 测量的目的与方法，消除紧张和不安，争取获得患者的配合。

（2）暴露被检查部位，确定测量体位。

（3）固定构成关节的近端部分，要求被检查者受累关节进行各种主动运动。

（四）结果记录

（1）记录测量日期、肢体关节（关节名称和左右）、主动关节活动度和被动关节活动度。

（2）记录结果以 5° 为单位。

（3）记录关节运动范围即运动开始的角度和运动结束时的角度。

（4）当被测量者的某关节出现非正常过伸展情况时，可采用 "−"，即负号表示。例如膝关节 "−20°"，表示膝关节 20° 过伸展。

（5）在正常情况下可做双向运动的关节由于病变只能进行单向运动时，受限方向的运动范围记录为 "无"。

（6）测定时应对水肿、疼痛、肌紧张、肌萎缩、皮肤状况、有无外伤、其他情况在关节活动功能评定表（表3-2）中予以记录。

表 3-2 关节活动功能评定表 / 记录表

姓名		年龄	性别	住院号	诊断	功能障碍表现		
	左			关节活动度（°）		右		
3	2	1	脊柱		1	2	3	
			颈椎					
			屈曲 0～45					
			伸展 0～45					
			侧屈 0～45					
			旋转 0～60					
			胸腰椎					
			屈曲 0～80					
			伸展 0～30					
			侧屈 0～40					
			旋转 0～45					
			肩					
			屈曲 0～170					
			后伸 0～60					
			外展 0～170					
			内旋 0～70					
			外旋 0～90					
			肘和前臂					
			屈曲 0～135/150					
			旋后 0～80/90					
			旋前 0～80/90					
			腕					
			掌屈 0～80					
			背伸 0～70					
			髋					
			屈曲 0～120					
			伸展 0～30					
			外展 0～40					
			内收 0～35					
			内旋 0～45					
			外旋 0～45					
			膝					
			屈曲 0～135					
			踝					
			背屈 0～15					
			趾屈 0～50					
			内翻 0～35					
			外翻 0～20					

（五）关节活动受限的原因

（1）AROM<PROM：AROM 是人体自身的主动运动产生，检查某一关节 AROM 实际上是对被测者肌力的考察。AROM<PROM，提示关节活动受限是带动该关节运动的主动肌肌力减弱的结果。

（2）PROM< 正常 ROM：PROM< 正常 ROM，提示关节活动受限是由于皮肤、关节或肌肉等组织的器质性病变所致。运动受限的原因可能是关节疾病或关节损伤引起的水肿、疼痛、痉挛、皮肤紧张或瘢痕形成等。在确定存在 ROM 受限后，还应该进一步检查和分析关节活动受限是由于疾病本身的影响，还是继发于关节制动、废用所致。

例如，老年人中风后常因为肌张力的增高或者关节活动的减少而造成关节活动度的降低。

（六）各关节活动度的具体测量

1. 上肢

（1）肩肱关节屈曲：被检者体位为坐位、立位、仰卧位、侧卧位。

轴心：肩峰

固定臂：与腋中线平行

移动臂：与肱骨长轴平行

参考值范围：0°～180°

（2）肩肱关节伸展：被检者体位为坐位、立位、俯卧位、侧卧位。

轴心：肩峰

固定臂：腋中线

移动臂：肱骨长轴

参考值范围：0°～60°

（3）肩肱关节外展：被检者体位为坐位，双臂自然下垂，前臂旋后，手掌向前方。

轴心：肩峰外侧

固定臂：通过肩峰与地面垂直的线

移动臂：肱骨长轴

参考值范围：0°～180°

（4）肩肱关节内旋：被检者体位为仰卧位，肩关节外展90°，肘关节屈曲90°，将上肢置于床沿外侧。

轴心：尺骨鹰嘴

固定臂：与地面垂直

移动臂：与前臂平行

参考值范围：0°～80°

（5）肩肱关节外旋：被检者体位为仰卧位，肩关节外展90°，肘关节屈曲90°，将上肢置于床沿外侧。

轴心：尺骨鹰嘴

固定臂：与地面垂直

移动臂：与前臂平行

参考值范围：0°～90°

2. 肘关节

（1）屈曲：被检者体位为坐位，上肢紧靠躯干，肘关节伸展，前臂解剖中立位。

轴心：肱骨外上髁

固定臂：与肱骨纵轴平行

移动臂：与桡骨纵轴平行

参考值范围：0°～150°

（2）伸展：被检者体位为坐位，上肢紧靠躯干，肘关节伸展，前臂解剖中立位。

轴心：肱骨外上髁

固定臂：与肱骨纵轴平行

移动臂：与桡骨纵轴平行

参考值范围：0°

3. 前臂

（1）旋前：被检者体位为坐位，上臂紧靠躯干，肘关节屈曲90°，前臂呈中立位。

轴心：尺骨茎突的外侧

固定臂：与地面垂直

移动臂：桡骨茎突与尺骨茎突的连线掌侧面

参考值范围：0°～80°

（2）旋后：被检者体位为坐位，上臂紧靠躯干，肘关节屈曲90°，前臂呈中立位。

轴心：尺骨茎突的外侧

固定臂：与地面垂直

移动臂：桡骨茎突与尺骨茎突的连线掌侧面

参考值范围：0°～80°

4. 腕关节

（1）掌屈：被检者体位为坐位，前臂旋前位置于桌面上。

轴心：桡骨茎突

固定臂：与尺骨长轴平行

移动臂：与第5掌骨长轴平行

参考值范围：0°～80°

（2）背伸：被检者体位为坐位，前臂旋前位置于桌面上。

轴心：桡骨茎突

固定臂：与尺骨长轴平行

移动臂：与第5掌骨长轴平行

参考值范围：0°～70°

5. 下肢

（1）髋关节屈曲：被检者体位为仰卧位，下肢处于中立位。

轴心：股骨大转子

固定臂：通过大转子与躯干腋中线平行

移动臂：股骨纵轴

参考值范围：0°～125°

（2）髋关节伸展：被检者体位为俯卧位，下肢处于中立位，双足放在诊查床缘外。

轴心：股骨大转子

固定臂：通过大转子，与躯干腋中线平行

移动臂：股骨纵轴

参考值范围：0°～30°

（3）髋关节外展：被检者体位为仰卧位，髋关节无屈曲、伸展、旋转，膝关节伸展位。

轴心：髂前上棘

固定臂：两髂前上棘连线

移动臂：股骨纵轴

参考值范围：0°～45°

（4）髋关节内收：被检者体位为仰卧位，髋关节无屈曲、伸展、旋转，膝关节伸展位，双侧下肢呈外展位。

轴心：髂前上棘

固定臂：两侧髂前上棘连线

移动臂：股骨纵轴

参考值范围：0°～30°

（5）髋关节内旋：被检者体位为端坐位，髋关节屈曲90°，无外展及内收，膝关节屈曲90°置于诊查床边缘。

轴心：髌骨中心

固定臂：通过髌骨中心的垂线，与地面垂直

移动臂：胫骨纵轴

参考值范围：0°～45°

（6）髋关节外旋：被检者体位为端坐位，髋关节屈曲90°，无外展及内收，膝关节屈曲90°置于诊查床边缘。

轴心：髌骨中心

固定臂：通过髌骨中心的垂线，与地面垂直

移动臂：胫骨纵轴

参考值范围：0°～45°

（7）膝关节屈曲：被检者体位为俯卧位，髋关节无内收、外展、屈曲、伸展及旋转。

轴心：股骨外侧髁

固定臂：股骨纵轴

移动臂：腓骨小头与外踝连线

参考值范围：0°～135°

（8）膝关节伸展：被检者体位为俯卧位，髋关节无内收、外展、屈曲、伸展及旋转。

轴心：股骨外侧髁

固定臂：股骨纵轴

移动臂：腓骨小头与外踝连线

参考值范围：0°

（9）踝关节背屈：被检者体位为坐位，膝关节屈曲90°，踝关节无内翻及外翻，处于中立位。

轴心：第5跖骨与小腿纵轴延长线在足底的交点（外踝下方大约1.5cm处）

固定臂：腓骨小头与外踝的连线

移动臂：第5跖骨长轴

参考值范围：0°～20°

（10）踝关节跖屈：被检者体位为坐位，膝关节屈曲90°，踝关节无内翻及外翻，处于中立位。

轴心：第5跖骨与小腿纵轴延长线在足底的交点（外踝下方大约1.5cm处）

固定臂：腓骨小头与外踝的连线

移动臂：第5跖骨长轴

参考值范围：0°～50°

（11）踝关节内翻：被检者体位为坐位，膝关节屈曲90°，踝关节无内翻及外翻，处于中立位。

轴心：足底面长轴与小腿纵轴一致

固定臂：与小腿纵轴一致

移动臂：足底面长轴

参考值范围：0°～35°

（12）踝关节外翻：被检者体位为坐位，膝关节屈曲90°，踝关节无内翻及外翻，处于中立位。

轴心：足底面长轴与小腿纵轴一致

固定臂：与小腿纵轴一致

移动臂：足底面长轴

参考值范围：0°～15°

6. 脊柱

（1）颈屈曲：被检者体位为坐位，胸腰椎紧靠在椅背上，颈椎无旋转及侧屈。

轴心：外耳道与鼻尖连线与地面垂直线的交点

固定臂：与地面垂直

移动臂：外耳道与鼻尖的连线

参考值范围：0°～45°

（2）颈伸展：被检者体位为坐位，胸腰椎紧靠在椅背上，颈椎无旋转及侧屈。

轴心：外耳道与鼻尖连线与地面垂直线的交点

固定臂：与地面垂直

移动臂：外耳道与鼻尖的连线

参考值范围：0°～45°

（3）颈侧屈：被检者体位为坐位，胸腰椎紧靠椅背，颈椎无屈曲、伸展及旋转。

轴心：第7颈椎棘突

固定臂：沿胸椎棘突与地面垂直

移动臂：以枕外粗隆为标志点与后头部中线一致

参考值范围：0°～45°

（4）颈旋转：被检者体位为坐位，胸腰椎紧靠椅背，颈椎无屈曲、伸展及侧屈。

轴心：头顶中心点

固定臂：与两侧肩峰连线平行

移动臂：头顶与鼻尖连线一致

参考值范围：0°～60°

（5）胸椎与腰椎屈曲：被检者体位为立位，胸腰椎无屈曲及旋转。

轴心：第5腰椎棘突

固定臂：通过第5腰椎棘突的垂直线

移动臂：第7颈椎棘突与第5腰椎棘突连线的平行线

注：可测量C7～S1直立位与屈曲位距离的差

参考值范围：0°～80°，或约10cm

（6）胸椎与腰椎伸展：被检者体位为立位，胸腰椎无屈曲及旋转。

轴心：第5腰椎棘突

固定臂：通过第5腰椎棘突的垂直线

移动臂：第7颈椎棘突与第5腰椎棘突连线的平行线

参考值范围：0°～30°

（7）胸椎与腰椎侧屈：被检者体位为立位，颈椎、胸椎、腰椎无屈曲、伸展及旋转。

轴心：第5腰椎的棘突

固定臂：髂肌连线中点的垂直线

移动臂：第7颈椎棘突与第5腰椎棘突连线

参考值范围：0°～35°

（8）胸椎与腰椎旋转：被检者体位为坐位，颈椎、胸椎、腰椎无屈曲、伸展、侧屈。

轴心：头顶部中点

固定臂：双侧髂峰上缘连线的平行线

移动臂：双侧肩峰连线的平行线

参考值范围：0°～45°

三、肌张力的评定

（一）基本概念

肌张力（muscle tone）是指肌肉组织在静息状态下的一种不随意的、持续的、微小的收缩。正常肌张力有赖于完整的外周和中枢神经系统调节机制以及肌肉本身的特性如收缩能力、弹性、延展性等。

肌张力是维持身体各种姿势和正常活动的基础。肌张力的正常与否主要取决于外周神经和中枢神经系统的支配情况，一旦这种支配情况发生改变，就可导致肌张力过强、过低或肌张力障碍等问题。因此，肌张力异常是中枢神经系统损伤或外周神经损伤的重要特征。肌张力评定是中枢神经系统损伤后运动控制障碍评定的重要组成部分。例如，老年人脑中风后，偏瘫一侧肢体常常会出现肌张力异常增高现象，关节活动异常，严重影响日常生活活动。

（二）肌张力的检查方法

痉挛的徒手检查：主要采用改良Ashworth分级，受试者处于舒适体位，一般采用仰卧位，分别对双侧上下肢进行被动关节活动范围运动。评定标准见表3-3。

表3-3　改良Ashworth分级法评定标准

分级	评定标准
0	无肌张力增高
1	肌张力略微增加：受累部分被动屈伸时，在关节活动范围终末时呈现最小的阻力，或出现突然卡住和释放
1+	肌张力轻度增加：在关节活动范围后50%范围内出现突然卡住，然后在关节活动范围后50%均呈现最小阻力
2	肌张力较明显地增加：通过关节活动范围的大部分时，肌张力均较明显地增加，但受累部分仍能较容易地被移动
3	肌张力严重增加：被动活动困难
4	僵直：受累部分被动屈伸时呈现僵直状态，不能活动

（三）注意事项

（1）评定前沟通：向患者说明检查目的、方法、步骤和感受，使患者了解评定全过程，消除紧张。

（2）体位：评定前摆放好患者体位，充分暴露检查部位，应首先检查健侧同名肌，再检查患侧，以便两侧比较。

（3）时间：应避免在运动后、疲劳时及情绪激动时进行检查。

（4）通过被动活动患者的肢体，感知需要检查肌肉的肌张力，根据感知的阻力情况，用改良 Ashworth 进行分级。例如，评定屈肘肌张力情况，可通过被动伸直肘关节，若被动伸直的过程中在活动的最末感知到最小阻力，则评定屈肘的肌张力为 1 级。

四、平衡功能评定技术

平衡（balance）是指人体保持各种姿势状态稳定的一种能力，受重心和支撑面两个条件制约。一个人的平衡功能正常时，能够始终保持重心垂直地落在支撑面上方或范围以内。老年人常常因为平衡能力的降低而导致意外跌倒，甚至造成骨折等严重后果。

（一）平衡功能分类

（1）静态平衡。人体处于某种特定的姿势，如坐或站等姿势时保持稳定状态的一种能力。

（2）自动态平衡。人体在进行各种自主运动，如站起、坐下或行走等各种姿势间的转换运动时，能重新获得稳定状态的一种能力。

（3）他动态平衡。人体对抗来自外界的外力干扰，如推、拉等产生的保护性调整反应，以重新恢复稳定状态的一种能力。

（二）平衡评定方法

许多疾病或损伤可引起坐位或站立位平衡功能障碍。平衡功能评定主要是了解评定对象是否存在平衡功能障碍，明确引起平衡功能障碍的原因，确定治疗手段是否有效及用于治疗方案的及时调整。

1. 观察法

坐位平衡：在静止状态下能否保持平衡，如睁闭眼坐或站。

站立位反应：双足并拢站立，维持 30 秒，观察患者在睁闭眼时身体摇摆的情况。

自发姿势反应：患者站立位时，检查者向前后左右各个方向推动患者，如果患者能够向侧方快速跨出，则平衡功能良好，反之，患者平衡功能存在障碍。

2. 量表法

量表法主要采用 Berg 平衡量表对患者进行测试，测试共 14 个动作对受试者进行评定，每个项目最高得分 4 分，最低得分 0 分，满分 56 分。评分越低，表示平衡功能障碍越严重。总分低于 40 分表明有跌倒的危险性。测试需要工具包括：秒表、软尺、台阶和两把高度适中的椅子。评定内容及评分标准见表 3-4。

表 3-4　Berg 平衡量表评定方法及评分标准

检查项目	完成情况	评分
1. 由坐到站	不用手扶持独立稳定地站起	4
	用手扶持独立地站起	3
	经过几次努力用手扶持站起	2
	需要较少的帮助站起	1
	需要中度或最大的帮助站起	0
2. 独立站立	安全站立 2 分钟	4
	监护下站立 2 分钟	3
	无扶持下站立 30 秒	2
	经过几次努力无扶持站立 30 秒	1
	无扶持不能站立 30 秒	0
3. 无靠背独立坐，双足着地	安全坐 2 分钟	4
	监护下坐 2 分钟	3
	坐 30 秒	2
	坐 10 秒	1
	没有支撑不能坐 10 秒	0
4. 从站立位坐下	少量用手帮助安全地坐下	4
	用手帮助控制身体下降	3
	后方的腿靠着椅子控制身体下降	2
	独立地坐但不能控制身体下降	1
	扶持下坐	0
5. 转移	少量用手帮助下安全转移	4
	大量用手帮助下安全转移	3
	口头提示或监护下转移	2
	需要一人帮助下转移	1
	需要两人帮助下转移	0
6. 无支持闭目站立	安全站立 10 秒	4
	监护下站立 10 秒	3
	站立 3 秒	2
	站立稳定但闭眼不超过 3 秒	1
	需要帮助以防摔倒	0
7. 双脚并拢无支持站立	自己并拢双脚安全站立 1 分钟	4
	自己并拢双脚监护下站立 1 分钟	3
	自己并拢双脚站立不超过 30 秒	2
	帮助下并拢双脚站立 15 秒	1
	帮助下并拢双脚站立不超过 15 秒	0
8. 站立位时上肢向前伸展并向前移动	向前伸超过 25 厘米	4
	向前伸超过 12.5 厘米	3
	向前伸超过 5 厘米	2
	监护下向前伸手	1
	尝试向前伸手时失去平衡	0

检查项目	完成情况	评分
9. 站立位时从地面捡起东西	轻松安全地捡起物体	4
	监护下捡起物体	3
	离物体3~5厘米不能捡起物体但能独自保持平衡	2
	不能捡起物体,尝试时需要监护	1
	不能尝试或需要帮助维持平衡以防跌倒	0
10. 站立位转身向后看	看到双侧后方,重心转移良好	4
	看到一侧后方,另一侧缺乏重心转移	3
	只能轻微侧身,可维持平衡	2
	监护下尝试侧身	1
	帮助下尝试侧身	0
11. 转身360°	安全地360°转身:4秒内两个方向	4
	安全地360°转身:4秒内一个方向	3
	只能轻微侧身,可维持平衡	2
	监护下尝试侧身	1
	帮助下转身	0
12. 无支持站立时将一只脚放在台阶或凳子上	独立安全地站立,20秒内完成8步	4
	独立站立,超过20秒完成8步	3
	没有监护下完成4步	2
	少量帮助下完成2步或以上	1
	帮助下以防摔倒或不能尝试	0
13. 双足前后站立	双脚一前一后独立保持30秒	4
	一只脚在另一脚稍前方独立保持30秒	3
	更小的步长独立保持30秒	2
	帮助下迈步保持15秒	1
	站立或迈步时失去平衡	0
14. 单足站立	独立单脚站立超过10秒	4
	独立单脚站立5~10秒	3
	独立单脚站立3秒或以上	2
	尝试抬腿不能保持3秒但能独立站立	1
	不能尝试或帮助下防止跌倒	0

（三）平衡评定结果

每个动作依据被测试者的完成质量分为0~4分5个级别予以记分,最高分56分,最低分0分,评分越低,表示平衡功能障碍越严重。根据所代表的活动状态,将评分结果分为4组。

（1）0~20分:平衡能力差,可能要依赖轮椅行走;

（2）21~40分:平衡能力可,能辅助下步行;

（3）41~56分:平衡能力好,能独立行走;

（4）<40 分，预示有跌倒的危险。

五、协调功能评定技术

协调（coordination）是指人体进行平稳、准确、有控制的运动的能力。协调运动以适当的速度、距离、方向、节奏和力量为特征。完成这些运动的完整过程，需要健全的中枢神经系统及肌肉系统中肌群组之间适宜的协同与拮抗作用。如在身体近端固定时，远端可以运动或维持一定的姿势。协调障碍（incoordination）用于描述以笨拙的、不平衡的和不准确的运动为特点的异常运动能力。老年人随着年龄的增长，协调功能逐步下降，动作将越来越越不准确。

（一）评定方法

1. 非平衡协调检查

分别进行睁眼、闭眼的测试。不正常的反应时逐渐偏离位置和闭眼时反应质量下降。除了特殊指明，一般测试为坐位。

（1）指鼻试验：让患者在肩外展 90°，同时肘伸展位置时，做食指指尖指向鼻尖的运动。

（2）患者与检查者的对指试验：患者与检查者相对而坐。检查者的食指举在患者眼前时，让患者也用自己的食指去指对方的食指。检查者的食指可以改变位置以便测查出患者对变化的距离、方向的应变能力和活动的力量。

（3）指指试验：患者双肩外展 90°，双肘伸展后，让其双食指在中线位相触。

（4）交替指鼻和对指：患者用食指交替指自己的鼻尖和检查者的食指。检查者可变换位置来测验其对变换距离、方向的应变能力。

（5）对指：让患者用拇指尖连续逐一触及该手的其他指尖。

（6）大把抓握：让患者用手从完全屈曲到完全伸直指尖进行变换，可逐渐加快速度。

（7）前臂的旋前／旋后：让患者屈肘 90°，紧贴于体侧，进行手掌向上、向下的交替翻转。

（8）反弹测验：患者上肢外展、屈肘位。检查者握住其前臂用力向伸肘位牵拉，让患者屈曲前臂与检查者进行对抗运动，然后突然松手。正常情况下，拮抗肌群将收缩对运动进行校准并制止肢体的运动。异常的现象是肢体过度回弹，即前臂回收反击身体。

（9）手拍腿：患者屈肘，双手同时或分别以手掌、手背交替翻转拍打膝部。速度逐渐增快。

（10）足拍踏：患者取坐位，以足跟着地，用足掌在地板上拍打。

（11）跟—膝—胫试验：受试者仰卧，抬起一侧下肢，先将足跟放在对侧下肢的膝盖上，再沿着胫骨前缘向下推移。

（12）绘圆或横"8"字试验：受试者用上肢或下肢在空气中绘一圆或横"8"字。固定或保持肢体位置：将上肢保持在前上方水平位；将下肢膝关节保持在伸直位。

评分标准：

4分：正常完成活动；

3分：轻度障碍——能完成制订的活动，但较正常速度及技巧稍有差异；

2分：中度障碍——能完成制订的活动，但动作慢，笨拙，不稳定；在增加运动速度时，完成活动的节律更差；

1分：重度障碍——仅能发起活动而不能完成；

0分：不能完成活动。

2. 平衡协调检查

（1）双足站立：正常舒适位站立；双足并拢站立；一足在另一足前方站立；上肢交替地放在身旁、头上方或腰部；在保护下，出其不意地让受试者失去平衡；弯腰，返回直立位；睁眼和闭眼站立。

（2）单足站立：单足站立；睁眼和闭眼站立。

（3）步行：直线走，一足跟在另一足尖之前；侧方走和倒退走；变换速度走；突然停止后再走；环形走和变换方向走；足跟或足尖走。

评分标准：

4分：能完成动作；

3分：能完成活动，但需要较少的身体接触加以保护；

2分：能完成活动，但需要大量的身体接触加以保护；

1分：不能完成活动。

第二节 感觉与认知功能康复护理评定

一、感觉功能评定

感觉检查由两部分组成，即给予刺激和观察患者对刺激的反应。如感觉有障碍，应注意感觉障碍的类型、部位和范围、程度及患者的主观感受。

（一）检查步骤

躯体感觉检查遵循以下步骤进行。

（1）向患者介绍检查的目的、方法和要求，取得患者的合作。

（2）检查前进行检查示范。

（3）遮蔽双眼。

（4）检查先健侧后患侧。检查非患侧部位的目的是在判断患者理解力的同时，建立患者自身的正常标准用于与患侧进行比较。

（5）给予刺激。

（6）观察患者的反应。患者不能口头表达时，可让其用另一侧进行模仿。

（7）将检查结果记录在评定表中，或在节段性感觉支配的皮肤分布图中标示。

（二）检查方法

1. 浅感觉

（1）触觉（light touch）

【刺激】令患者闭目，检查者用棉签或软毛笔轻触患者的皮肤。测试时注意两侧对称部位的比较。

【反应】患者回答有无一种轻痒的感觉。

（2）痛觉（pain）

【刺激】令患者闭目。分别用大头针的尖端和钝端以同等的力量随机轻刺患者的皮肤。

【反应】要求患者立即说出疼痛的感受和部位。测试时注意两侧对称部位的比较。

（3）温度觉（temperature）

【刺激】用盛有热水（40～45℃）及冷水（5～10℃）的试管，在闭目的情况下冷热交替接触患者的皮肤。测试时注意两侧对称部位的比较。

【反应】患者回答"冷""热"。

（4）压觉（pressure）

【刺激】检查者用拇指或指尖用力压在皮肤表面。压力大小应足以使皮肤下陷以刺激深感受器。

【反应】要求患者回答是否感到压力。

2. 深感觉（本体感觉）

（1）关节觉：关节觉是指对关节所处的角度和运动方向的感觉，其中包括关节对被动运动的运动觉和位置觉，一般两者结合起来检查。

① 位置觉（position sense）

【刺激】令患者闭目，检查者将其肢体移动并停止在某种位置上。

【反应】患者说出肢体所处的位置，或另一侧肢体模仿出相同的位置。

② 运动觉（movement sense，kinesthsia）该检查评定运动知觉。

【刺激】令患者闭目，检查者在一个较小的范围里被动活动患者的肢体，让患者说出肢体运动的方向。

【反应】患者回答肢体活动的方向（"向上"或"向下"），或用对侧肢体进行模仿。

（2）震动觉（vibration）

【刺激】用每秒震动128～256次（Hz）的音叉柄端置于患者的骨隆起处。检查时常选择的骨隆起部位有：胸骨、锁骨、肩峰、尺骨鹰嘴、尺桡骨茎突、腕关节、棘突、髂前上嵴、股骨粗隆、腓骨小头及内、外踝等。

【反应】询问患者有无震动感，并注意震动感持续的时间，两侧对比。正常人有共鸣性震动感。

3. 复合感觉检查

由于复合感觉是大脑皮质（顶叶）对各种感觉刺激整合的结果，因此必须在深、浅感觉均正常时，复合觉检查才有意义。

（1）皮肤定位觉（tactile localization）

【刺激】令患者闭目，用手轻触患者的皮肤。

【反应】让患者用手指出被触及的部位。

（2）两点分辨觉（two-point discrimination）

【刺激】令患者闭目，采用触觉测量器沿所检查区域长轴刺激两点皮肤，两点的压力要一致。若患者有两点感觉，再缩小两点的距离，直到患者感觉为一点时停止，测出此时两点间的距离。

【反应】患者回答感觉到"1点"或"2点"。

（3）图形觉（graphesthesia）

【刺激】令患者闭目，用铅笔或火柴棒在其皮肤上写数字或画图形（如圆形、方形、三角形等）。

【反应】患者说出所画内容。

（4）实体觉（stereognosis）

【刺激】实体觉检查是测试手对实物的大小、形状、性质的识别能力。检查时令患者闭目，将日常生活中熟悉的物品放置于患者手中（如火柴盒、小刀、铅笔、橡皮、手表等）。检查时应先测患侧。

【反应】让患者抚摩后说出该实物的名称、大小及形状等。

（5）重量觉

【刺激】检查分辨重量的能力。检查者将形状、大小相同，但重量逐渐增加的物品逐一放在患者手上；或双手同时分别放置不同重量的上述检查物品。

【反应】要求患者将手中重量与前一重量比较或双手进行比较后说出谁比谁轻或重。

（6）材质识辨觉（recognition of texture）

【刺激】检查区别不同材质的能力。将棉花、羊毛、丝绸等一一放在患者手中，让其触摸。

【反应】回答材料的名称（如羊毛）或质地（粗糙、光滑）。

二、认知功能的康复护理评定

认知是人脑接受外界信息，经过加工处理，转换成内在的心理活动，从而获取知识或应用知识的过程。它包括记忆、语言、视空间、执行、计算和理解判断等方面。认知障碍是指上述几项认知功能中的一项或多项受损，并影响个体的日常或社会能力。主要包括知觉功能障碍、注意障碍、记忆障碍和执行能力障碍。老年人认知功能随着年龄的增长而逐渐下降，对老年人的认知功能评定是康复护理工作的前提。

（一）知觉功能障碍康复护理评定

1. 躯体构图障碍

躯体构图是指本体感觉、触觉、视觉、肌肉运动知觉以及前庭传入信息整合后形成的神经性姿势模型，其中包含了对于人体各部分之间相互关系以及人体与环境关系的认识，最常见的障碍类型为单侧忽略。

单侧忽略：脑损伤特别是脑卒中后常见的行为认知障碍之一。患者的各种初级感觉无任何问题，但是却不能对大脑损伤灶对侧身体或空间呈现的关于视觉、躯体感觉、听觉、运动觉的刺激作出反应。老年偏瘫患者常常会有此种现象。

可采用二等分线段测验，给患者 6 条长度不同的线段，让患者将每条线段二等分。也可采用划销测验，给患者准备一张有不同方向的 2.5 厘米长的线条，要求患者划销掉所看到的线段。

2. 视空间关系障碍

视空间关系障碍是患者在观察两者之间或者自己与两个或两个以上物体之间的空间位置关系表现出障碍。患者可能出现不能分清方位词如"上""下"等，不能正确穿衣，不能正确转移身体等。

评定时，可以让患者按照治疗师的要求摆放物品，患者不能正确执行治疗师的指令。例如，治疗师让患者将面前的筷子放在盘子上方，患者不能按照指令正确完成。

3. 失认症

失认症是患者在感觉正常的情况下不能通过人体的各种感觉认识以往熟悉的事物，但仍然可以利用其他感觉途径对该事物进行识别的一类症状，如患者不能通过视觉认识常用的牙刷，但是通过触摸可以意识到这个物体是牙刷。常见视觉失认、听觉失认和触觉失认。

（1）视觉失认。包括物体失认、面容失认、同时失认和颜色失认。

物体失认是指患者在视力正常的情况下，不能通过眼识别常用的物品。评定时可以让患者将一些常用的物品进行辨认和命名，如水杯、钥匙等。

面容失认是指脑损伤后不能识别以往熟悉的面孔。评定时可以让患者辨认自己的亲人和朋友，看患者是否能正确的辨认和命名。

同时失认是指患者不能同时完整的识别一个图像。评定时可以让患者对一幅图画进行描述，观察患者是否能够描述完整。

颜色失认是指患者不能将颜色分类。可以将两种不同颜色的卡片放在一起，询问患者两种卡片颜色是否一致。

（2）听觉失认。患者不能识别一个声音的意义，分为非言语声音失认和言语声音失认。

非言语声音失认是患者不能分辨各种声音的性质，如钟表声、电话铃声、咳嗽声等。评定时可以在患者背后发出不同的声响，让患者判断是什么声音，例如咳嗽或者拍手等。

言语声音失认又称为纯词聋，是患者不能识别言语声音的意义，评定时给患者说一句话，检查患者是否能够理解所说的话的意思。

（3）触觉失认。患者触觉、温度觉、本体感觉、注意力等均正常的情况下，在闭眼的情况下不能通过触摸物体来识别物体。将常用的物品如铅笔、钥匙、水杯等放在患者面前，先让患者闭眼用手触摸其中一件，辨认所摸物品为何物，然后放回桌前，再让患者睁眼，在桌上挑选出刚才所摸物品。

4. 失用症

由于不能正确地运用后天习得的技能运动，是一种不能执行有目的的运动的运用障碍，常见于脑卒中或痴呆的患者。常分为意念性失用和意念运动性失用。

（1）意念性失用是意念或概念形成障碍，表现为不能执行指令也不能自发完成多步骤的动作，但是可以模仿别人的动作。评定时可以要求患者做一个动作，例如演示一下刷牙的动作，患者表现为不能理解或者不能完成指令，但是可以模仿治疗师的动作。

（2）意念运动性失用是患者不能执行运动指令，只能做简单的自发性动作，不能完成复杂随意动作和模仿动作，如让患者擦脸，患者不能理解，但如果患者脸上有水，将毛巾放在患者手上，患者可自发完成擦脸动作。评定时要求患者演示刮胡子，患者不能完成，但给患者剃须刀，患者可演示出刮胡须动作。

（二）注意障碍康复护理评定

注意是心理活动指向一个符合当前活动需要的特定刺激，同时忽略或抑制无关刺激的能力。分为觉醒状态低下、注意范围缩小、保持注意障碍、选择注意障碍、转移注意障碍、分配注意障碍。评定可做反应时检查、注意广度的检查、注意持久性的检查等。

（1）反应时检查：刺激作用于机体后到明显的反应开始所需要的时间，即刺激与反应时间的时距。检查者预先向受试者交代刺激是什么以及反应是怎么回事，计时器记录从刺激呈现到受试者的反应开始时的时间间隔。可根据情况选择听觉反应时间或视觉反应时间的测定。

（2）注意广度的检查：主要采用数字距检查，一般从两位数开始，每一个水平做两次检查。

（3）注意持久性的检查：给患者一支笔，要求其以最快的速度准确地划去指定数字或字母，如要求患者划去数行字母中的 A 和 D。患者操作完毕后，分别统计正确划销数字与错误划销数字，并记录划销时间。

（三）记忆障碍康复护理评定

记忆（memory）是过去经历过的事物在头脑中的反映。用信息加工的观点看，记忆就是人脑对所输入的信息进行编码、存储以及提取的过程。由于记忆功能的存在，使人们能够利用以往的经验，学习新的知识。记忆分为瞬时记忆、短时记忆和长时记忆。

（1）瞬时记忆：检查者说出 4 个不相关的词如汽车、楼房、水杯、苹果，速度为 1 个 /秒，随后要求患者立即复述，正常者能说对 3 ～ 4 个。

（2）短时记忆：可分别于 1 分钟、5 分钟、10 分钟后要求患者说出瞬时记忆检查时所提的 4 个无关词。

（3）长时记忆：可让患者回忆个人经历，需家人配合确认真实性，或问一些社会重大问题。

（四）执行功能障碍康复护理评定

执行功能（executive function）指人独立完成有目的、自我控制的行为所必需的一组技能，包括计划判断、决策、不适当反应（行为）的抑制、启动与控制有目的的行为、反应转移、动作行为的序列分析、问题解决等心智操作。认为注意和工作记忆也属于执行功能范畴。评定时可采用直接观察的方法，可以要求患者实际演示一些日常动作，例如刷牙洗脸，观察患者是否存在反复进行片段动作的情况。

第三节 言语功能康复护理评定

言语及语言的发展离不开听觉器官、发音器官和大脑功能的完善，任何一项功能异常均可出现不同程度的言语语言障碍，主要表现为失语症和构音障碍。老年人因神经系统疾病、认知障碍等原因，常常会导致造成言语功能严重下降。

一、失语症

失语症是指由于大脑半球损伤而导致已经获得的语言能力丧失或受损，表现为语言表达和理解能力的障碍，并非发音器官功能障碍所致，主要症状有口语表达障碍、听觉理解障碍、阅读障碍和书写障碍。

（一）失语症的分类

（1）Broca 失语：又称运动性失语，以口语表达障碍较为突出，自发语言呈非流利性，话少，复述及阅读困难，语言呈电报文样，甚至无言状态，病灶部位在优势半球的额下回后部。

（2）Wernicke 失语：又称感觉性失语，患者无构音障碍，自发言语呈流利性，但不知说什么，有时表现所答非所问，话多，有较多的错语或不易于被别人理解的新语，理解、命名、阅读及书写均较困难，病变部位在优势半球的颞上回后部。

（3）命名性失语：又称健忘性失语。语言流畅，忘记熟悉人的名字，或对物品的命名有障碍，但可以通过描述的方式表达，病变部位在优势半球的颞中回后部或顶枕结合处。

（4）失写症：又称书写不能，由于优势半球额中回后部病变引起，表现为手运动功能正常，但丧失书写的能力，或写出的内容存在词汇、语义和语法方面的错误，抄写能力保留，多合并运动性和感觉性失语。

（5）失读症：优势半球顶叶角回病变引起，患者无失明，但不能辨识书面文字，不能理解文字意义。轻者能够朗读文字材料，但常出现语义错误，如将"桌子"念成"椅子"将"上"念成"下"等，重者将口头念的文字与书写的文字匹配能力丧失。

（二）失语症的康复护理评定

常用的失语症测验方法主要为西方失语成套测验（the western aphasia battery，WAB），主要包括自发言语、理解、复述及命名检查4个方面。

1. 自发言语检查

自发言语检查分信息量和流畅度检查两个方面，满分20分。

（1）信息量检查：准备一幅图画，一台复读机，记录的纸张和笔，提问7个简单问题，如"你今天好吗？""你以前来过这里吗？""你叫什么名字？""你住在哪里？""你是做什么工作的？""你为什么到这里？""你在画中看见些什么？"等，评分标准如下。

0分：完全无信息；

1分：只有不完全的反应，如仅说出姓或名等；

2分：前6题中，仅有1题回答正确；

3分：前6题中，仅有2题回答正确；

4分：前6题中，有3题回答正确；

5分：前6题中，有3题回答正确，并对图画有一些反应；

6分：前6题中，有4题回答正确，并对图画有一些反应；

7分：前6题中，有4题回答正确，对图画至少有6项说明；

8分：前6题中，有5题回答正确，对图画有不够完整的描述；

9分：前6题中，全部回答正确，对图画几乎能完全地描述，即至少能命名出人物或动作共10项，可能有迂回说法；

10分：前6题回答完全正确，用正常长度和复杂的句子来描述图画，对图画有合情合理的完整描述。

（2）流畅度检查：用品和问题同信息量检查，评分标准如下。

0分：完全无词或仅有短而无意义的言语；

1分：以不同的音调反复刻板地言语，有一些意义；

2分：说出一些单个的词，常有错语、费力和迟疑；

3分：流畅、反复的话或咕哝，有极少量奇特语；

4分：踌躇，电报式的言语，大多数为一些意义单个的词，常有错词，但偶有动词和介词短语，仅有"噢，我不知道"等自发言语；

5分：电报式的、有一些文法结构的较为流畅的言语，错语仍明显，有少数陈述性句子；

6分：有较完整的陈述句，可出现正常的句型，错语仍有；

7分：流畅，可能滔滔不绝，在6分的基础上可有句法和节律与汉语相似的音素奇特语，伴有不同的音素错语和新词症；

8分：流畅，句子常完整，但可与主题无关，有明显的找词困难和迂回说法，有语义错语，可有语义奇特语；

9分：大多数是完整的与主题有关的句子，偶有踌躇和或错语，找词有些困难，可有一些发音错误；

10分：句子有正常的长度和复杂性，无确定的缓慢、踌躇或发音困难，无错语。

2．理解检查

（1）回答是非：方法是提出20个与日常生活关系密切的问题，用"是"或"否"回答问题，答对一题给3分。可提供问题如下。

你叫张明华吗？

你叫李飞翔吗？

你叫（患者真姓名）吗？

你住在乌鲁木齐吗？

你住在（患者所住地址）吗？

你住在郑州吗？

你是男人吗？

你是女人吗？

你是医生吗？

这房间有灯吗？

门是关着的吗？

这是旅馆吗？

这是医院吗？

你穿着红睡衣吗？

纸能在火中燃烧吗？

3月比6月先来吗？

香蕉不剥皮就能吃吗？

7月下雪吗？

马比狗大吗？

你用斧子割草吗？

（2）听词辨认：将实物随机地放在患者的视野之内，向患者出示实物、绘出的物体、绘出的形状、字母、数字、颜色、家具、身体部位、手指、身体的左右部分10项卡片，共60项，每项正确给1分，共60分，见表3-5。

表3-5　听词辨认

实物	绘出的物体	绘出的形状	字母	数字
杯子	火柴	正方形	J	5
火柴	杯子	三角形	F	61
铅笔	梳子	圆形	D	500
花（鲜花、塑料花、纸花）	螺丝刀	箭头	K	1867
梳子	铅笔	十字	M	32
牙刷	花	圆柱体	D	5000

颜色	家具	身体部位	手指	身体左右部
蓝	窗	耳	拇指	右肩
棕	椅子	鼻	环指	左膝
红	书桌	眼	食指	左踝
绿	台灯	胸	小指	右腕
黄	门	颈	中指	左肘
黑	天花板	颊		右颊
				右耳

（3）相继指令：在桌子上按顺序放笔、梳子和书，要求患者根据治疗师的指令完成相应的动作，根据指令的复杂程度可给2分、4分、5分或6分，如向患者说"看看这支笔、这把梳子和这本书，按我说的去做"，如果患者表现出迷惑，可将整个句子重复一次，共80分，见表3-6。

表3-6　相继指令

指令	评分
举起你的手	2
闭上你的眼睛	2
指向椅子	2
先指向窗（2分），然后指向门（2分）	4
指向笔（2分）和书（2分）	4
用笔（4分）指书（4分）	8
用书（4分）指笔（4分）	8
用笔（4分）指梳（4分）	8
用书（4分）指梳（4分）	8
将笔（4分）放在书的上面（6分）然后给我（4分）	14
将梳（5分）放在笔的另一侧（5分）并将书（5分）翻过来（5分）	20

3．复述检查

让患者复述治疗师说出的词或句子，若没有听清楚可重复一次；每一个简单的词为2分，两位的数字给4分，带小数点的数字为8分，如果是句子，句子中每个字为2分；

句子细小的发音错误不扣分；词序每错一次或每出现一个语义或音素错误语均各扣1分，满分为100分，见表3-7。

表3-7 复述检查表

内容	评分
床	2
鼻子	2
烟斗	2
窗户	2
香蕉	2
雪球	4
四十	4
百分数	6
六十二点五	8
电铃在响	10
他不回来了	10
师傅很高兴	10
电影片子	8
假如或但是	10
给我的箱子装6瓶涂料	20

4. 命名的检查

（1）物体命名：按顺序向患者出示20个物体让他命名，若无正确反应可让他用手摸一下物体，仍无正确反应，可给予词的偏旁、部首或首词提示，每项检查不得超过20秒。答对一项给3分，有可能认出的音素错语给2分，若同时需触觉和音素提示给1分，满分60分。

（2）自发命名：让患者在1分钟内尽可能多地说出动物的名称，说对一种动物给1分，最高20分。

（3）完成句子：让患者完成检查者说出的5个不完整句子，每句正确2分，有音素错语给1分，合情合理的替换词按正确计，满分为10分。如"雪是_____？"患者回答是白色的。

（4）反应性命名：让患者用物品等名字回答问题，共5个问题，每题正确给2分，有音素错语给1分，满分为10分。如"你用什么喝水？"正确答案是杯子。

二、构音障碍康复护理评定

构音障碍是指由于神经系统损害导致与言语有关的肌肉麻痹或运动不协调而引起的言

语障碍。患者通常听觉理解正常并能正确选择词汇，而表现为发音和言语不清，重者甚至不能闭合嘴唇、完全不能讲话或丧失发声能力。构音障碍的评定常用 Frenchay 评定法，包括8 个方面，5 个等级，评定方法见表 3-8。

表 3-8 Frenchay 构音障碍评定法

功能		损伤严重程度				
		A 正常←		→严重损伤 E		
		A	B	C	D	E
反射	咳嗽					
	吞咽					
	流涎					
呼吸	静止状态					
	言语时					
唇	静止状态					
	唇角外展					
	闭唇鼓腮					
	交替发音					
	言语时					
颌	静止状态					
	言语时					
软腭	进流质食物					
	软腭抬高					
	言语时					
喉	发音时间					
	音调					
	音量					
	言语时					
舌	静止状态					
	伸舌					
	上下运动					
	两侧运动					
	交替发音					
	言语时					
言语	读字					
	读句子					
	会话					
	速度					

（一）反射

（1）咳嗽：提出问题：①"当你吃饭或喝水时，你咳嗽或呛住吗？"②"你清嗓子有困难吗？"

    A. 没有困难

    B. 偶有困难：呛住或有时食物进入气管，说明患者必须小心些

    C. 患者必须特别小心，每日呛1～2次，清痰可能有困难

    D. 患者在吃饭或喝水时频繁呛住，或有吸入食物的危险，偶尔不是在吃饭时呛住，例如在咽唾液时

    E. 没有咳嗽反射，患者用鼻饲管进食或在吃饭、喝水、咽唾液时连续咳呛

（2）吞咽：如有可能，观察患者喝140毫升的冷开水和吃两块饼干，要求尽可能很快完成。另外，询问患者吞咽时是否有困难，并询问有关进食的速度及饮食情况。评分：记住喝这一定量水的正常时间是4～15秒，平均8秒。超过15秒为异常缓慢。

    A. 没有异常

    B. 患者述说有一些困难，吃饭或喝水缓慢。喝水时停顿比通常次数多

    C. 进食明显缓慢，主动避免一些食物或流质饮食

    D. 患者仅能吞咽一些特殊的饮食，例如单一的或绞碎的食物

    E. 患者不能吞咽，须用鼻饲管

（3）流涎：询问患者在这方面是否有异常，在会话期间留心观察。

    A. 没有流涎

    B. 嘴角偶有潮湿，患者可能叙述在夜间枕头是湿的（应注意这应是以前没有的现象，因一些正常人在夜间也可有轻微的流涎），当喝水时轻微流涎

    C. 当倾身向前或精力不集中时流涎，略微能控制

    D. 在静止状态时流涎非常明显，但是不连续

    E. 连续不断地过多流涎，不能控制

（二）呼吸

（1）静止状态：在患者静坐和没有说话的情况下，进行观察和评价。当评价有困难时，可让患者作下列动作：用嘴深吸气且听到指令时尽可能地缓慢呼出，然后记下所需的秒数。记住，正常能平稳地呼出且平均只用5秒时间。

    A. 没有困难

    B. 吸气或呼气不平稳或缓慢

    C. 有明显的吸气或呼气中断，或深吸气时有困难

    D. 吸气或呼气的速度不能控制，可能显出呼吸短促，比C更加严重

    E. 患者不能完成上述动作，不能控制

（2）言语时：同患者谈话并观察呼吸，问患者在说话时或其他场合下是否有气短。下面的要求可常用来辅助评价：让患者尽可能快地一口气数到20（10秒内），检查者不应注意受检者的发音，应只注意完成这一要求所需呼吸的次数。记住，正常情况下这一要求是一

口气能完成的。

    A. 没有异常

    B. 由于呼吸控制较差，流畅性极偶然地被破坏，患者可能声明他感到必须停下来做一下深呼吸，即需要一个外加的呼吸来完成这一要求

    C. 患者必须说得快，因为呼吸控制较差，声音可能消失，患者可能需要 4 次呼吸才能完成此要求

    D. 患者用吸气或呼气说话，或呼吸非常表浅，只能运用几个词，不协调，且有明显的可变性。患者可能需要 7 次呼吸才能完成此要求

    E. 由于整个呼吸缺乏控制，言语受到严重阻碍，可能 1 次呼吸只能说 1 个词

（三）唇

（1）静止状态：当患者没有说话时，观察唇的位置。

    A. 没有异常

    B. 唇轻微下垂或不对称。只有熟练的检查者才能观察到

    C. 唇下垂，但是患者偶尔试图复位，位置可变

    D. 唇不对称或变形，显而易见

    E. 严重不对称或两侧严重病变。位置几乎不变化

（2）唇角外展：要求：请患者做一个夸张的笑。示范并鼓励患者唇角尽量抬高。观察双唇抬高和收缩运动。

    A. 没有异常

    B. 轻微不对称。熟练的检查者能观察到

    C. 严重变形的笑，显出只有一侧唇角抬高

    D. 患者试图做这一动作，但是外展和抬高两项均在最小范围

    E. 患者不能在任何一侧抬高唇角，没有唇的外展

（3）闭唇鼓腮：让患者进行下面的一项或两项动作以帮助建立闭唇鼓腮：让患者吹气鼓起两颊，并坚持 15 秒，示范并记下所用的秒数。注意是否有气从唇边漏出。若有鼻漏气则不记分。如果有鼻漏气，治疗者应该用拇指、食指捏住患者的鼻子。让患者清脆地发出"P"音 10 次。示范并鼓励患者强调这一爆破音，记下所用的秒数并观察"P"爆破音的闭唇连贯性。

    A. 唇闭合极好，能保持唇闭合 15 秒或用连贯的唇闭合来重复"P"

    B. 偶尔漏气，在爆破音的每次发音中唇闭合不一致

    C. 患者能保持唇闭合 7～10 秒。在发音时观察有唇闭合，但是听起来声音微弱

    D. 唇闭合很差，唇的一部分闭合丧失。患者试图闭合但不能坚持，听不到发音

    E. 患者不能保持任何唇闭合，看不见也听不到患者发音

（4）交替发音：要求：让患者重复发"u""i"10 次，示范，在 10 秒内做 10 次。让

患者夸张运动并使速度与运动相一致（每秒种做 1 次）。记下所用秒数，可不必要求患者发出声音。

    A. 患者能在 10 秒内有节奏地连接做这两个动作，显示有很好的唇收拢和外展

    B. 患者能在 15 秒内连接做这两个动作，在唇收拢、外展时可能出现有节奏的颤抖或改变

    C. 患者试图做两个动作，但是很费力，一个动作可能在正常范围内，但是另一个动作严重变形

    D. 可辨别出唇形有所不同，或一个唇形的形成需 3 次努力

    E. 患者不能做任何动作

（5）言语时：观察会话时唇的运动，重点注意在发音时唇的形状。

    A. 唇运动在正常范围内

    B. 唇运动有些减弱或过度，偶尔有漏音

    C. 唇运动较差，声音微弱或出现不应有的爆破音，嘴唇形状有许多处不符合要求

    D. 患者有一些唇运动，但是听不到发音

    E. 没有观察到两唇的运动，甚至试图说话时也没有

（四）颌

（1）静止状态：当患者没有说话时观察其颌的位置。

    A. 颌自然地在正常位置

    B. 颌偶尔下垂，或偶尔过度闭合

    C. 颌松弛下垂，口张开，但是偶然试图闭合或频繁试图使颌复位

    D. 大部分时间颌均松弛地下垂，且有缓慢不随意的运动

    E. 颌下垂张开很大或非常紧地闭住。下垂非常严重，不能复位

（2）言语时：当患者说话时观察颌的位置。

    A. 无异常

    B. 疲劳时有最小限度的偏离

    C. 颌没有固定位置或颌明显痉挛，但是患者在有意识地控制

    D. 明显存在一些有意识的控制，但是仍有严重的异常

    E. 试图说话时颌没有明显的运动

（五）软腭

（1）进流质饮食：观察并询问患者吃饭或喝水时是否进入鼻腔。

    A. 没有进入鼻腔

    B. 偶有进入鼻腔，患者回答有一两次，咳嗽时偶然出现

    C. 有一定的困难，一星期内发生几次

D. 每次进餐时至少有 1 次

E. 患者进食流质或食物时，接连发生困难

（2）抬高：让患者发"啊—啊—啊"5 次，保持在每个"啊"之间有一个充分的停顿，为的是使腭有时间下降，给患者做示范并观察患者的软腭运动。

A. 软腭能充分保持对称性运动

B. 轻微的不对称但是能运动

C. 在所有的发音中腭均不能抬高，或严重不对称

D. 软腭仅有一些最小限度的运动

E. 软腭没有扩张或抬高

（3）言语时：在会话中注意鼻音和鼻漏音。可以用下面的要求来帮助评价，如让患者说"妹（mèi）、配（pèi）""内（nèi）""贝（bèi）"，检查者注意倾听音质的变化。

A. 共鸣正常，没有鼻漏音

B. 轻微鼻音过重和不平衡的鼻共鸣，或偶然有轻微的鼻漏音

C. 中度鼻音过重或缺乏鼻共鸣，有一些鼻漏音

D. 重度鼻音过重或缺乏鼻共鸣，有明显的鼻漏音

E. 严重的鼻音或鼻漏音

（六）喉

（1）发音时间：让患者尽可能长地说"啊"，示范，并记下所用的秒数。注意每次发音的清晰度。

A. 患者发"啊"能持续 15 秒

B. 患者发"啊"能持续 10 秒

C. 患者发"啊"能持续 5～10 秒，但断续、沙哑或发音中断

D. 患者发"啊"能持续 3～5 秒；或虽能发"啊"5～10 秒，但有明显的沙哑

E. 患者发"啊"的持续时间短于 3 秒

（2）音调：让患者唱音阶（至少 6 个音符）。示范，并在患者唱时作评价。

A. 无异常

B. 好，但有一些困难，嘶哑或吃力

C. 患者能表达 4 个清楚的音高变化，上升不均匀

D. 音调变化极小，显出高、低音间有差异

E. 音调无变化

（3）音量：让患者从 1 数到 5，每数一数增大一次音量。开始用一个低音，结束用一个高音。

A. 患者能用有控制的方式来改变音量

B. 中度困难，数数时偶尔声音相似

C. 音量有变化，但是明显不均匀

D. 音量只有轻微的变化，很难控制

E. 音量无变化，或全部过大或过小

（4）言语时：注意患者在会话中是否发音清晰，音量和音调是否适宜。

A. 无异常

B. 轻微的沙哑，或偶尔不恰当地运用音量或音调，只有留心才能注意到这一轻微的改变

C. 由于段落长音质发生变化。频繁地高速发音，或音调有异常

D. 发音连续出现变化，在持续清晰地发音和（或）运用适宜的音量和音调方面都有困难

E. 声音严重异常，可以显出下述 2～3 个特征：连续的沙哑，连续不恰当地运用音调和音量

（七）舌

（1）静止状态：让患者张开嘴，在静止状态观察舌 1 分钟。记住，舌可能在张嘴之后马上不能完全静止，因此，这段时间应不计在内。如果患者张嘴有困难，就用压舌板协助。

A. 无异常

B. 偶尔有不随意运动，或轻度偏歪

C. 舌明显偏向一边，或不随意运动明显

D. 舌的一侧明显皱缩，或成束状

E. 舌严重异常，即舌体小、皱缩或过度肥大

（2）伸舌：让患者完全伸出舌并收回 5 次。以 4 秒内做 5 次的速度示范。记下所用的秒数。

A. 在正常时间内完成且活动平稳

B. 活动慢（4～6 秒），其余正常

C. 活动不规则或伴随面部怪相；或伴有明显的震颤；或在 6～8 秒内完成

D. 只能把舌恰伸出唇外，或运动不超过两次，时间超过 8 秒

E. 患者不能将舌伸出

（3）上下运动：让患者把舌伸出指向鼻，然后向下指向下颌，连续做 5 次。做时鼓励保持张嘴，以 6 秒内运动 5 次的速度示范，记下所用时间。

A. 无异常

B. 活动好，但慢（8 秒）

C. 两个方向都能运动，但吃力或不完全

D. 只能向一个方向运动，或运动迟钝

E. 不能完成这一要求，舌不能抬高或下降

（4）两侧运动：让患者伸舌，从一边到另一边运动 5 次，示范在 4 秒内完成，记下所

用的秒数。

    A. 无异常

    B. 运动好但慢，5～6秒完成

    C. 能向两侧运动，但吃力或不完全。可在6～8秒内完成

    D. 只能向一侧运动，或不能保持，或8～10秒完成

    E. 患者不能做任何运动，或超过10秒才能完成

（5）交替发音：让患者以尽可能快的速度说"喀（kǎ）拉（lā）"10次，记下秒数。

    A. 无困难

    B. 有一些困难，轻微的不协调，稍慢；完成需要5～7秒

    C. 发音时一个较好，另一个较差，需10秒才能完成

    D. 舌仅在位置上有变化，只能识别出不同的声响，听不到清晰的词

    E. 舌无位置的改变

（6）言语时：记下舌在会话中的运动。

    A. 无异常

    B. 舌运动稍微不准确，偶有发错的音

    C. 在会话过程中需经常纠正发音，运动缓慢，言语吃力，个别辅音省略

    D. 运动严重变形，发音固定在一个位置上，舌位严重偏离正常，元音变形，辅音频繁遗漏

    E. 舌无明显的运动

（八）言语

（1）读字：下面的字以每字一张地写在卡片上。

民　热　爹　水　诺　名　休　贴　嘴　若　盆　神　都　围　女　棚
偷　肥　吕　法　字　骄　学　船　瓦　次　悄　绝　床　牛　钟　呼
润　刘　冲　哭　军　伦　该　脖　南　桑　搬　开　模　兰　脏　攀

方法：打乱卡片并将有字的一面朝下放置，随意挑选12张给患者，逐张揭开卡片，让患者读字，记下能听明白的字。12个卡片中的前两个为练习卡，其余10个为测验卡。当患者读完所有的卡片时，将这些卡片对照所记下的字。把正确的字数加起，记下数量，用下列分级法评分。

    A. 10个字均正确，言语容易理解

    B. 10个字均正确，但是治疗师必须特别仔细听并加以猜测才能理解

    C. 7～9个字正确

    D. 5个字正确

    E. 2个或更少的字正确

（2）读句子：下列句子清楚地写在卡片上。

这是风车	这是蓬车	这是大哥	这是大车
这是木盆	这是木棚	这是人民	这是人名
这是一半	这是一磅	这是木船	这是木床
这是绣球	这是牛油	这是阔绰	这是过错
这是淡季	这是氮气	这是公司	这是工资
这是工人	这是功臣	这是山楂	这是山茶
这是资料	这是饲料	这是老牛	这是老刘
这是鸡肉	这是机构	这是旗子	这是席子
这是溪谷	这是西湖	这是文物	这是坟墓
这是生日	这是绳子	这是莲花	这是年画
这是零件	这是零钱	这是果子	这是果汁
这是诗词	这是誓词	这是伯伯	这是婆婆
这是街道	这是切刀		

方法与分级：应用这些卡片，按照前一部分中的方法和同样的分级法评分。

（3）会话：鼓励患者会话，大约持续 5 分钟，询问有关工作、业余爱好、亲属等。

A. 无异常

B. 言语异常但可理解，患者偶尔会重复

C. 言语严重障碍，其中能明白一半，经常重复

D. 偶尔能听懂

E. 完全听不懂患者的言语

（4）速度：从患者会话时录得的录音带中，判断患者的言语速度，计算每分钟字的数量，填在图表中适当的范围内，正常言语速度为每秒 2～4 个字，每分钟 100～200 个字，每一级为每分钟 12 个字。

A. 每分钟 108 个字以上

B. 每分钟 84～95 个字

C. 每分钟 60～71 个字

D. 每分钟 36～47 个字

E. 每分钟 23 个字以下

将评定结果填在表中，由于 A 为正常，E 为最严重，故可迅速看出异常的项目所在。

评定指标：项数／总项数

评定级别：

正常：28～27/28；

轻度障碍：26～18/28；

中度障碍：17～14/28；

重度障碍：13～7/28；

极重度障碍：6～0/28

第四节　日常生活活动能力康复护理评定

日常生活活动（activities of daily living，ADL）指一个人为了维持生存及适应生存环境而每天必须反复进行的最基本、最具有共性的活动，包括进食、穿衣、大小便控制、洗澡、行走等。ADL 分为基础性日常生活活动（basic activity of daily living，BADL）和工具性日常生活活动（instrumental activity of daily living，IADL）。前者主要为一些个人自理（进食、穿衣等）和躯体活动类（床上活动、坐、站等）。常用的 ADL 量表评定方法有 Barthel 指数、功能独立性评定（FIM）和生存质量评价等。对老年人而言，日常生活活动能力的提升是长期照护工作最重要的事情。

一、Barthel 指数

Barthel 指数评定简单，操作性强，可信度高，灵敏度也高，是目前临床上应用最广、研究最多的一种 ADL 能力的评定方法。评定内容及评分标准，见表 3-9。

表 3-9　Barthel 指数评定内容及评分标准

项目	分类	评分
进食	依赖	0
	需要部分帮助：能吃任何食物，但需要帮助搅拌、夹菜等	5
	自理：能使用必要的辅助器具，完成整个进食过程	10
穿衣	依赖	0
	需要帮助：在适当的时间内或指导下，能完成至少一半的工作	5
	自理：能独立穿脱各类衣裤	10
大便控制	失禁：无失禁，但有昏迷	0
	偶尔失禁：每周≤1次，或在帮助下需要使用灌肠剂、栓剂或器具	5
	能控制：在需要时，可以独立使用灌肠剂或栓剂	10
小便控制	失禁：需他人导尿或无失禁，但有昏迷	0
	偶尔失禁：每24小时≤1次，每周>1次；或需要器具的帮助	5
	能控制：在需要时，能使用集尿器并清洗	10
如厕	依赖	0
	需部分帮助：穿脱裤子、清洁会阴或保持平衡时，需要帮助	5
	自理：能独立进出厕所	10
修饰	依赖或需要帮助	0
	自理：可独立完成洗脸、刷牙、梳头、刮脸等动作	5
洗澡	依赖或需要帮助	0
	自理：自己能安全进出浴池，进行擦浴、盆浴和淋浴，完成洗澡过程	5

续表

项目	分类	评分
转移	依赖：不能坐起，或使用提升机 需大量帮助：能坐起，但需两个人帮助 需小量帮助：需言语指导、监督或一个人帮助 自理：能独立进行轮椅/床、轮椅/椅子、轮椅/坐便器之间的转移	0 5 10 15
行走	依赖：不能行走 需大量帮助：可使用轮椅行走45米及进出厕所 需小量帮助：可在指导、监督或体力帮助下，行走45米以上 自理：可独立行走45米以上，排除使用带轮助行器	0 5 10 15

评分结果：

20分以下者：生活完全需要依赖；

21～40分者：生活需要很大帮助；

41～60分者：生活需要帮助；

> 60分者：生活基本自理。

一般认为Barthel指数在得分40分以上者康复护理的效果最佳。

二、功能独立性评定

功能独立性评定（functional independence measure，FIM）不仅可以评定躯体功能，还包括言语、认知和社交功能，是一种更为全面、客观地反映残疾者ADL能力的评定方法。FIM评定包括6个方面共18项功能，每项7个等级，最高得分为7分，最低得分为1分，总积分最高126分，最低18分，得分越高，独立水平越好。FIM评分标准见表3-10，FIM评定内容见表3-11。

表3-10 FIM评分标准

分数	等级	得分标准
7分	功能独立	能独立完成所有活动，活动完成规范，无须矫正；不需要使用辅助器具和帮助，并在合理的时间内完成
6分	有条件的独立	能独立完成所有活动，但活动中需要使用辅助器具；或超过合理时间；或有安全方面的顾虑
5分	监护、准备或示范	在没有身体接触的前提下，根据他人的指示、引导或监护下能完成活动
4分	最小帮助	在最小量的身体接触性帮助下，能完成活动的75%，他人帮助小于25%
3分	中等帮助	患者需要中等量的帮助，其仅能完成活动的50%～74%，他人帮助程度达25%～49%
2分	大量帮助	患者需要最大量的帮助，只能完成活动的50%以下，他人帮助程度达50%～74%
1分	完全依赖	患者不能做任何活动

表 3-11 FIM 评定内容

能力	项目
自我料理	进食 梳洗 洗澡 穿脱上身衣物 穿脱下身衣物 如厕
括约肌控制	膀胱控制 直肠控制
转移能力	床—椅—轮椅之间转移 如厕 入浴
运动能力	步行或轮椅 上下楼梯
交流	理解 表达
社交	社会关系 解决问题 记忆

结果分析：

126 分：完全独立；

108～125 分：基本独立；

90～107 分：极轻度依赖或有条件的独立；

72～89 分：轻度依赖；

54～71 分：中度依赖；

36～53 分：重度依赖；

19～35 分：极重度依赖；

18 分：完全依赖。

三、生存质量评定

生存质量（quality of life，QOL）是指个人的一种生存水平和体验，这种水平和体验反映了患有致残性疾病的患者和残疾人，在生存过程中维持身体活动、精神活动和社会生活处于良好状态的能力和素质。一般采用世界卫生组织生存质量测定简表（WHO/QOL-BREF）来对患者进行测评。具体评价内容见表 3-12。

表 3-12 世界卫生组织生存质量测定简表（WHO/QOL-BREF）

这份问卷是要了解您对自己的生存质量、健康情况以及日常活动的感觉如何，请您一定回答所有问题。如果某个问题您不能肯定如何回答，就选择最接近您自己真实感觉的那个答案。

所有问题都请您按照自己的标准、愿望，或者自己的感觉来回答。注意所有问题都只是您最近2周的情况。请您根据2周来您从他人处得到所需要的支持的程度在最合适的数字处打一个√。

1. 您怎样评价您的生存质量？

很差	差	不好也不差	好	很好
1	2	3	4	5

2. 您对自己的健康状况满意吗？

很不满意	不满意	既非满意也非不满意	满意	很满意
1	2	3	4	5

下面的问题是关于2周来您经历某些事情的感觉。

3. 您觉得疼痛妨碍您去做自己需要做的事情吗？

根本不妨碍	很少妨碍	有妨碍（一般）	比较妨碍	极妨碍
1	2	3	4	5

4. 您需要依靠医疗的帮助进行日常生活吗？

根本不需要	很少需要	需要（一般）	比较需要	极需要
1	2	3	4	5

5. 您觉得生活有乐趣吗？

根本没乐趣	很少有乐趣	有乐趣（一般）	比较有乐趣	极有乐趣
1	2	3	4	5

6. 您觉得自己的生活有意义吗？

根本没意义	很少有意义	有意义（一般）	比较有意义	极有意义
1	2	3	4	5

7. 您能集中注意力吗？

根本不能	很少能	能（一般）	比较能	非常能
1	2	3	4	5

8. 日常生活中您感觉安全吗？

根本不安全	很少安全	安全（一般）	比较安全	极安全
1	2	3	4	5

9. 您的生活环境对健康好吗？

根本不好	很少好	好（一般）	比较好	极好
1	2	3	4	5

下面的问题是关于2周来您做某些事情的能力。

10. 您有充沛的精力去应付日常生活吗？

根本没精力	很少有精力	有精力（一般）	多数有精力	完全有精力
1	2	3	4	5

11. 您认为自己的外形过得去吗？

根本过不去	很少过得去	过得去（一般）	多数过得去	完全过得去
1	2	3	4	5

12. 您的钱够用吗？

根本不够用	很少够用	够用（一般）	多数够用	完全够用
1	2	3	4	5

13. 在日常生活中您需要的信息都齐备吗？

根本不齐备	很少齐备	齐备（一般）	多数齐备	完全齐备
1	2	3	4	5

14. 您有机会进行休闲活动吗？

根本没机会	很少有机会	有机会（一般）	多数有机会	完全有机会
1	2	3	4	5

15. 您行动的能力如何？

很差	差	不好也不差	好	很好
1	2	3	4	5

下面的问题是关于2周来您对自己日常生活各个方面的满意程度。

16. 您对自己的睡眠情况满意吗？

很不满意	不满意	既非满意也非不满意	满意	很满意
1	2	3	4	5

17. 您对自己做日常生活事情的能力满意吗？

很不满意	不满意	既非满意也非不满意	满意	很满意
1	2	3	4	5

18. 您对自己的工作能力满意吗？

很不满意	不满意	既非满意也非不满意	满意	很满意
1	2	3	4	5

19. 您对自己满意吗？

很不满意	不满意	既非满意也非不满意	满意	很满意
1	2	3	4	5

20. 您对自己的人际关系满意吗？

很不满意	不满意	既非满意也非不满意	满意	很满意
1	2	3	4	5

21. 您对自己的性生活满意吗？

很不满意	不满意	既非满意也非不满意	满意	很满意
1	2	3	4	5

22. 您对自己从朋友那里得到的支持满意吗？

很不满意	不满意	既非满意也非不满意	满意	很满意
1	2	3	4	5

23. 您对自己居住地的条件满意吗？

很不满意	不满意	既非满意也非不满意	满意	很满意
1	2	3	4	5

24. 您对得到卫生保健服务的方便程度满意吗？

很不满意	不满意	既非满意也非不满意	满意	很满意
1	2	3	4	5

25. 您对自己的交通情况满意吗？

很不满意	不满意	既非满意也非不满意	满意	很满意
1	2	3	4	5

下面的问题是关于2周来您经历某些事情的频繁程度。

26. 您有消极感受吗？（如情绪低落、绝望、焦虑、忧郁）

没有消极感受	偶尔有消极感受	时有时无	经常有消极感受	总是有消极感受
1	2	3	4	5

此外，还有3个问题：

27. 家庭摩擦影响您的生活吗？

根本不影响	很少影响	影响（一般）	有比较大影响	有极大影响
1	2	3	4	5

28. 您的食欲怎么样？

很差	差	不好也不差	好	很好
1	2	3	4	5

29. 如果让您综合以上各方面（生理健康、心理健康、社会关系和周围环境等方面）给自己的生存质量打一个总分，您打多少分？（满分为100分）_____分

您是在别人的帮助下填完这份调查表的吗？　是　否

您花了多长时间来填完这份调查表？（　　）分钟

您对本问卷有何建议：　　　　　　　填表日期：

本章小结

　　本章主要介绍在康复护理过程中常见的康复评定技术，主要包括运动功能评定、感觉功能评定、认知功能评定、心肺功能评定、言语功能评定、吞咽功能评定、心理功能评定、日常生活活动能力评定等内容。康复评定是康复治疗的基础，本章的作用是提供全面、系统的有关康复功能评定的基本知识与技能，通过全面的、系统的和详尽记录的康复评定，确定患者的具体问题，制订相应的干预计划，为患者的功能锻炼做基础准备。

实训指导

实训一　肌力的康复评定

目的：掌握徒手肌力评定法的评级标准

步骤：

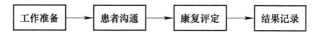

工作准备 → 患者沟通 → 康复评定 → 结果记录

步骤1　工作准备

评定环境要求安静，室内温度适宜，患者着宽松衣物。

步骤2　患者沟通

向患者简单扼要地解释检查目的和步骤。

步骤3　康复评定

采用 MMT 方法评定患者肌力。

步骤4　结果记录

记录患者肌力分级情况。

注意事项：

1．注意患者反应，出现不良反应及时停止。

2．操作过程中动作要轻柔，避免造成二次损伤。

实训二　关节活动度的康复评定

目的：掌握关节活动度评定技术

用物准备：关节角度尺，宽松衣物

步骤：

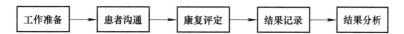

工作准备 → 患者沟通 → 康复评定 → 结果记录 → 结果分析

步骤1　工作准备

评定环境要求安静，室内温度适宜，患者着宽松衣物。

步骤2 患者沟通

简单扼要地解释 ROM 测量目的与方法，消除患者的紧张和不安，争取获得患者的配合。

步骤3 康复评定

利用关节角度尺评定患者关节活动度。

步骤4 结果记录

根据结果记录要求详细填写关节评定角度。

步骤5 结果分析

分析关节活动受限的原因。

注意事项：

1. 操作过程中注意与患者的沟通，加强人文关怀。

2. 操作过程中动作要柔和，避免暴力。

实训三 肌张力康复评定

目的：掌握改良 Asthworth 肌张力评级方法

步骤：

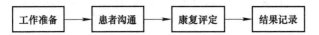

步骤1 工作准备

室内温度适宜，患者需暴露被检部位，故着宽松衣物。

步骤2 患者沟通

向患者说明检查目的、方法、步骤和感受，使患者了解评定全过程，消除紧张。

步骤3 康复评定

采用徒手肌张力评定方法，用改良 Ashworth 确定肌张力分级。

步骤4 结果记录

记录肌张力分级。

注意事项：

1. 操作过程中注意环境温度，检查前做好充分沟通。

2. 在被动活动时注意动作轻柔，避免损伤。

思考与练习

一、选择题

1. 医生用 MMT 为患者进行肱二头肌肌力评定时，患者可以拿一个 500 克哑铃在全关节活动范围内运动，请问患者肱二头肌肌力为几级？（   ）

　　A. 2　　　　　　　B. 3　　　　　　　C. 4　　　　　　　D. 5

2. 下列哪一项检查不属于非平衡协调检查？（   ）

A．指鼻试验 　　　　　　　　　B．跟—膝—胫试验

C．反弹测验 　　　　　　　　　D．步行试验

3．下列哪一项感觉不属于浅感觉？（　　　）

A．痛觉　　　　B．温度觉　　　　C．触觉　　　　D．本体觉

4．病灶部位在优势半球的额下回后部的失语症类型是？（　　　）

A．失写症　　　B．Broca 失语　　　C．失读症　　　D．Wernicke 失语

5．Barthel 指数评定患者 ADL 时不包括哪一项？（　　　）

A．进食　　　　B．穿衣　　　　C．修饰　　　　D．社交

二、填空题

1．关节活动度分为_____、_____。

2．平衡功能分为_____、_____、_____。

3．知觉功能障碍主要包括_____、_____、_____、_____。

4．吞咽功能的评定可以采用_____、_____两种方法评定。

5．日常生活活动分为_____、_____两类。

参考答案：

一、选择题

1．C　　2．D　　3．D　　4．B　　5．D

二、填空题

1．主动关节活动度　被动关节活动度

2．静态平衡　自动态平衡　他动态平衡

3．躯体构图障碍　视空间关系障碍　失认症　失用症

4．反复唾液吞咽测试　饮水试验

5．基础性日常生活活动　工具性日常生活活动

（党芳萍，杨彦，陈娟，魏晨婧，熊宝林，肖天娇）

第四章 常用康复治疗与护理技术

💡 **本章导学**

　　康复护理是将康复治疗与护理技术理论与实践进行融合，在康复中注重护理方法的介入，在护理中加强康复理念的渗透。尤其是康复专业护士的人数增多，护理人员学习掌握常用基本康复技术的现象已经越来越常见。本章主要介绍物理治疗、作业治疗、言语治疗、常见功能障碍康复、日常生活活动康复以及在护理中的应用。通过本章内容的学习，理解康复治疗相关知识，并应用于康复护理工作中。

🖐 **学习目标**

　　理解物理治疗、作业治疗、言语治疗、常见功能障碍康复、日常生活活动康复等相关概念；掌握常用康复技术以及在护理中的应用。

🪶 **情境导入**

　　某男性患者，65岁，高血压15年。5天前突发左侧上下肢无力2小时入院，经查为右侧基底节缺血性脑卒中。目前体检：神志清楚，左侧上下肢不能活动，左上肢徒手可扪及轻微肌肉收缩，但无关节活动，肌张力轻微增加，被动屈伸肘关节时在关节活动范围末端出现最小阻力。

【问题讨论】

1. 该患者可进行哪些康复治疗及护理项目？
2. 常用的康复治疗技术有哪些？有什么治疗作用？

第一节　物理治疗与康复护理

　　物理治疗（physical therapy，PT）是指利用声、光、冷、热、电、力（运动和压力）等物理因子进行治疗，针对人体局部或全身性的功能障碍或病变，采用非侵入性、非药物性的治疗来恢复身体原有的生理功能的治疗方法。

　　物理治疗可以分为运动治疗和理疗两大类。一类是以功能训练和手法治疗为主要手段，称为运动治疗或运动疗法；另一类是以各种物理因子（声、光、冷、热、电、磁、水等）为主要手段，称为物理因子治疗（简称理疗）。物理治疗是康复治疗的主体，在康复治疗手段中占有重要地位。

一、运动治疗

（一）定义

运动治疗是指利用器械、徒手或患者自身力量，通过某些运动方式（主动或被动运动等），使患者恢复或改善功能障碍的训练方法。运动治疗主要是应用物理治疗中力学因素进行治疗，是康复医学中最基本、最积极的治疗方法。

（二）基本原则

1. 因人而宜

按照每个患者功能障碍的特点、疾病情况、康复需求等制定康复治疗目标和方案，并根据治疗进度和功能及时调整方案。

2. 循序渐进

参加康复训练是技能学习过程，神经－肌肉功能重建也是系统再学习的过程，因此运动强度应该由小到大，运动时间由短到长，动作复杂性由易到难，休息次数和时间由多到少、由长到短，训练的重复次数由少到多，运作组合由简到繁。

3. 持之以恒

训练需要持续一定的时间才能获得显著效应，停止训练后训练效应将逐步消退。因此康复训练需要长期持续，甚至维持终身。

4. 主动参与

强调患者主动参与康复训练。只有主动参与，才能获得最佳的治疗效果。运动功能不可能通过被动治疗而得到最大限度的恢复。

5. 全面锻炼

人体的功能障碍是多器官、多组织、多系统功能障碍的综合，康复的目标应包括心理、职业、教育、娱乐等多方面，最终目标是重返社会。因此康复治疗应该全面审视，全面锻炼。

（三）基本类型

根据治疗原理不同，可将运动治疗分为三大类。

1. 以力学和运动学原理为基础的技术

肌力训练、耐力训练、平衡训练、协调性训练、牵伸训练、牵引技术、关节活动训练、关节松动技术、步态训练、转移训练、呼吸训练、医疗体操。

2. 神经发育疗法和运动再学习治疗技术

常用的有 Bobath 技术、Rood 技术、Brunnstrom 技术、本体感觉促进技术（PNF）和运动再学习技术。

3. 以代偿和替代原理为基础的技术

假肢、矫形器、辅助具应用、能量节约技术。

（四）治疗作用

（1）控制肌肉的异常张力，缓解或增强其紧张度。

（2）牵伸短缩的肌肉和肌腱，扩大关节活动范围，增强肌肉的肌力和活动的耐力，改善异常的姿势、运动模式，促进正常姿势、运动模式的发育。

（3）提高平衡能力和运动的协调性。

（4）进行运动功能的再教育训练，改善神经肌肉功能。

（5）通过训练刺激改善心脏、肺、肝脏等脏器的功能。

（6）通过运动训练，增强体力，改善全身功能障碍。

（五）临床应用

1. 疾病种类

老年人群易出现的脑血管疾病（脑梗死、脑出血等）后遗症、骨折术后、软组织损伤、关节病变、脱位和损伤、人工关节置换术后、颈椎病、腰腿痛、心脏疾病、慢性阻塞性肺疾病、哮喘、糖尿病等都是运动治疗的范畴。

2. 禁忌证

生命体征不平稳；存在严重并发症如肺部感染、泌尿道感染、新发深静脉血栓、压疮等；严重的心肺功能障碍；严重骨质疏松；合并其他部位的骨折和损伤且未愈合；病理性骨折；骨折延迟愈合、不愈合；严重的缺血性心脏病或高血压等。

（六）常用运动疗法

结合康复护士及其他康复护理人员工作岗位需要，介绍以下几种常用的运动疗法技术。

1. 关节活动技术

关节活动技术是指利用手法技术、利用设备的器械技术等各种方法来维持和恢复因组织粘连或肌肉痉挛等多种因素所导致的关节功能障碍的技术。

常用的关节活动训练方法可分为主动运动、助力运动、被动关节活动训练和持续性被动活动。主动运动最常用的方法是根据患者关节活动受限方向及角度设计各种有针对性的徒手体操。该方法简单易行、不受场地限制，但对重度粘连和挛缩治疗效果不太显著。助力运动可借助器械如肋木、肩关节训练器、肘关节训练器等完成，也可利用挂钩、绳索、吊带等将训练肢体悬吊起来，在去除重力的条件下进行关节活动。持续性被动活动是利用机械或电动活动装置，在关节无痛范围内进行持续、缓慢的关节活动，主要用于四肢关节术后及关节挛缩的治疗。被动关节活动度训练是根据关节运动学原理，帮助患者被动完成各个方向的活动，以维持关节现有的活动范围，预防关节挛缩。

【适应证】

患者处于昏迷、主动活动疼痛加重、长期卧床、各种因素导致的肢体制动或关节活动受限等情况时，通过被动活动改善关节功能，预防挛缩。

【禁忌证】

关节活动训练造成该部位新的损伤；有破坏愈合过程的可能；被动关节活动时导致疼痛、

炎症等症状加重时。

【注意事项】

熟悉关节的结构：熟悉关节解剖结构、运动方向、运动平面以及关节活动范围的正常值。

早期活动：在患者病情平稳后，尽早进行关节被动活动。

全范围活动：应对每个关节进行各个方向全范围的关节活动，在活动关节时，应尽可能给予关节一定的牵拉力，减轻关节面之间的摩擦力以保护关节。

（1）肩前屈：患者仰卧，治疗者一手托住其肩部，一手抓住其肘关节下方，将上肢抬离床面并继续活动其上肢，直到肩前屈达到最大范围或前臂在头上方再次接触床面，见图4-1。

（2）肩后伸：患者侧卧，治疗者站（或坐）其背后，一手托住前臂，一手放在肩部，做后伸运动，见图4-2。

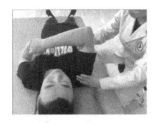
图4-1　肩前屈

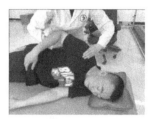
图4-2　肩后伸

（3）肩外展：患者仰卧，治疗侧肘关节屈曲，治疗者站（或坐）在床边，一手托住肘部，一手固定肩部，做上肢外展动作。在肩外展到90°时，需要肩的外旋和肩胛骨的上旋才能完成全范围的外展，见图4-3。

（4）肩水平外展和内收：患者仰卧，肩位于床沿，上肢外展90°。治疗者站（或坐）在其身体及外展的上肢之间，一手握住肘部，一手固定肩部，先向地面活动上肢（水平外展），再将上肢抬起向身体内侧运动，身体随之转动，面向患者（水平内收），见图4-4。

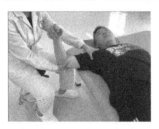
图4-3　肩前屈

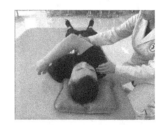
图4-4　肩内收

（5）肩内旋和外旋：患者仰卧，肩外展90°，屈肘90°，治疗者一手握住其肘部，一手握住腕关节上方，将前臂向足的方向转动（内旋）或向头的方向转动（外旋）。这一运动可以在肩外展不同度数时完成，见图4-5、图4-6。

（6）肩胛骨活动：患者俯卧，上肢放在体侧，治疗者面向患者站在床边，一手放在肩胛下角，一手放在肩部，两手同时将肩胛骨向上、向下、向内、向外各方向活动。也可以让患者侧卧，治疗者面向患者站立，一手从其上臂下方穿过，虎口放在肩胛下角，一手放在肩部，两手同时向上、向下、向内、向外方向活动肩胛骨或进行复合运动。

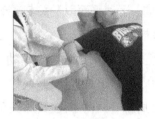 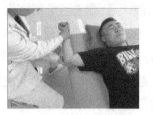

图 4-5　肩内旋　　　　　　　　　　　　图 4-6　肩外旋

（7）屈髋屈膝：患者仰卧，治疗者站在患者侧下肢旁，一手托住其腘窝部，一手托住足跟，双手同时将下肢抬起，然后，托住腘窝的手放在膝关节外侧，做屈髋屈膝动作，见图 4-7。

（8）后伸髋：患者侧卧，下方下肢稍屈髋屈膝，上方下肢后伸。治疗者站在患者身后，一手托住上方下肢的踝关节，一手放在膝部内侧托住下肢做髋的后伸动作，见图 4-8。

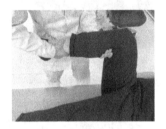 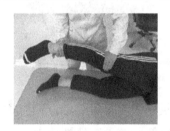

图 4-7　屈髋屈膝　　　　　　　　　　　图 4-8　后伸髋

（9）外展髋：患者仰卧，下肢中立位。治疗者站在患者下肢旁，一手放在腘窝处托住大腿，一手放在踝关节后方托住小腿，双手同时做下肢的外展动作，见图 4-9。

（10）旋转髋：患者仰卧，治疗者站在患者下肢，一手放在小腿后方，将下肢托起至屈膝 90°，一手放在膝关节外侧，避免大腿外展。托起小腿的手将小腿向外（髋内旋）或向内（髋外旋）运动，见图 4-10。

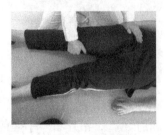 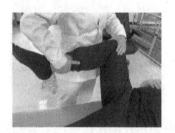

图 4-9　外展髋　　　　　　　　　　　图 4-10　旋转髋

2. 肌力训练

肌力训练的目的是逐步增强肌肉力量和肌肉耐力，改善肢体运动功能；预防患者肌肉萎缩，促进肌肉功能恢复。

【适应证】

失用性肌萎缩：由制动、运动减少或其他原因引起的肌肉失用性改变，导致肌肉功能障碍。

肌源性肌萎缩：由肌肉病变引起的肌萎缩。

神经源性肌萎缩：由神经病变引起的肌肉功能障碍。

关节源性肌无力：由关节疾病或损伤引起的肌力减弱，肌肉功能障碍。

其他：由于其他原因引起的肌肉功能障碍等。

正常人群：健康人或运动员的肌力训练。

【禁忌证】

各种原因所致关节不稳、骨折未愈合又未做内固定、骨关节肿瘤、全身情况较差、病情不稳定等。

【训练原则】

应根据患者肌力水平选择合适的肌力训练方式。

（1）肌力1级时，采用电刺激疗法、肌电生物反馈电刺激疗法。

（2）肌力2级时，强调助力运动训练。

（3）肌力3级时，强调主动运动训练。

（4）肌力4级时，强调徒手和器械抗阻训练。

【注意事项】

正确掌握运动量与训练节奏，及时调整运动量。肌力训练后短时间内的肌肉酸痛是正常现象，有利于肌肉纤维的蛋白合成。但是运动过程中肌肉严重疼痛提示运动强度过大，而运动后次日的酸痛或疲劳增加说明运动量过大，这两种情况都需要避免。

神经系统疾病的早期不应强调单个肌肉的肌力训练，以免加重肌痉挛；在恢复期或后遗症期，则需重视肌力训练，以多肌肉运动或闭链运动方式为主。肌力训练在无痛和轻度疼痛范围内进行。充分调动患者的主观努力程度，训练前使患者了解训练的作用和意义，训练中经常给予语言鼓励并显示训练的效果，以提高患者的信心和积极性。

注意心血管反应。运动时心血管将有不同程度的应激反应，有高血压、冠心病或其他心血管疾病者应注意运动时的心血管反应，避免过分的训练导致心血管意外。

【主要肌群肌力训练方法】

（1）肩前屈肌群肌力训练（图4-11）

1）肌力1～3级

患者体位：仰卧位。上肢放在体侧，伸肘。

治疗师位置：立（或坐）于患者身旁，一手托住患者的肘关节，另一手置于患者肩部。

方法：在训练的过程中治疗师根据患者肌力情况决定给予助力大小，1级肌力时给予助力帮助前屈肩关节，2～3级肌力时只帮助托起训练侧上肢，不予前屈肩关节助力。

2）肌力4～5级

患者体位：仰卧位，上肢放在体侧，伸肘。

治疗师位置：立（或坐）于患侧，一手置于肩部；另一手放在肱骨的远端，向下施加阻力。

抗阻力方法：患者以肩部力量向正前方抗阻力屈曲肩关节进行全范围运动，然后回复原位，重复进行。

（2）肩后伸肌群肌力训练（图4-12）

1）肌力1～3级

患者体位：俯卧位，训练侧上肢自然置于体侧。

治疗师位置：立（或坐）于患侧，一手托住患者的肘关节，另一手置于患者肩部。

方法：1级肌力时给予助力帮助后伸肩关节，2～3级肌力时只帮助托起训练侧上肢，不予后伸肩关节助力。

2）肌力4～5级

患者体位：俯卧位，上肢放在体侧，伸肘。

治疗师位置：立于患侧。一手放在肩后面，固定肩胛骨；另一手放在肱骨远端并向下施加阻力。

抗阻力方法：患者抗阻力全范围后伸肩关节。

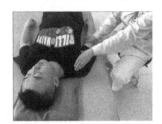
图4-11　肩前屈肌群肌力训练

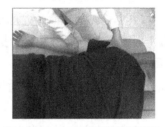
图4-12　肩后伸肌群肌力训练

（3）肩外展肌群肌力训练（图4-13）

1）肌力1～3级

患者体位：仰卧位，训练侧上肢前臂中立位置于身旁。

治疗师位置：立（或坐）于患侧，一手托住患者的肘关节，另一手托住患者的前臂。

方法：1级肌力时给予助力帮助外展肩关节，2～3级肌力时只帮助托起训练侧上肢，不予外展肩关节助力。

2）肌力4～5级

患者体位：仰卧位，上肢放在体侧，屈肘90°，前臂中立位。

治疗师位置：立（或坐）于患侧，一手放在肱骨远端外侧向内施加阻力，另一手握住前臂远端掌侧，以保持稳定。

抗阻力方法：患者抗阻力全范围外展上肢。

（4）肩内收肌群肌力训练（图4-14）

1）肌力1～3级

患者体位：端坐位，健侧上肢自然下垂置于体侧。

治疗师位置：立（或坐）于患侧，一手托住患者的肘关节，另一手托住患者的前臂，使患者训练侧上肢外展 90°，训练侧前臂中立位。

方法：1 级肌力时给予助力帮助内收肩关节，2 ～ 3 级肌力时只帮助托起训练侧上肢，不予内收肩关节助力。

2）肌力 4 ～ 5 级

患者体位：仰卧位，上肢外展 90°，前臂中立位。

治疗师位置：立（或坐）于患侧，一手放在肩后面固定肩胛骨，另一手放在肱骨远端内侧并向外施加阻力。

抗阻力方法：患者抗阻力全范围内收上肢。

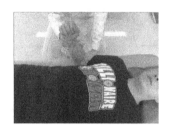　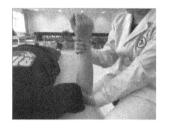

图 4-13　肩外展肌群肌力训练　　**图 4-14　肩内收肌群肌力训练**

（5）肩内旋肌群肌力训练

1）肌力 1 ～ 3 级

患者体位：仰卧位，肩关节外展 90°，上臂放在治疗床上。

治疗师位置：立（或坐）于患侧，一手握住患者的肘关节，另一手握住患者的前臂使前臂旋前向上。

方法：1 级肌力时给予助力于前臂帮助内旋肩关节，2 ～ 3 级肌力时只帮助固定训练侧上肢，不予内旋肩关节助力。

2）肌力 4 ～ 5 级

患者体位：同上。

治疗师位置：立（或坐）于患侧，一手握住肘关节内侧，保持稳定；另一手握住前臂尺侧远端并施加阻力。

抗阻力方法：患者抗阻力全范围内旋肩关节。

（6）肩外旋肌群肌力训练

1）肌力 1 ～ 3 级

患者体位：仰卧位，肩外展 90°，上臂放在治疗床上，前臂垂直桌面向上。

治疗师位置：立于患侧，一手握住患者的肘关节内侧，另一手握住患者的前臂远端。

方法：1 级肌力时给予助力于前臂远端帮助外旋肩关节，2 ～ 3 级肌力时只帮助固定训练侧上肢，不予外旋肩关节助力。

2）肌力4～5级

患者体位：同上。

治疗师位置：面向患者站立，下方手握住肘关节内侧，保持稳定，上方手握住前臂远端背侧远端并向足的方向施加阻力。

抗阻力方法：患者抗阻力全范围外旋肩关节。

（7）髋前屈肌群肌力训练（图4-15）

1）肌力1～3级

患者体位：健侧卧位，伸髋，屈膝90°。

治疗师位置：面向患者站立，一手托住踝关节，另一手托住大腿远端及膝关节。

方法：1级肌力时给予助力帮助屈曲髋关节，2～3级肌力时只帮助托起训练侧下肢，不予屈曲髋关节助力。

2）肌力4～5级

患者体位：仰卧位，下肢屈髋，屈膝。

治疗师位置：面向患者站立，双手将下肢扶起，屈髋90°，膝关节自然屈曲，一手托住足跟及踝关节；另一手放在大腿远端，向足的方向施加阻力。

抗阻力方法：患者抗阻力全范围屈髋。

（8）髋后伸肌群肌力训练（图4-16）

1）肌力1～3级

患者体位：健侧卧位，屈髋90°，屈膝90°。

治疗师位置：站在患者身后，一手托住足跟及踝关节，另一手托住大腿远端。

方法：患者注意力集中，努力作全范围的伸髋。1级肌力时给予助力帮助后伸髋关节，2～3级肌力时只帮助托起训练侧下肢，不予伸髋关节助力。

2）肌力4～5级

患者体位：俯卧位，下肢伸直。

治疗师位置：立于患侧，上方手放在臀部，固定骨盆，下方手放在大腿远端腘窝上并向下施加阻力。

抗阻力方法：患者抗阻力全范围后伸髋。

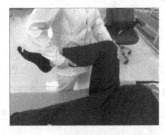

图4-15　髋前屈肌群肌力训练

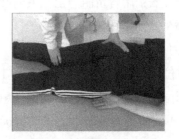

图4-16　髋后伸肌群肌力训练

（9）髋外展肌群肌力训练（图4-17）

1）肌力1～3级

患者体位：仰卧位，下肢伸直。

治疗师位置：立于患侧，一手放在股骨远端后方；另一手放在脚后跟处，托起下肢。

方法：1级肌力时治疗师给予助力帮助外展髋关节，2～3级肌力时只帮助托起训练侧下肢，不予外展关节助力。

2）肌力4～5级

患者体位：仰卧位，下肢伸直。

治疗者位置：立于患侧，上方手放在髂前上棘处固定骨盆，下方手放在大腿远端外侧并向内侧施加阻力。如果膝关节无疼痛，下方手也可放在外踝处并向内侧施加阻力。

抗阻力方法：患者抗阻力全范围外展髋。

（10）髋内收肌群肌力训练（图4-18）

1）肌力1～3级

患者体位：仰卧位，对侧下肢髋关节外展25°，训练侧下肢外展约30°。

治疗师位置：立于患侧，一手放在膝关节腘窝处；另一手放在脚后跟处，托起下肢。

方法：1级肌力时给予助力帮助内收髋关节，2～3级肌力时只帮助托起训练侧下肢，不予内收髋关节助力。

2）肌力4～5级

患者体位：侧卧位，对侧下肢髋关节外展25°，训练侧下肢外展约30°。

治疗师位置：立于患侧，上方手放在髂前上棘固定骨盆，下方手放在大腿远端内侧并向外施加阻力。如果膝关节无疼痛，下方手也可放在内踝处并向外施加阻力。

抗阻力方法：患者抗阻力全范围内收髋（由外展位经中立位到内收位）。

注：上述方法也可以在侧卧位进行。

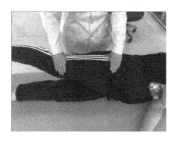

图4-17 髋外展肌群肌力训练

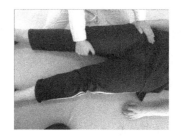

图4-18 髋内收肌群肌力训练

（11）髋内旋或外旋肌群肌力训练

1）肌力1～3级

患者体位：仰卧位，膝关节伸直位，髋关节外旋/内旋位。

治疗师位置：立于患侧，外旋时一手放在膝关节内侧，另一手握住脚踝。内旋时一手放在膝关节外侧，另一手握住脚踝。

方法：1级肌力时给予助力帮助内旋或外旋髋，2～3级肌力时只帮助托起训练侧下肢，不予内旋或外旋髋关节助力。

2）肌力4～5级

患者体位：坐位，双下肢垂于治疗床，训练侧大腿下方垫一毛巾卷。

治疗师位置：立于患侧，增强内旋髋肌群肌力时，内侧手放在膝关节上方固定股骨，外侧手握住外踝处并向内侧施加阻力；当增强外旋髋肌群阻力时，外侧手放在膝关节上方固定股骨，内侧手握住内踝处并向外侧施加阻力。

抗阻力方法：患者抗阻力全范围内旋髋（小腿向外）或外旋髋（小腿向内）。

3. 平衡训练

平衡是指当人体在静止或受到外力作用时仍能保持姿势稳定的能力。平衡训练就是维持和发展平衡能力的锻炼方法，用于脑损伤或病变、脊髓损伤或病变、外周神经损伤、骨关节疾病患者，也用于内耳病变等。

【训练基本原则】

从最稳定的体位开始，逐步过渡到最不稳定的体位。即从静态平衡（Ⅰ级平衡）训练开始，过渡到自动动态平衡（Ⅱ级平衡），再过渡到他动动态平衡（Ⅲ级平衡）。

重心由低到高，支撑面由大到小。逐步缩减人体支撑面积和提高身体重心，在保持稳定性的前提下逐步增加头颈和躯干运动。

从睁眼训练逐步过渡到闭眼训练。

遵循循序渐进的原则，训练由易到难，逐渐增加训练的复杂性。

注意安全。训练时应注意患者安全，治疗人员进行适当防护，避免发生意外损伤。施加外力时注意力度，不能超过患者可调节的力量。

【训练方法】

根据训练时患者的体位可分为卧位平衡训练、坐位平衡训练、立位平衡训练。

（1）卧位平衡训练：可通过桥式运动进行训练。患者取仰卧位，双手放于体侧，或双手交叉手指相握，胸前上举（对于脑卒中后遗症患者应注意患手拇指放在最上面，以对抗拇指的内收和屈曲），下肢屈曲支撑于床面，患者将臀部抬离床面。双桥运动是双侧下肢同时完成此动作，单桥运动是单侧下肢完成此动作。治疗人员可根据患者完成情况给予帮助或者施加阻力以训练其平衡能力。

（2）坐位平衡训练：患者取坐位，手置于身体两侧或大腿，保持心情放松。

Ⅰ级平衡训练，是指不受外力和无身体动作的前提下保持独立坐位姿势的训练，患者通过协调躯干肌肉以保持身体直立。开始时需要有人在身旁保护，逐步过渡到无保护独立坐。

Ⅱ级平衡训练，是指患者可以独立完成身体重心转移，躯干屈曲、伸展、左右倾斜及旋转运动，并保持坐位平衡的训练。可以采用拾取身体周围物体，或设计不同作业进行训练。

Ⅲ级平衡训练，是指可以抵抗外力保持身体平衡的训练。患者在胸前双手抱肘，由治疗者施加外力破坏患者坐位的稳定，诱发头部及躯干向正中线的调正反应。

（3）立位平衡训练：Ⅰ级平衡训练，是指不受外力和无身体动作的前提下保持独立站立姿势的训练，患者用下肢支撑体重保持站立位，必要时治疗者可用双膝控制患者下肢，或使用支架帮助固定膝关节。开始时两足间距较大，以提高稳定性；在能够独立站立后逐步缩小两足间距，以减小支撑面，增加难度。

Ⅱ级平衡训练，是指患者可以在站立姿势下，独立完成身体重心转移，躯干屈曲、伸展、左右倾斜及旋转运动，并保持平衡的训练。开始时由治疗者双手固定患者髋部，协助完成重心转移和躯体活动，逐步过渡到由患者独立完成动作。

Ⅲ级平衡训练，是指在站立姿势下抵抗外力保持身体平衡的训练。患者可以采用平衡板训练、站立作业训练等。

4. 转移训练

体位转移是指从一种姿势转移到另一种姿势的过程，是为提高患者体位转换能力设计的锻炼方法。包括床上转移、卧—坐转移和坐—站转移、床—轮椅转移、轮椅—椅转移、轮椅—地面转移、轮椅—浴缸转移等。

二、物理因子治疗

（一）定义

物理因子疗法，简称"理疗"，是将自然界中或人工制造的物理因子作用于人体，并通过人体神经、体液、内分泌和免疫学等生理调节机制，以达到治疗与预防疾病目的的方法。物理因子种类很多，用于康复治疗有两大类：一是利用大自然的物理因素，有日光、空气、海水、温泉及矿泉等疗法；二是应用人工制造的物理因素，有电、光、超声波、磁、热、水及生物反馈等治疗方法。

（二）常用物理因子疗法

常用的物理因子疗法有电疗法、光疗法、磁疗法等。

1. 电疗法

电疗法是利用不同类型电流和电磁场治疗疾病的方法，它是物理因子治疗方法中最常用的方法之一。电疗法主要有直流电疗法、直流电药物离子导入疗法、低频脉冲电疗法、中频脉冲电疗法、高频电疗法、静电疗法等。

不同类型电流对人体主要生理作用不同。直流电是方向恒定的电流，可改变体内离子分布，调整机体功能，常用来作药物离子导入；低、中频电流刺激神经肌肉收缩，降低痛阈，缓解粘连，常用于神经肌肉疾病，如损伤、炎症等；高频电以其对人体的热效应或非热效应促进循环，消退炎症和水肿，刺激组织再生，止痛，常用以治疗损伤、炎症疼痛症候群，大功率高频电可用于加温治癌；静电主要作用是调节中枢神经和自主神经功能，常用于神经官能症、高血压早期、更年期症候群。

经皮神经电刺激疗法（TENs）是通过皮肤将特定的低频脉冲电流输入人体，刺激神经达到镇痛目的的治疗方法。

（1）作用机制：较低频率、较宽波宽的脉冲电流能引起脑内吗啡样多肽释放，镇痛作用时间较长；较高频率、较窄波宽的脉冲电流，通过"闸门控制"机制产生镇痛作用，时间较短。小电量、低频率、较大脉宽的 TENS 可促进骨生成。

（2）治疗技术和方法：治疗时将两个电极对置或并置于痛点、穴位或相应神经节段，根据患者耐受性选择电流种类和强度，治疗 20～60min，每周 3～6 次。治疗急性疼痛，数天为一疗程，慢性疼痛疗程较长。

（3）适应证：急慢性疼痛，也可用于治疗骨折后延迟愈合。禁忌证：颈动脉窦部位、妊娠妇女下腹部（除用于分娩性疼痛治疗）、心律失常、有心脏起搏器者。

2. 光疗法

利用各种光辐射能作用于人体以治疗疾病的方法称为光疗法。常用光线为红外线、紫外线、激光等。

红外线疗法是应用电磁波谱中的红外线部分治疗疾病的方法。红外线为一种不可见光线，波长为 760nm～1mm。

（1）作用机制：改善局部血液循环；抗炎作用；镇痛作用；缓解肌肉痉挛作用；促进组织再生作用等。

（2）操作技术与方法

设备与用具：红外线治疗仪、保护眼用纱布或生理盐水棉球等。

治疗前准备：检查灯泡、辐射板有无碎裂，灯头安装是否牢固，支架是否稳妥。接通电源，使灯头、灯泡预热 5～10 分钟。患者取舒适体位，充分暴露治疗部位。

治疗时操作：移动灯头，距治疗部位 20～50 厘米，使灯头中心对准病患部位，以患者有舒适温热感为度。每日 1 次，每次治疗 20～30 分钟。若治疗中出汗，应及时拭去汗水，防止烫伤。

治疗结束：移开灯头，检查皮肤，拭去汗水。

（3）适应证：各种亚急性及慢性损伤和炎症、浸润块、硬结、肠粘连、肌痉挛、电刺激及按摩前准备、主被动功能训练前准备等。禁忌证：急性损伤、化脓性炎症、循环障碍、局部皮肤感觉障碍、血栓性深静脉炎、认知功能障碍、恶性肿瘤、水肿及出血倾向、老弱及年幼患者等。

（4）注意事项：头、面、肩、胸部治疗时患者应戴墨镜或以布巾、纸巾或浸水棉花覆盖眼部，避免红外线直射眼部；治疗部位有伤口时应先予清洁擦净处理；治疗过程中患者不得随意挪动体位或拉动灯头，以防烫伤；治疗过程中如出汗过多，感觉头晕、心慌等应适当加大灯距；治疗后休息、饮水；神志昏迷者或局部有感觉障碍、血液循环障碍、瘢痕者治疗时应适当加大灯距或关闭部分灯泡，以防烧伤；多次治疗后治疗部位皮肤可出现网状红斑和色素沉着。

3. 磁场疗法

利用磁场作用于人体治疗疾病的方法，称为磁场疗法，亦称磁疗法。

（1）作用机制：体内磁性经由血液中血红素的铁元素产生分子极性，而在磁场中呈现极性排列的现象。因此正常组织中显现规则排列，不正常组织显现病理变化者则出现不规则排列。常见的推论为磁力可改变受伤组织的极性进而有助于愈合过程的进行。磁疗通常能起到镇痛、镇静、降压、消炎消肿、软化瘢痕与松解粘连、促进骨痂生长等作用。

（2）操作方法与步骤

设备与用具：电磁治疗仪。

治疗前准备：检查设备，电磁疗机利用低频交变磁、脉动直流电磁、脉冲磁场，磁感应强度为 0.1T、0.4T、0.8T 或 1.0T 不等。

治疗操作：开机，设定时间，操作时磁头与皮肤之间有 1～2cm 距离。

治疗结束：关机。

（3）适应证：高血压、各种关节病、冠心病、胃肠炎、支气管炎、各种神经痛、神经衰弱、扭挫伤、腱鞘炎、静脉炎、血栓性脉管炎、筋膜炎、肋软骨炎、颈腰椎病、肾结石、输尿管结石、肱骨外上髁炎、耳廓浆液性软骨膜炎、外耳道疖肿、神经性耳鸣、鼻炎、麦粒肿、角膜炎、溃疡、带状疱疹、痛经、臀部注射硬结、瘢痕、骨折愈合迟缓。禁忌证：有心脏起搏器、局部出血倾向、孕妇下腹部。

（4）注意事项：不良反应通常为头晕、嗜睡、心慌、恶心、疲乏无力等，个别可出冷汗、血压下降，但是中止治疗后好转；长时间通电时磁头会发热，应避免发生烫伤。急性炎症、急性软组织扭挫伤、血肿、疼痛可选择旋磁法；慢性炎症和损伤选用电磁法、脉动电磁和脉冲磁场；眼部、幼儿、体弱者不宜强磁场治疗，也不宜长时间治疗。

第二节　作业治疗与康复护理

一、概述

（一）基本概念

作业治疗是康复医学的重要组成部分，其目的是协助老年人或其他功能障碍者参与、应用有目的和有意义的活动，预防、恢复和减少与生活有关的功能障碍，最大限度地恢复躯体、心理和社会方面的适应及功能，增进健康，使残疾者回归家庭或社会。

（二）作业治疗的特点

1. 目标指向性

根据患者的功能障碍情况选择相应的作业治疗方法以改善患者目前的状态，促进患者最大限度地回归生活与社会。

2. 趣味性

增加作业活动的趣味性，调动患者参加作业治疗的积极性，尽量使患者觉醒水平处于最好状态，提高作业治疗效果。

3. 以患者为中心

以患者的主动参与为前提，根据评定结果及患者的功能水平，以患者兴趣和最想改善的功能障碍为出发点开展作业治疗。

4. 预防功能减退及维持或改善生活质量

（三）作业治疗的分类

按照作业活动的范围，可将作业治疗作如下分类。

1. 日常生活活动

通过此项活动，提高患者的日常生活活动能力，如指导患者如何穿衣、吃饭、如厕、转移、上下楼梯、入浴等，或进行相应的环境改造。

2. 生产性作业活动

通过进行此类活动，改善患者的肢体功能和心理状态，提高其职业技能和职业适应能力，如木工作业、陶制作业、建筑作业、搬运作业等。

3. 消遣性活动

通过此项活动，提高患者的生活质量，改善患者的功能水平，如音乐作业、种植花草、绘画、书法、体育活动等。

二、作业治疗的评定内容

（一）日常生活活动能力评定

参见第三章第四节内容。

（二）认知功能评定

参见第三章第二节内容。

（三）作业活动行为评估

通常采用加拿大作业活动行为评估（Canadian occupational performance measure, COPM）。该评估由作业治疗师 Law 博士确立，于 1991 年由加拿大作业治疗师学会认定并出版发行，其实施标志着作业治疗学临床思想体系的变革，即以医师和治疗师为中心的作业治疗模式逐渐转向以患者为中心的治疗模式。

适用于临床上各类型（骨折、脊髓损伤、脑卒中、脑外伤、手外伤、运动损伤等）的个案，但前提条件是患者的认知程度尚可，能配合完成评估。

加拿大作业表现测量表（第二版）
作者：Mary Law 等　翻译：林国徽

本测量表是为作业治疗师而设计的，用于测量随着时间的推移，个体对自己作业表现方面问题自我评价的变化。

姓名：　　年龄：　　性别：　　陈述者（如非患者本人）：

检查日期：　　　　　　治疗师：

预约复查日期：

复查日期：　　　　　　治疗师：

步骤一：确定作业表现方面的问题，与患者见面，鼓励其想象日常生活中有代表性的一天，询问关于自理、生产和休闲活动方面的问题。让患者确定想做、需要做或期望去做的活动。然后要求他们确定哪些活动的完成情况难以令其满意，并把这些活动方面的问题记录在步骤 1A、1B 或 1C 中。	步骤二：重要程度用评分标准，让患者对每一个活动的重要性进行打分，分数从 1 到 10，并把得分填在相应步骤 1A，1B 或 1C 的空格里。
步骤 1A：自理 个人自理 （例如：穿衣、洗澡、进食、个人卫生） 功能性行走 （例如：转移、室内外行走） 社区生活 （例如：交通工具使用、购物、理财）	重要性
步骤 1B：生产活动 有薪 / 无薪工作 （例如：找工作 / 维持工作、义工） 家务活动 （例如：清洁、洗衣、烹饪） 玩耍 / 上学 （例如：玩耍技巧、家庭作业）	重要性

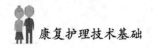

步骤 1C：休闲活动	重要性
静态娱乐 （例如：爱好、 手工艺、阅读） _____ _____	_____ _____
动态娱乐 （例如：体育活 动、郊游、旅行） _____ _____	_____ _____
社交活动 （如：探亲访友、 电话联络、聚会、 通信） _____ _____	_____ _____

步骤三和步骤四：评分

让患者确定 5 个重要的有问题的活动并记录在下面的表格中，用评分标准让患者就每个问题对自己的表现和满意度进行打分，然后计算总分。总分的计算是把所有问题的表现分或满意度分累加然后除以问题的总数。再评估的分数以同样的方法计算，同时计算两次评估分数的差值。

初次评估：			表现 2	满意度 2
作业表现的问题：	表现 1	满意度 1	_____	_____
1. _____	_____	_____	_____	_____
2. _____	_____	_____	_____	_____
3. _____	_____	_____	_____	_____
4. _____	_____	_____	_____	_____
5. _____	_____	_____	_____	_____

评分：	表现 总分	满意度 总分
总分 = 表现或满意度总分 / 问题数 _____	_____	

表现总分差值 = 表现总分 2_____ － 表现总分 1_____ ＝_____
满意度总分差值 = 满意度总分 2_____ － 满意度总分 1_____ ＝_____

注意：

1. 这些评分没有 0 分，只有 1 ~ 10 分。

2. 让患者尽量能列出 3 项（当然也可以少于 3 项或大于 3 项）想要做、需要做或期待去做的活动。

3. 让患者选择的 5 个重要问题，问题是源于步骤一里的活动，一般是重要性分数排在前 5 名的，但如果患者选择的重要问题的重要性分数不是在前 5 名的，也是可以的，毕竟这是由患者决定的，治疗师语言要引导好。

4. "表现分"评分类似于 FIM 评分，只是标准换为 1 ~ 10 分，1 分表示完全依赖（完全受限），10 分表示完全独立（完全不受限），2 ~ 8 分是根据作业表现程度而定，注意"表现分"是患者自己估算的，当患者不太懂时，可以比喻"假设你做一份试卷，满分是 10 分，你的表现就是你的得分；现在你假设这个活动（如进食）满分是 10 分，你认为你的表现可以得多少分"？

5. "满意度"是患者对自身完成该项活动的满意程度，1 分表示非常不满意，10 分表示非常满意。它跟表现分并没有直接的关系，例如，我穿衣这个活动的表现度是 5 分（中度依赖），但是我的满意度只有 3 分，因为我觉得应该要自己独立穿衣的。又如，我外出购物这个活动的表现度是 3 分（重度依赖），但是我的满意度有 6 分，因为在家人的帮助下，我购物挺愉快的，还促进家人间的关系；但如果外出购物这件事情，患者是重度依赖的，而且家人也没有时间陪她去购物，那么她对外出购物的满意度可能很低。这是因人而异的。

6. 在初次评估后，作业治疗师根据 5 个重要问题，制定相关治疗目标、治疗方案，再评估是在治疗性活动开展一段时间后进行，一般是 2 周，也有的是 1 个月，这主要看患者的病程长短。

7. 表现总分和满意度总分。其差值越大，证明患者表现进步越大 / 满意度提升越大；如果出现负分，就要反省治疗性活动是否出现问题。

8. 此量表平均用时 30 分钟。

三、作业治疗思路——PEO Model

（一）PEO Model——人、环境、作业模式

PEO 模式，即 Person-Environment-Occupation Model，也就是人—环境—作业模式，这个模式强调人的作业表现是由人本身的功能能力状态、环境因素以及作业活动 3 个方面的因素共同决定的。也就是说，当一个人去做某件事的时候，不可能脱离一定的环境。作业治疗关注人、环境与任务之间的复杂的动态关系。同样的，PEO 模式理论通过分析人、环境和作业三者之间的复杂关系，强调了作业表现是这三者相互作用的结果。临床工作中，人—环境—任务模式为治疗师提供了一种很好的工具，这种工具是以治疗师—患者良好关系为基础，用于增强患者在特定的环境中完成相应的作业活动。

（二）人、环境、作业的含义

人、环境和作业的相互关系，见图 4-19。

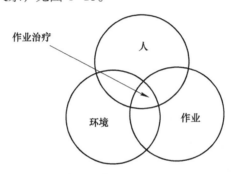

图 4-19　人—环境—作业相互关系

（1）人：从患者层面分析作业表现。包括感情：例如主管感觉，内在的经验、价值、动机、情绪、欲望等；精神：人的本质、"生存"的基本核心；身体：例如关节活动度、肌力、抓握、肌肉和心血管的耐力；认知：例如思维、感知、记忆、判断、学习、了解、专注和解决问题。

（2）环境：从患者所处的环境分析作业表现。包括社会环境：例如与个人、家庭、朋友和人群的关系等；物理环境：例如天气、建筑、地形、温度、物件等；文化环境：例如传统、仪式、庆典、食物、习俗、态度和信仰等；制度环境：例如法律、经济、政治等。

（3）作业：个体要进行的作业活动。包括自理活动、生产活动和娱乐活动等。作业活动不仅需要完成，更需要在时间和空间上进行考量和分析。

（三）人、环境、作业的关系

（1）人和环境：主要从安全问题，家庭的支持，患者所喜欢的资源及其可靠性，社区资源的合格标准等来考虑。

（2）作业与环境：主要考虑环境的布置与空间，可获得的工具和资料，在小区可获得的购物等方面的资源。

（3）人与作业：主要体现在人完成作业所需要的技巧和能力，自主方面的动力，对作业活动的需求和享受等方面。

四、案例分析

（一）案例报告

周先生，男，61岁，汉族，退休销售人员，常住本地。南京市医保，家庭经济收入一般，现和老伴一起退休在家，育有一子，周末偶有带孙子。2018年5月10日下午突现言语不清入院。次日出现言语不能、听理解差，右侧肢体无力等症状。病后老伴与儿子共同照顾。

在康复医学科检查：神志清，听理解差，言语不能，查体欠配合；MMT因不配合而无法检查；PROM检查：右腕关节屈—伸45°～45°；右踝关节跖屈-10°，余PROM正常；改良Ashworth：右伸肘肌张力1+；Brunnstrom：右上肢—手—下肢Ⅱ—Ⅰ—Ⅱ；感觉检查不配合；坐位平衡3级，扶持下可以站立；ADL（Barthel指数）：35分（大便控制、小便控制各10分，进食5分，穿衣5分，转移5分）。

（二）特殊性资料

（1）个人（person）：退休人员（既往从事销售工作），家庭作为丈夫、爸爸、爷爷，家庭和睦；右利手；爱好社交。

（2）环境（environment）：医保人员，家庭经济足以支持医疗和生活；居住于电梯楼房三楼，家门口有三阶台阶，台阶约25cm高，门宽度轮椅可通过；厕所为坐便器，轮椅无法转弯。辅助器具只有轮椅；居住社区无康复资源，但邻近社区有社区康复中心。

（3）作业（occupation）：平常不需要做家务，退休人员，不需参加生产活动，平时旅游、听广播、抄写诗词、公园散步；定时观看新闻联播（发病后仍保留此习惯）。

（三）COPM评定

对患者进行作业表现评定，找出患者及家属最想解决的问题：吃饭、洗漱、转移、访友。

（四）问题分析

（1）个人（person）：转移：坐站转移和床椅转移需1人中等量帮助；右侧肱骨轻微内旋，右肩下沉，右肩胛骨后撤；穿衣、如厕中等量帮助，洗漱、洗澡大量帮助；理解能力中等；表达能力较差；对疾病的认识：较差；安全意识中等；心理烦躁，与人交往被动。

（2）环境（environment）：家庭大门前三个台阶，高度约25cm，马桶无扶手。辅助器具只有轮椅；旁边小区有康复中心。

（3）作业（occupation）：期望基本日常生活活动自理，可访友，可转移。

（五）制定康复目标

（1）短期目标：在两周内，家属用轮椅推着患者在公园散步30min；在1个月内，患者能用交流板与家人简单交流；在1个月内，患者能够在监护下独立穿衣，在小量帮助下如厕和洗澡，能在大量帮助下拿手杖室内步行 5m；在 1 个月内，患者能与家人玩简单扑克游戏。

（2）长期目标：在 6 个月内，患者在监护下家庭环境中 BADL 完全独立；在 6 个月内，患者在爱人监护下小区拿拐杖散步 30min；在 6 个月内，患者能够在家人陪同下与朋友聚会。

（六）作业治疗与康复护理计划

（1）个人（person）：对患者进行利手转换训练，尽早实现基本日常生活活动自理；改善患者右侧肩关节功能状况，使右侧上肢负重下健侧作业活动；对患者进行转移训练和认知、交流训练。

（2）环境（environment）：个人对照顾者进行培训改变影响患者的人物关系环境；对家庭环境进行改造，在三个台阶上铺设木板，使轮椅通过；联系患者的下一步康复护理去向，到患者家庭附近的康复中心进行下一步康复护理。

（3）作业（occupation）：对患者进行 BADL 训练，使患者尽早实现生活自理；患者乘坐轮椅实现访友目标或在家里进行亲朋好友聚会。

第三节 言语治疗与康复护理

一、概述

（一）基本概念

言语治疗是指通过各种手段对有言语障碍的患者进行针对性的治疗，其目的是改善言语功能，使患者重新获得最大的沟通与交流能力。所采用的方法主要是言语训练，交流替代设备如交流板、交流手册、手势语等。

（二）适应证与禁忌证

凡是有言语障碍的患者都可以接受言语治疗，但由于言语训练是训练者（言语治疗师）与被训练者之间的双向交流，因此，对伴有严重意识障碍、情感障碍、行为障碍、智力障碍、重度痴呆或有精神疾病的患者，以及训练动机不足或拒绝接受治疗者，治疗就难以实施或不能达到预期的效果。

（三）注意事项

（1）训练项目的选择。①根据言语—语言障碍的类型选择合适的训练方法；②根据障碍的程度及患者的具体表现，选择合适的项目；③结合患者的年龄、性别、职业及性格特点，选择合适的项目。

（2）治疗环境。由于言语治疗具有特殊性，因此治疗时需要一定的设备，对环境也有一定的要求，应尽可能安静，避免噪声，以免影响患者的情绪、分散注意力、加重紧张。安排舒适稳定的座椅及高度适当的桌子，室内照明、温度、通风等要适宜。

（3）反馈的重要性。反馈是指治疗过程中，患者对自己反应（如指出图片或发出声音等）有意识的认识，一是对自己所进行的活动有客观的把握，二是能认识到反应的正确与否。

（4）丰富交流手段。利用手势、笔谈、交流板等交流工具建立非语言交流的方式，确保现存状态下可能的交流。

（5）自我训练和家庭训练。要充分调动患者与家属的积极性，配合训练。除在治疗室训练外，在日常生活中、在家中也应进行训练，训练项目和内容可以与在治疗室的训练内容相同。家属在场有时可能会影响患者在接受治疗时的情绪，但治疗师需要让家属观察整个训练过程，以帮助其掌握训练方法，这时最好使用有单向玻璃的观察窗口，家属可以看到患者，而患者看不到家属，以避免干扰。

（6）注意观察患者的异常反应。治疗前要了解患者的原发病和并发症以及可能出现的意外情况。另外要注意患者的身体状况、疲劳表现，出现异常状况时要终止治疗，及时处理异常反应。

（7）增加患者的信任。要充分理解患者，尊重患者，让患者对自身障碍有正确的认识。以认真、耐心的态度帮助患者，与其建立充分的信赖关系，是治疗成功的关键。

（8）注意心理护理，增强患者的信心。语言障碍患者因为交流障碍，往往容易出现抑郁等心理问题，治疗师应注意观察并加以正面引导，避免否定患者的言行。即使患者只有细微的进步，也应加以鼓励，提高患者的训练欲望。

二、失语症的言语治疗及康复护理

（一）治疗目标

失语症治疗的目的是利用各种方法改善患者的语言功能和交流能力，使之尽可能像正常人一样生活。根据失语症严重程度分级标准确定患者的治疗目标，见表4-1。

表4-1　失语症的治疗目标

程度	长期目标
轻度	改善语言功能，力争恢复就业
中度	充分利用残存功能，使交流基本自如
重度	利用残存功能和代偿方法，进行简单的日常交流

（二）治疗时机及时间安排

实施言语治疗的条件是患者意识清楚、病情稳定、能够耐受集中训练30分钟左右。训练前进行言语评估，根据患者失语的类型及程度选择针对性的训练。尽管失语症患者发病后的3～6个月是言语功能恢复的高峰期，但临床发现发病后2～3年的失语症患者，只要坚持系统的、强化的言语治疗，仍然会有不同程度的改善。通常，短时间多频率的训练比长时间少频率的训练效果要好。

（三）治疗与护理原则

言语治疗与护理可促进交流能力的再获得，其基本原则如下。

（1）要有针对性。给患者以事先选择好的刺激，如图片、文字、食物等。

（2）综合训练，注重口语。失语症大多为听、说、读、写均不同程度地受损，所以需要进行综合训练，但是随着治疗的深入，要逐步把重点放在口语的训练上。

（3）因人施治，循序渐进。可从患者残存功能入手，逐步提高其语言能力。治疗内容要适当结合患者的文化水平和兴趣，先易后难，由浅入深，要逐步增加刺激量。

（4）适当应用反馈机制，注意调整患者的心理反应。若患者出现正确的反应（正反应），告诉患者回答正确（正强化）；若患者反应不正确（错误反应），则告之错误（负强化）。在治疗师的帮助下，使患者努力做出正反应，正反应增多，并固定和保持下来。正反应一旦固定，则移向上一阶段的项目。

（5）家庭指导和语言环境调整。要经常对患者家属进行必要的指导，使之配合治疗，会取得更佳效果。另外，要让患者的家庭创造一个适当的语言环境，以利于患者语言的巩固和应用。

（四）治疗方法

1. 以改善语言功能为目的的治疗方法

（1）Schuel 刺激促进法：由 Schuel 创立，是 20 世纪以来应用最广泛的训练方法之一，是以对损害的语言系统应用强的、控制下的听觉刺激为基础，最大程度地促进失语症患者语言功能的恢复。Schuel 刺激促进法包括 6 个原则：①适当的语言刺激；②多种途径的语言刺激；③反复刺激提高其反应性；④刺激引起患者某些反应；⑤对患者正反应的强化；⑥矫正刺激。

（2）阻断去除法。同样的意思或内容用两个语言反应来处理时，通过没有障碍的来使有障碍的语言得到复活。

（3）程序学习法。此方法是把刺激的顺序等分成几个阶段，对刺激的方法、反应的强度进行严格限定。

（4）脱抑制法。用患者本身可能的机能（如唱歌等）来解除机能抑制的方法。

（5）功能重组。通过对被抑制的通路和其他通路的训练使功能重新组合、开发，以达到语言运用的目的。

（6）非自主性言语的自主控制。将患者非自主状态下残留的词语或刻板语言作为康复的基础，首先建立自发性词语正确反应，然后将这种反应扩展至自主控制水平，使患者的命名和交流水平得到改善。

2. 以改善日常生活交流为目的的治疗方法

对大多数的失语症患者来说，虽然其言语功能、非言语功能（如手势语、绘画等）在许多时候同时受损，但与言语功能受损的程度相比，非言语功能的损害程度可能较轻，即非言语交流能力完全或部分保留。因此，对失语症患者需要同时进行非言语交流的训练，特别是如果经过系统的言语治疗，患者的言语功能仍然没有明显改善，则更应该考虑进行实用交流能力的训练，以便患者能掌握日常生活中最有效的交流方法。

（1）交流效果促进法（PACE）：是在训练中利用接近实用交流的对话结构，在言语治疗师与患者之间双向交互传递信息，使患者尽量调动自己的残存能力，以获得实用化的交流技能。

（2）功能性交际治疗（FCT）：例如说名称（你的名字是）、问候语，在餐馆点餐，说出地址和电话号码等。

（3）交流板的应用：当重度失语症患者的早期为了训练初期尽量满足交流的需要或者一个重度失语症患者经过训练后已达到平台期，患者仍存在严重的口语表达、书写和手势障碍，而认知功能相对完整者便是应用交流板的指征。最常用的交流板包括图片板、文字板和图片文字结合板。

（五）治疗项目的选择

不同语言模式及失语程度的言语训练内容，见表 4-2。

表 4-2　不同语言模式及失语程度的言语训练内容

语言模式	程度	训练内容
听理解	重度	单词与画、文字匹配是（否）反应
	中度	听简单句做是（否）反应，判断正误，执行简一单指令
	轻度	复杂句、短文、长文章，内容更复杂
阅读理解	重度	画字匹配（日常物品、简单动作）
	中度	读短句执行指令
	轻度	复杂句、短文、长文章，提问
口语表达	重度	复述称呼常用词（单音节、单词、系列语、问候语）
	中度	简单句表达
	轻度	描述情景画，日常生活话题交谈
书写	重度	姓名，听写日常用词
	中度	简单句书写
	轻度	复杂句、短文书写，描述性书写，日记
其他		计算练习、钱的计算、绘画、写信、查字典、唱歌等

（六）失语症的康复护理

（1）对重度失语症患者，护士与之对话时应配合手势、展示形象图片或实物等，以促进理解。

（2）与失语症患者谈话时，说话的速度要慢，语言力求简练、通俗、易懂，并且用他们熟悉的名称、术语及习惯的语言跟他们交谈，以便于理解和回答。遇到一时听不懂，应重复原来的对话，但不可声音过大或者态度生硬。给患者足够的时间去思考和回答你提出的问题，切不可不耐烦或取笑患者。

（3）问话时，应尽量采取能够简单回答的提问方式，不能回答时可引导患者以点头、摇头示意的方式回答。当患者说话时，护士要认真听，并且经常给予点头表示理解，以减轻其心理负担。

（4）按照语言康复的要求，加强日常的语言训练（包括口腔运动训练、听理解训练、口语表达训练、阅读理解训练、书写训练等），鼓励患者开口讲话，即使不清楚或者不流利，也要给予表扬和鼓励，以增强患者的自信。

三、构音障碍的治疗及康复护理

（一）治疗原则

（1）针对言语表现进行治疗。言语治疗的重点往往是针对异常的言语表现，而不是按构音障碍的类型进行治疗。言语的发生受神经和肌肉控制，身体姿势、肌张力、肌力和运动协调的异常都会影响到言语的质量。言语治疗应从改变这些状态开始，异常状态的纠正会促进言语的改善。

（2）按评定结果选择治疗顺序。一般情况下，按呼吸、喉、腭和腭咽区、舌体、舌尖、唇、下颌运动逐个进行训练。构音器官评定所发现的异常部位，便是构音运动训练的出发点，多个部位的运动障碍要从有利于言语产生的角度出发，选择几个部位同时开始。构音运动改善后，可以开始构音训练。对于轻中度患者，训练应该以主动训练为主；对于重度患者，由于患者自主运动较差，应以治疗师采用手法辅助治疗及训练使用交流辅助系统为主。

（3）选择合适的治疗方法和强度。恰当的治疗方法对提高疗效非常重要，不恰当的治疗会降低患者的训练欲望，使患者形成错误的构音动作模式。原则上，治疗的次数和时间越多越好，但要根据患者的具体情况进行调整，避免过度疲劳，一般情况下每次治疗30分钟为宜。

（二）训练方法

（1）松弛训练：痉挛型构音障碍的患者，往往有咽喉肌群紧张，同时肢体肌张力也增高，通过缓解肢体的肌紧张可以使咽喉部肌群也相应地放松。包括特别挑选出来的用于肩部、颈部、声带和构音器官的一系列放松运动（图4-20、图4-21）。

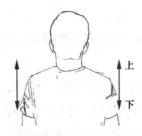

图 4-20　肩部的放松

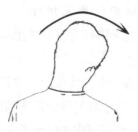

图 4-21　颈部的放松

（2）呼吸训练：重度构音障碍患者往往呼吸很差，特别是呼气相短而弱，难以在声门下和口腔形成一定压力，建立规则的可控制的呼吸，能为发声、发音动作和节奏练习打下坚实的基础。呼吸训练可采取的方式有辅助呼吸训练、吹气球、吹泡泡、吹蜡烛等，见图 4-22。

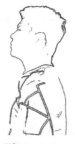
吸气 1、2、3

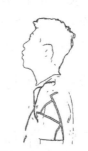
呼气 1、2、3、4、5

图 4-22　呼吸训练

（3）下颌、舌、唇的训练：当出现下颌下垂或偏移而使口不能闭合时，可以用手拍打下颌中央部位和颞颌关节附近的皮肤，促进口的闭合，防止下颌前伸。也可利用下颌反射的方法帮助下颌上抬；多数患者都有不同程度的口唇运动障碍，导致发音歪曲或置换成其他音，应训练唇的张开、闭合、前突、后缩运动。另外，也要训练舌的前伸、后缩、上举和侧方运动及舌肌力量等，见图 4-23。

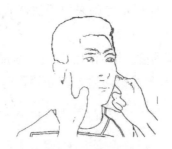

图 4-23　颞颌关节周围按摩

（4）语音训练：患者通过口腔器官的运动训练后，逐渐保持动作，引出目的音。当患者舌、唇、下颌等的运动范围、运动力量、运动速度等已顺利完成，可以进行语音训练。嘱患者模仿治疗师发音，包括汉语拼音的声母、韵母和四声。原则为先发元音，如"a""u"，然后发辅音，先由双唇音开始如"b""p""m"，能发这些音后，将已学会的辅音与元音结合，如"ba""pa""ma""fa"，熟练掌握以后，采取元音＋辅音＋元音的形式继续训练，最后过渡到训练单词和句子。

（5）减慢言语速度训练：构音障碍的患者可能表现为可以发出绝大多数音，但由于痉挛或运动的不协调，使多数音发成歪曲音或韵律失常。利用节拍器控制言语速度，由慢开始逐渐加快，患者随节拍器发音可以明显增加言语清晰度。

（6）辨音训练：音的分辨能力训练首先要让患者能分辨出错音，可以通过口述或放录音，也可以采取小组训练的形式，由患者说一段话，让其他患者评议，最后由治疗师纠正。

（7）克服鼻音化训练：鼻音化构音是由于软腭运动减弱、腭咽部不能适当闭合而将非鼻音发成鼻音，这种情况会明显降低音的清晰度，使对方难以理解。可采用引导气流通过口腔的方法进行训练，如吹蜡烛、吹喇叭、吹哨子等。另外也可采用"推撑"疗法：让患者两手掌放在桌面上向下推，或两手掌放在桌面下向上推，在用力的同时发"啊"音，可以促进腭肌收缩和上抬。另外发舌根音"卡"也可用来加强软腭肌力，促进腭咽闭合（图4-24）。

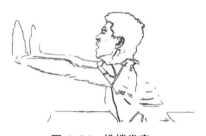

图4-24　推撑发音

（8）克服费力音的训练：这种音是由于声带过分内收所致，听起来喉部充满力量，声音好像是从其中挤出来似的。因此，主要的治疗目的是让患者获得容易的发音方式。可以用打哈欠的方式诱导发音，方法是让患者处在一种很轻松的打哈欠状态时发声，理论是打哈欠时可以完全打开声带而停止声带的过分内收。起初让患者打哈欠并伴随呼气，当成功时，在打哈欠的呼气相教患者发出词和短句。另一种方法是训练患者随着"喝"的音发音，由于此音是由声带的外展产生，因此，也可以用来克服费力音。除了上述方法以外，头颈部为中心的放松训练也可以应用，头部从前到后慢慢旋转同时发声，这种头颈部放松可以产生较容易的发声方式。另外，咀嚼训练可以使声带放松和产生适当的肌肉张力，训练患者咀嚼时不发声到逐渐发声，利用这些运动使患者说出单词、短句和进行会话。

（9）克服气息音的训练：气息音的产生是由于声门闭合不充分引起的，主要训练途径是在发声时关闭声门，上述所述的"推撑"方法可以促进声门闭合。另一种方法是用一个元音或双元音结合辅音和另一个元音发音，如"ama""eima"等。用这种方法可以诱导产生词组和句子。

（10）韵律训练：由于运动障碍，很多患者的言语缺乏语调和重音变化，表现为音调单一、音量单一和节律异常。可借助电子琴等乐器让患者随音的变化训练音调和音量，借助节拍器让患者随节奏发音，纠正节律。音节折指法训练：患者每发一个音，健侧一个手指掌屈，音速与屈指的速度一致，使患者通过自身的本体感觉及视觉建立较好的反馈通路，改善说话方式，实现自主控制说活，提高说话的清晰度，适用于痉挛性、运动失调性、迟缓性构音障碍。

（11）非言语交流方式的利用和训练：主要包括手势语、画图、交流板或交流手册等。

1）手势语：在交流活动中，手势语不单是指手的动作，还包括头及四肢的动作。手势语在交流活动中具有标志说明和调节等功能。训练可以从常用的手势开始，例如用点头、摇头表示是或不是。训练时，治疗师先示范，然后让患者模仿，再进行实际的情景练习，以强化手势语的应用。

2）画图：对严重言语障碍但具备一定绘画能力的患者，可以利用画图来进行交流。与手势语训练相比，画图训练的优点在于画出的图不会瞬间消失，可让他人有充足的时间推敲领悟，并可保留以供参照，用画图表达还可随时添加和变更。训练中应鼓励患者并配合其他的传递手段，如画图加手势、单字词的口语、文字等。

3）交流板或交流手册：适用于口语及书写交流都很困难，但有一定认识文字和图画能力的患者。交流板或交流手册是将日常生活中的活动通过常用的字、图片或照片表示出来，患者通过指出交流板或交流手册中的字或图片来表明自己的意图。二者的区别在于交流板内容简单，携带不方便，而交流手册不仅内容多，更可以随身携带。如果交流手册的内容很丰富，患者也可以与人"交谈"。

4）电脑交流装置：包括发音器、电脑说话器、环境控制系统等，也可酌情选用。

（三）康复护理

（1）构音障碍者因不同程度地丧失了言语交际功能，变得敏感、脆弱、焦虑等，做好心理护理，是促进患者全面康复的保证；要尊重、理解患者，保护其敏感的自尊心；引导、鼓励其以各种方式主动参与交流，对其微小的进步给予表扬，帮助其建立康复的信心。

（2）构音障碍的患者一般是由于言语肌肉无力或不协调而引起，多表现发音不准，吐字不清，语调、速度、节奏异常，发音单调缓慢，要耐心琢磨他表达的意思，直到理解为止，不可不耐烦或取笑患者。

（3）康复护理人员要利用接触患者的一切机会给予与治疗师相同的指令，坚持每日练习，但应循序渐进，有计划地进行。

（4）训练过程中注意不使患者过度疲劳，以免影响继续训练的信心。

（5）为改进患者的发音技巧，在与患者交谈时，有意地进行其谈话清晰度的训练、缓慢地复诵容易听懂的评议或用患者熟悉的名称及术语跟他们交流，也可借助手势、表情等非评议交流手段，鼓励患者说话。

四、吞咽障碍的治疗及康复护理

（一）治疗目的

吞咽障碍的治疗目的主要是恢复或提高患者的吞咽功能，改善身体的营养状况；改善因不能经口进食所产生的心理恐惧与抑郁；增加进食的安全性，减少食物误咽、误吸入肺的概率，减少吸入性肺炎等并发症的发生概率。

（二）治疗方法

（1）口部运动训练：旨在加强唇、舌、下颌运动及面部肌群的力量及协调性，从而提高吞咽功能。包括感官刺激和吞咽器官的肌肉力量训练。

1）感官刺激：①触觉刺激：用手指、棉签、压舌板、电动牙刷等刺激面颊部内外、唇周、整个舌部等，以增加这些器官的敏感度。②舌根及咽后壁冷刺激与空吞咽：咽部冷刺激是使用棉棒蘸少许冷水，轻轻刺激腭、舌根及咽后壁，然后嘱患者做空吞咽动作。③味觉刺激：用棉棒蘸不同味道的果汁或菜汁（酸、甜、苦、辣等），刺激味蕾，增强味觉敏感性及食欲（图4-25、图4-26）。

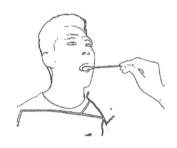

图4-25 棉签刺激口腔内侧图

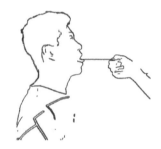

图4-26 压舌板训练舌肌

2）吞咽器官的肌肉力量训练：唇、舌、下颌、软腭等吞咽相关器官的肌肉在正常生理运动范围内循序渐进式训练。

（2）间接吞咽训练：包括改善咽反射的训练、声门闭锁练习等。

1）改善咽反射的训练：用冷冻的湿棉签反复刺激患者的软腭及咽后壁。

2）声门闭锁练习：让患者持续发"i"音，或应用发声器练习发音。这项练习训练患者随意闭合声带的能力，强化吞咽时喉闭锁环节，可有效地防止误咽。练习声门闭锁时可结合声门上吞咽法等气道保护运动训练，让患者先充分吸气，憋住，然后慢慢咽口水，接着再呼气和咳嗽。这是利用在吞咽前及吞咽时暂停呼吸而声门闭锁进行吞咽，以保护气管，避免发生误吸，而咳嗽是为了清除喉头周围残存的食物。适用于吞咽前和吞咽过程中出现误咽的患者。

（3）摄食训练：吞咽障碍患者进食应以安全为主，并结合以下要求进行摄食训练。

1）进食体位：一般让患者取躯干30°仰卧位，头前屈，辅助者位于患者健侧，此时进行训练，食物不易从口中漏出，有利于食团向舌根运送，还可以减少向鼻腔逆流及误咽的危险。严禁在水平仰卧位及侧卧位进食。

2）进食姿势：吞咽时还要注意选择合适的进食姿势，改善或消除吞咽误吸。主要的吞咽姿势有以下几种。①空吞咽与交互吞咽：当咽部已有食物残留，如继续进食，则残留积累增多，容易引起误咽。因此，每次进食吞咽后，应反复做几次空吞咽，将食团全部咽下，然后再进食。②侧方吞咽：咽部两侧的梨状隐窝是最容易残留食物的地方，让患者分别左转、右转，做侧方吞咽，可除去梨状隐窝残留的食物，见图4-27。③点头样吞咽：会厌谷是另一个容易残留食物的部位。当颈后伸时，会厌谷会变得狭小，残留食物可被挤出，而后颈尽量前屈，形似点头，同时做空吞咽动作，去除残留食物。④转头吞咽：头颈部向患侧旋转可以关闭患侧梨状隐窝，食团移向健侧，并且有利于关闭该侧气道。头前倾并向患侧旋转，是关闭气道最有效的方法，适用于单侧咽部麻痹的患者，见图4-28。⑤低头吞咽：采取颈部尽量前屈的姿势吞咽，可将前咽壁向后推挤，见图4-29。对延迟启动咽部期吞咽、舌根部后缩不足、呼吸道入口闭合不足的患者是比较好的选择。⑥仰头吞咽：头后仰时由于重力的作用，食物易通过口腔到达舌根部，适用于食团在口内运送慢的患者，见图4-30。

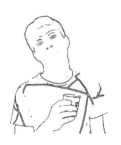

图4-27 侧方吞咽

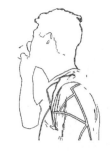

图4-28 转头吞咽

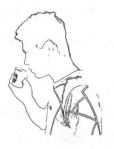

图4-29 低头吞咽

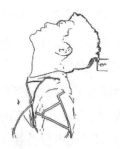

图4-30 仰头吞咽

3）食物的性状和质地：应根据吞咽障碍的程度及阶段，本着先易后难的原则来选择，容易吞咽的食物特征为密度均一，有适当的黏性，松散且爽滑，通过咽及食管时容易变形、不在黏膜上残留。

4）一口量和进食速度：一口量即最适于吞咽的每次摄食入口量，正常人液体约为1～20毫升，浓稠泥状食物为3～5毫升，布丁或糊状食物为5～7毫升，固体食物为2毫升。对患者进行摄食训练时，如果一口量过多，会导致食物从口中漏出或引起咽部残留引起误咽；一口量过少，则会因刺激强度不够，难以诱发吞咽反射。一般先从少量（>1毫升）尝试，然后酌情增加。进食稀流食时，应用力快速吞咽；进食糊状、半固体食物时，需慢速进食，确认前一口已吞完，方可进食下一口。如患者出现呛咳，应停止进食。

5）吞咽辅助手法：吞咽辅助手法主要包括声门上吞咽法、超声门上吞咽法、用力吞咽法和门德尔松吞咽法（图4-31）。吞咽过程中应用吞咽辅助手法，可以增加患者口、舌、咽等结构本身的运动范围，增加运动力度，增强患者对感觉和运动协调性的自主控制。此法需要一定的技巧和多次锻炼，应在吞咽治疗师的指导和密切观察下进行。

（4）电刺激：利用低频电刺激咽部肌肉，可以改善脑损伤引起的吞咽障碍。治疗时，将治疗用的电极放在咽喉部表面，当电流刺激咽喉部肌肉时，迫使患者完成吞咽动作，见图4-32。近年来国外发展起来的表面肌电生物反馈技术可以更好地改善吞咽功能障碍，适用于遵从指令、主动配合的患者。

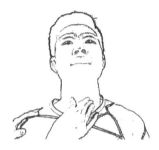

图 4-31 门德尔松吞咽法

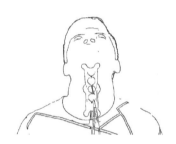

图 4-32 低频电刺激

（5）球囊扩张术：选用不同型号的导管，经鼻腔或口腔自上而下插入，通过环咽肌后注入适量的水，使球囊直径增大，通过增大的球囊对环咽肌进行扩张。该技术对环咽肌失弛缓症、术后吻合口狭窄、化学烧伤性狭窄、肿瘤放疗后单纯瘢痕性狭窄、消化性狭窄、贲门失弛缓症等的治疗效果比较理想。

（6）针灸治疗：常取腧穴，有天突、廉泉、丰隆。操作：天突穴在胸骨上窝正中直刺后转向下方，沿胸骨后缘气管前缘向下进针，捻转泻法，使针感沿任脉下行至上腹部；廉泉穴向舌根斜刺；丰隆穴施提插捻转，予强刺激，使针感上行至下腹部。

（7）辅助器具：口内矫治口腔辅助具适用于舌、下颌、软腭等器质性病变的手术治疗，以及口腔器官有缺损或双侧舌下神经麻痹导致软腭上抬无力、影响进食吞咽功能的患者。可应用腭托等代偿，这些辅助具需要与口腔科合作制作。

（8）手术治疗：对于环咽肌不能松弛且保守治疗无效的患者，采用环咽肌切断术；对于喉上抬不良的患者可施行甲状软骨上抬、下颌骨固定或舌骨固定的手术；对于软腭麻痹导致鼻咽闭锁不能、吞咽时食物逆流上鼻腔的情况，可施行咽瓣形成手术，以加大吞咽的压力。

（9）注意事项：培养患者良好的进食习惯，最好定时、定量，能坐起来进食就不要躺着，能在餐桌上进食就不要在床边。有以下情况的患者暂时不宜经口进食：①昏迷状态或意识尚未清醒；②对外界的刺激迟钝，认知严重障碍；③吞咽反射、咳嗽反射消失或明显减弱；④处理唾液的能力低，不断流涎，口部功能严重受损。

（三）康复护理

脑卒中患者因异常的肌张力，感觉缺乏，致使合并摄食—吞咽障碍的患者容易出现脱水及营养不良，并且经常发生误咽性肺炎，护士配合言语治疗师对患者的吞咽功能进行评估，明确病因、吞咽障碍的程度和患者的意识状态，以选择最佳的进食技巧，对患者进行吞咽训练指导。

第四节　常见功能障碍康复护理

一、运动功能康复护理

（一）主动运动

（1）体位转换：为了预防压疮和肺部感染，应尽早使患者学会向两侧翻身。仰卧位会强化伸肌优势，健侧卧位会强化患侧屈肌优势，患侧卧位会强化患侧伸肌优势，不断变换体位可使肢体的伸屈肌张力达到平衡，预防痉挛模式出现。一般2小时变换体位一次。训练方式：①主动向健侧翻身训练：患者仰卧位，双手交叉，患侧拇指置于健侧拇指之上，屈膝，健腿插入患腿下方。交叉双手伸直举向上方，做左右侧方摆动，借助摆动的惯性或护士在患侧肩部给予支持，使双上肢和躯干一起翻向健侧。②主动向患侧翻身训练：患者仰卧位，双手手指交叉在一起，上肢伸展，健侧下肢屈曲。两上肢左右侧向摆动，当摆向患侧时，顺势将身体翻向患侧。

（2）桥式运动：患者仰卧、屈膝，将臀部从床上抬起，并保持骨盆呈水平位，照护人员可给予帮助：一只手向下压住患者膝部，另一只手轻拍患者的臀部，帮助患者抬臀。

（3）抱膝运动：患者仰卧，双腿屈膝，双手手指叉握，将头抬起，轻轻前后摆动，使下肢更加屈曲，照护人员可帮助固定患侧手，以防滑脱。

（4）双手手指叉握的自我运动：患者双手叉握，患侧拇指位于最上方，并稍外展，令双上肢充分前伸，尽可能抬起上肢，然后上举至头顶上方。

（二）被动运动

肢体的被动运动可以预防关节活动受限，防止挛缩和黏连，促进肢体血液循环，增强感觉输入，恢复和改善各关节的功能。在患者发病后的2～3日病情稳定后，照护者要每日对患者的肩关节、肘关节、腕—指关节、髋—膝关节、踝关节与足趾关节进行被动训练，嘱患者仰卧位，先做健侧，后做患侧，手法要轻柔适度，各关节的运动方向均要进行训练，无痛状态下要完成全关节活动范围的运动，每种运动3～5次为宜。

进行被动运动之前，要使被动运动的肢体处于舒适自然的体位，并充分放松。照护者要用一只手保护关节的近端，用另一只手支持关节的远端，动作要缓慢柔和，有力度，关节活动度逐渐增大，当活动到最大时作短暂维持。根据患者的疼痛感觉来控制用力程度，勿施行暴力，以免引起新的损伤。老年人因疾病或严重的功能障碍需要卧床时，多数可以采用被动运动的形式进行康复护理，以减轻功能的衰退。

（三）步行训练

患者达到动态平衡后，患腿持重达体重的一半以向前迈步时即可进行步行训练。①步行前准备：先练习扶持站立位，接着进行患腿前后摆动、踏步、伸髋等活动，以及患腿负重，双腿交替前后迈步和进一步训练患腿平衡；②扶持步行：照护人员站在患者偏瘫侧，一手握住患手，掌心向前；另一手从患肢穿出置于胸前，手背靠在胸前，与患者一起缓慢向前步行；③改善步态训练：步行训练早期常有膝过伸和膝打软等现象，膝突然屈曲应进行针对性的膝控制训练，如出现患侧骨盆上提的画圈步态，说明膝屈背屈差，应重点训练；④复杂步态训练：如高抬腿步，走直线，绕圈走，转换方向，跨越障碍，以一定的速度和节律步行训练，增加下肢力量和协调性。

（四）平衡训练

平衡训练是指改善人体平衡功能的训练，用于锻炼本体感受器、刺激姿势反射，适用于治疗神经系统或前庭器官病变所致的平衡功能障碍。

训练内容主要包括静态平衡训练和动态平衡训练两种。①静态平衡训练的大致顺序为：前臂支撑俯卧位、前臂支撑俯卧跪位、跪坐位、半跪位、坐位、站立位（扶平行杠站立、独自站立、单腿站立）等；②动态平衡训练是在支撑面由大到小、重心由低到高的各种体位，逐步施如外力完成，具体可通过摇晃平衡板训练、大球或滚筒上训练以及通过平衡仪进行训练等。

训练注意事项：①训练过程中患者要放松，照护人员要时刻注意患者的安全，预防跌倒；②训练要循序渐进，要由易到难地进行训练，在训练时照护人员要注意保护患者，并且要逐步减少对患者的这种保护；③训练要从静态平衡训练开始，逐步过渡到动态平衡训练；④训练时患者所取的体位应由最稳定的体位，逐渐过渡到最不稳定的体位。

（五）肢体控制能力训练

（1）上肢控制能力训练：上肢控制能力训练包括臂、肘、腕、手的训练等。①前臂的旋前、旋后训练：指导患者坐于桌前，用患手翻动桌上的扑克牌，也可在任何体位时让患者转动手中的一件小物件；②肘的控制训练：嘱患者仰卧，患臂上举，尽量伸直肘关节，然后缓慢屈肘，用手触摸自己的口、对侧耳和肩部；③腕指伸展训练：双手交叉，手掌朝前，手背朝胸，然后伸肘，举手过头，掌面向上，返回胸前，再向左、向右各方向伸肘。

（2）下肢控制能力训练：卧床期间进行下肢训练可以改善下肢的控制能力，为以后行走训练做准备。嘱患者取仰卧位，上肢置于体侧，或双手十指交叉举至头顶，照护人员一手将患足保持在背屈位、足底支撑于床面，另一手扶持患侧膝关节，维持髋关节呈内收位，令患足不离开床面而移向头端，完成髋、膝关节屈曲，然后缓慢地伸直下肢，如此反复练习。

二、心肺功能康复护理

（一）保持或改善呼吸道通畅

（1）体位：患者在心肺功能失代偿期应绝对卧床休息，协助采取舒适体位，如半卧位或坐位，以减少机体耗氧量，促进心肺功能的恢复，减慢心率和减轻呼吸困难；在代偿期，要指导患者采取有利于气体交换又节省能量的姿势，站立时，背靠墙，使膈肌和胸廓松弛，全身放松。坐位时，椅子的高度要合适，两足正好放在平地，身体稍向前倾，双手放在双腿或趴在小桌上，桌子上放软枕，使患者胸椎与腰椎尽可能在一条直线上。卧位时，将床头抬高，并略抬高床尾，使下肢关节轻度屈曲。

（2）有效咳嗽：有效咳嗽可以促进痰液排出，减少肺部感染的机会。咳嗽时，嘱患者尽可能取坐位，头略前倾，双肩放松，屈膝，前臂垫枕，双足着地。首先进行深而慢的腹式呼吸5～6次，然后深吸气至膈肌完全下降，屏气3～5秒，继而缩唇，缓慢地经口将肺内气体呼出，再深吸一口气屏气3～5秒，身体前倾，从胸腔进行2～3次短促有力的咳嗽，咳嗽同时收缩腹肌，或用手按压上腹部，帮助痰液咳出。对于因疼痛而不敢咳嗽的患者，可用双手轻压伤口两侧，避免咳嗽时牵拉伤口而引起疼痛。

（3）胸部叩击和震动：行胸部叩击时嘱患者侧卧位或在他人协助下取坐位，叩击者双手手指弯曲并拢，使掌侧呈杯状，以手腕力量，从肺底自下而上、由外而内、迅速而又有节律地叩击胸壁。每一肺叶叩击1～3分钟，每分钟叩击120～180次，叩击时要发出一种空而深的拍击音。叩击之前要用薄布覆盖叩击部位，防止直接叩击引起皮肤损伤，叩击时要避开乳房、心脏、骨突部位以及衣服拉链、纽扣等，叩击力量要适中，以患者不感到疼痛为宜；胸部叩击应在餐后2小时至餐前30分钟完成，避免叩击时引发呕吐，每次叩击时间以5～15分钟为宜。

（4）体位引流：体位引流适用于气道分泌物多而不易咳出的患者，可利用改变床的倾斜度、枕头或带垫木架等维持各种体位，常用的体位有：①头低45°俯卧位：引流肺下叶后区；②头低45°左右侧卧位：引流左右肺下叶外底区；③头低45°低卧位：引流左右肺下叶前底区；④头低45°半侧卧位：引流肺舌叶及右肺中叶；⑤半卧位：引流肺上叶前区；⑥前倾位：引流左右上叶肺炎后区。体位引流具体步骤：①坐位，躯干前后左右各倾斜10秒左右，或取半卧位，引流肺上叶；②去枕，取仰卧位引流肺上叶前区，再取俯卧位，引流肺上叶后区；③头置枕上，取侧卧位，引流肺上叶及下叶侧区；④俯卧位，下腹部垫以枕头，双手交叉放额部，引流肺下叶；⑤床头低15°，臀下垫以枕头，屈膝使小腿与床垂直，或取头低45°半侧卧位，引流肺舌叶及右肺中叶；⑥床头低倾15°，侧腹下及头部垫以枕头，或头低45°左右侧卧位，引流左右肺下叶外底区；⑦头低仰卧位，去枕，躯干离床45°

向左旋转，恢复仰卧位，再向右旋转，引流肺舌叶及右肺中叶；⑧俯卧位，头及躯干于床边呈 45° 下垂，两臂交叉于地面托住额部，引流除肺上叶外的全肺，尤其是肺下叶后底区（图 4-33）。

引流时间要根据患者的身体状况、病情和病变部位等决定，每天 1～3 次，每次 15～20 分钟。引流一般在饭前进行，早晨清醒后进行体位引流效果最佳。在引流过程中，指导患者做腹式呼吸并辅以胸部叩击或震荡以提高引流效果。在引流结束后，要帮助患者采取舒适卧位，给予清水或漱口液漱口。

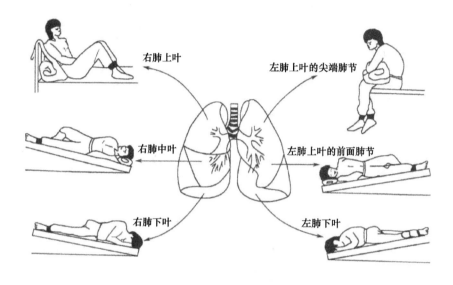

图 4-33　体位引流

（5）吸痰：吸痰适用于痰液黏稠无力咳出、意识不清或建立人工气道的患者，照护人员可经过患者的口、鼻腔、气管插管进行负压吸痰。注意事项：①吸痰时要严格执行无菌操作，避免呼吸道交叉感染；②吸痰时每次吸引时间少于 15 秒，两次抽吸间隔时间应大于 3 分钟；③吸痰时动作要轻柔、迅速，将患者的不适感降到最低；④吸痰先后要适当提高吸氧的浓度，避免因吸痰而引起缺氧。

（二）呼吸训练

（1）放松练习：放松练习有利于肌肉痉挛和精神紧张症状的缓解，减少体内能量消耗，提高呼吸效率。患者可以采取卧位、坐位或站立体位，放松全身肌肉；还可以选择一个安静的环境，进行静气功练习放松前额和肩带肌肉；对于肌肉不易松弛的患者可使用放松技术让患者先收缩待放松的肌肉，然后再放松紧张的肌肉，以达到放松的目的；也可以指导患者做肌紧张部位节律性摆动或转动，以利于该部肌群的放松；缓慢地按摩或牵拉也有助于紧张肌肉的放松。

（2）腹式呼吸：腹式呼吸可通过增加每一次的通气量及肺泡通气量，有利于气体交换，提高动脉血氧饱和度。练习腹式呼吸时患者可取立位、平卧位或半卧位，两手分别放于前胸和上腹部。用鼻缓慢吸气时，膈肌最大程度下降，腹肌放松，腹部凸起，手感觉到腹部向上抬起。呼气时经口呼出，腹肌收缩，膈肌放松，膈肌随腹腔内压力增加而上升，推动肺部气体排出，手感觉到腹部下降。腹式呼吸每日练习 2～3 次，每次 10～15 分钟，持续 6～8 周，以后可逐渐增加练习的次数和时间，争取使之成为自然呼吸习惯。腹式呼吸的关键在于协调膈肌和腹肌在呼吸运动中的活动。它通过增加膈肌活动度提高通气功能，降低呼吸肌耗氧量。

（3）缩唇呼吸：缩唇呼吸又称吹口哨式呼吸，可以延长呼气时间，增加气道压力，延缓气道塌陷，防止支气管过早萎缩。嘱患者闭嘴经鼻吸气，然后通过缩唇（吹口哨样）缓慢呼气，同时收缩腹部。吸气与呼气时间比为 1：2 或 1：3，以能使距口唇 15～20cm 处与口唇等高水平的蜡烛火焰随气流倾斜又不熄灭为宜（图 4-34）。

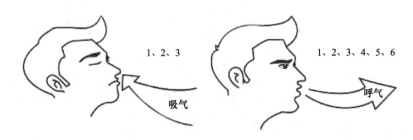

图 4-34　缩唇呼吸

（4）培养主动呼气习惯：患者要培养主动呼气的习惯，使之代替主动吸气的习惯。指导患者在呼气时轻轻收缩腹肌，使横膈上升，胸廓下降，每次呼气后不要急于吸气，稍停片刻，适当地延长呼气过程，减少肺泡内残存的气体，然后放松肌肉，轻轻吸气。主动呼气不仅可以增加呼气量，也可以使吸气量自然而然增加，使呼吸更加完全。初练者要避免过多的深呼吸而发生过度通气综合征，每练习 3～5 次后应暂停数分钟，然后再练，反复练习直到可以完全掌握。

（三）提高活动能力的训练

（1）氧疗：给予鼻导管低流量持续给氧，氧浓度以 25%～30% 为宜，氧流量 1.5～2.0L/min。要避免高浓度给氧，以免加重缺氧和二氧化碳潴留。每天持续低流量吸氧 10～15 小时，可以改善活动协调性，增强运动耐力。

（2）有氧训练：对于有心肺功能障碍的患者，可进行步行、慢跑、游泳、爬山、呼吸操等有氧训练。进行训练前应先作最简单的 12 分钟行走距离测定，了解患者的活动能力。然后采用亚极量行走和登梯练习，改善患者的耐力。开始先进行 5 分钟的活动，待休息适应后再逐渐增加活动时间。当患者能耐受每次 20 分钟运动后，即可增加运动量。每次运动后心率应至少增加 20%～30%，并在停止运动后 5～10 分钟恢复到安静值。

（3）肢体训练：肢体训练包括上肢锻炼和下肢锻炼。上肢训练可以加强辅助呼吸肌群的力量，照护人员可指导患者使用体操棒作高度超过肩部的各个方向的练习或高过头的上肢套圈练习，还可让患者手持重物（0.5～3kg）做高过肩部的活动，每活动1～2分钟，休息2～3分钟，每日2次；下肢训练可以增加心肺功能障碍患者的活动耐力，减轻呼吸困难的症状，改善整体功能和精神状态。呼吸功能康复锻炼过程传统上集中在下肢训练，常用的训练方法有步行、登山、骑车、游泳等，老年人群要根据自己的身体状况，在医护人员的评估下选择合适的训练方式。

三、心理功能康复护理

（一）倾听

倾听有利于照护者了解患者的病情，发现患者的心理问题，也有利于患者对照护人员产生信任和亲切感。倾听不仅是用耳朵去感知患者所讲的内容，更要用心去探索、去发现，能在其语言和非语言的表达中发现问题。常用的倾听方法：①非语言关注：在倾听过程中，照护人员可以使用目光接触、身体语言、空间距离等非语言关注方式来表达对患者的重视，让患者有被关注感，感到照护人员正在倾听他（她）的诉说；②重述：在倾听时，照护人员可全部或部分复述患者所表达的内容，这样既可以对患者继续表达起到鼓舞作用，又可以整理、归纳患者所讲述的内容，帮助其对问题进行自我审视；③询问：包括开放式询问和封闭式询问两种，前者以"是什么""为什么""怎么样"等词向患者询问，它可以引导患者对交谈进行深入表达，有利于照护人员深入了解和掌握患者情况；④情感反应：在倾听过程中，照护人员要对患者表达的情感进行反应，这样可以促进双方情感的沟通，让患者体会到被人理解的感觉，促使患者更深入地表达自己。

（二）共情

共情可以满足患者的心理需求，促使患者的负性情绪尽情地得到宣泄，促进患者自我分析、自我感悟、自我认知，稳定其情绪，缓解其心理压力和心理应激，提高患者的适应能力。常用的共情方法有设身处地和通情达理等。

（三）安慰与开导

有时，患者会将自己的病情看得过分严重，只看到消极不利的一面，看不到希望，此时，照护人员要安慰和开导患者接受现实，面对现实，充分认识到对自己有力的方面，以积极的心态面对疾病，与疾病抗争。常用的安慰与开导方法：①亲近微笑法：患者在患病后难免会感到恐惧、悲观，此时，照护人员应该与患者多近距离接触，可握住患者的双手，微笑面对患者，这样有利于减轻患者压力，让其心灵得到安慰；②宣泄鼓励法：在患病后，患者常常会陷入消极甚至悲观绝望的不良状态，照护人员应引导其正确对待疾病，并为其制造宣泄情感的机会；③开导指导法：因每个人的人生观、价值观、性格和生活背景的不同，所以在患病后所产生的心理变化也不尽相同，照护人员要从患者的语言、行为特点去发现其内心活动，并给予必要的关怀，使患者做好自我调节，在正确的指导下，了解疾病相关知识，争取尽快康复。

（四）积极的语言技术

积极的语言能够解除患者的后顾之忧，提振患者战胜疾病的信心，促进患者早日康复。在与患者接触时，照护人员要恰如其分地运用不同的积极语言方法，常用的有亲切问候法、解释开导法、关心体贴法等。

第五节　日常生活活动康复护理

日常生活活动能力康复护理就是通过评估患者的功能状况，确定具体训练目标，有针对性地进行自我照顾性日常生活活动能力训练，通过代偿手段维持和改善患者的 ADL 能力，帮助病伤残疾者维持、促进和恢复自理能力，以改善健康状况和提高生活质量，并使其由依赖他人帮助到最终承担自我护理的责任。

一、进食障碍康复护理

经口进食是人体摄取营养物质的必要途径。患者存在不同程度的进食功能障碍，可影响营养素的补充，延缓疾病的康复，影响预后。当患者意识清楚，全身状况稳定；进食体位安全；能产生吞咽反射、咳嗽反射时，应根据患者的功能状况帮助其进行体位改变、餐具使用等进餐姿势的训练，如坐在床上进食过程可分解为体位改变、餐具及食物放置位置、抓握餐具、送食物入口、咀嚼和吞咽动作。

（一）进食训练

（1）进食体位训练：进餐时宜选择半坐位或半卧位，最简单的动作为训练患者从仰卧位改变为相应体位。根据患者残疾程度不同，选择不同的方法，如指导患者用健侧手和肘部的力量坐起，或由他人帮助使用辅助设备等坐起；若患者无法坐起，应指导其采取健侧在下的侧卧位。

（2）餐具及食物放置：将餐具及食物放在便于患者使用的位置，必要时在餐具下面安装吸盘或防滑垫，以防止滑动，使用盘档防止饭菜被推出盘外。对视觉空间失认、全盲的患者，食物按顺时针方向摆放并告知患者，偏盲患者食物放在健侧。

（3）抓握餐具训练：丧失抓握能力、协调性差或关节活动范围受限的患者常无法使用普通餐具，应将餐具改良，如特制碗、碟，特制横把或长把匙、刀、叉，必要时进行固定（图4-35）。

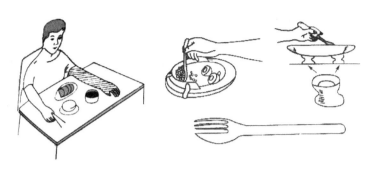

图 4-35　进食训练

（4）进食动作训练：指导患者用健手持食物进食，或用健手把食物放在患手中，再由患手将食物放入口中，以训练两侧手功能的转换。

（5）咀嚼和吞咽训练：吞咽困难者在进食训练前应先做吞咽动作的训练。在确定无误咽危险并能顺利喝水时，可试行自己进食。先进食浓汤、稀粥、糊状食物等，逐步从流质过渡到半流质再到普食，从少量饮食逐步过渡到正常饮食。

（二）饮水训练

首先，将水杯中倒入适量的温水，放在患者便于取放的位置；其次，患者用患侧手持水杯，健侧手协助稳定患侧手；最后，端水杯至口边饮水。如使用加盖及有饮水孔的水杯，必要时用吸管饮水（图 4-36）。

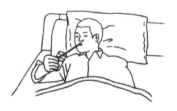

图 4-36　吸管饮水训练

进食障碍训练时应注意下列事项：①创造良好的进食环境，排除干扰用餐因素；②根据患者的吞咽和咀嚼功能选择食物，进食后观察口中有无残存食物，必要时床旁备吸引器；③鼓励患者自己进食，必要时给予协助；④整个训练过程中护士必须守候患者。

二、个人卫生训练

清洁是人的基本生理需要之一。个人卫生特别是头面部的清洁影响患者精神状态和社会交往。当因身体功能障碍而不能完成个人卫生活动的患者生命体征平稳、能够保持坐位平衡 30 分钟以上，并具有一定的移动能力；健侧肌力良好，可独立进行修饰、沐浴时即可进行个人卫生训练，具体包括洗脸、洗手、刷牙、剪指甲、沐浴。

（一）洗脸、洗手训练

（1）洗患侧：患者坐在洗脸池前，用健侧手打开水龙头放水，调节水温，洗脸、患侧手和前臂（图 4-37）。

（2）洗健侧：洗健手时，患手贴在水池边伸开放置或将毛巾固定在水池边缘，涂过香皂后，健侧手及前臂在患侧手或毛巾上搓洗（图 4-38）。

（3）拧毛巾：拧毛巾时，先将毛巾套在水龙头上，然后用健侧手将毛巾两端合拢，使毛巾向一个方向旋转拧干（图 4-39）。

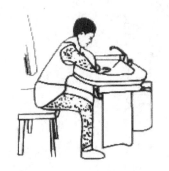 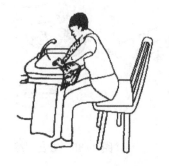 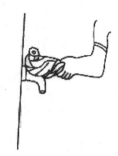

图 4-37　洗患手及手臂（右侧偏瘫）　图 4-38　洗健手及手臂（右侧偏瘫）　　图 4-39　健侧拧毛巾

（二）刷牙训练

借助患者身体将牙膏固定（如用膝夹住），用健侧手将牙膏盖旋开，刷牙时由健侧手完成；还可使用助具协助进行，如环套套在手掌上，将牙刷插入套内使用。

（三）剪指甲训练

将指甲剪固定在桌子上，一端突出桌沿，患者伸入需修剪的指甲于剪刀口内，用患侧手掌下压指甲剪柄即可剪去指甲。双手力量均差者可用下颌操作指甲刀。

（四）洗澡训练

（1）盆浴：患者坐在浴盆外木制椅子上（椅高与浴盆边缘相等），脱去衣物，先用健侧手把患腿放入浴盆内，再用健侧手扶住盆沿，健侧腿撑起身体前倾，抬起臀部移至盆内椅子上，再把健侧腿放于盆内。另一种方法是患者将臀部移至浴盆内横板上，先将健侧腿放入盆内，然后帮助患腿放入盆内。洗浴完毕后，出浴盆顺序与入浴盆顺序相反。

（2）淋浴：患者坐在椅子上，先开冷水管，再开热水管调节水温。洗澡时可用健侧手持毛巾擦洗或用长柄的海绵协助擦洗背部和身体的远端。如果患侧上肢肘关节以上有一定的控制能力，可将毛巾一侧缝上布套，套于患臂上协助擦洗。将毛巾压在腿下或夹在患侧腋下，用健手拧干。

个人卫生训练时注意下列事项：①洗澡水适宜温度为 38 ～ 42℃；②注意防滑，出入浴室时穿防滑的拖鞋，应有人在旁边保护；③患者洗澡的时间不宜过长，浴盆内的水不宜过满。

三、更衣训练

衣物的穿脱是日常生活活动中不可缺少的动作，因身体功能障碍而不能自行完成穿、脱衣物动作的患者如能够保持坐位平衡，健侧肢体具备基本活动能力，有一定协调性和准确性，即可指导其穿脱衣服、鞋袜等训练。

（一）穿、脱上衣训练

1. 穿、脱套头上衣法

（1）穿法：患者先穿患侧衣袖并拉到肘部以上，再穿健侧的衣袖，最后以健手为主将衣服套入头部，拉下衣角（图 4-40）。

（2）脱法：先以健侧手为主，拉起衣角，将衣服脱至胸部以上，再用健侧手将衣服拉住，从背部将头脱出，脱出健侧手后再脱患侧手（图 4-41）。

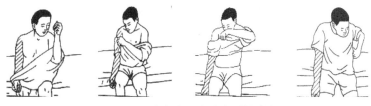

图 4-40　穿套头上衣（右侧偏瘫）

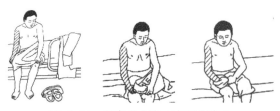

图 4-41　脱套头上衣（右侧偏瘫）

2. 穿、脱开襟上衣法

（1）穿法：先穿患侧，后穿健侧。首先，用健侧手找到衣领，将衣领朝前平铺在双膝上，将患侧衣袖垂直放于两腿之间，患手伸入衣袖内后伸出手腕，将衣领拉到患侧的肩上；其次，健侧手转到身后将另一侧衣袖沿患肩拉至健肩，将健侧手臂穿入另一侧衣袖；最后，整理衣服，系好扣子（图 4-42）。

（2）脱法：顺序与穿衣顺序相反，先脱健侧，再脱患侧。步骤如下：首先，将患侧脱至肩以下；其次，拉健侧衣领到肩上，两侧自然下滑甩出健侧手；最后，再脱患侧手（图 4-43）。

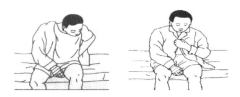

图 4-42　穿开襟上衣（右侧偏瘫）

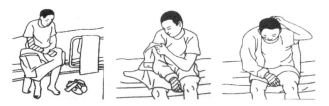

图 4-43　脱开襟上衣（右侧偏瘫）

（二）穿、脱裤子训练

（1）穿法：将患腿屈髋、屈膝放在健侧腿上，套上裤腿后拉到膝以上，放下患腿，全脚掌着地，健侧腿穿裤腿并拉至膝关节以上，抬臀或站起向上拉至腰部，整理系紧（图4-44）。

（2）脱法：顺序与穿裤顺序相反，先脱健侧，后脱患侧（图4-45）。

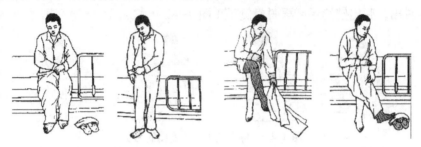

图 4-44　穿裤子（右侧偏瘫）　　　　图 4-45　脱裤子（右侧偏瘫）

（三）穿、脱袜子和鞋训练

（1）穿袜子和鞋：首先，将患腿抬起放在健腿上，用健手为患足穿袜子和鞋，放下患足，双足着地，重心转移至患侧；其次，再将健侧下肢放到患侧下肢上方；最后，穿好健侧的袜子和鞋。

（2）脱袜子和鞋：顺序相反。

更衣训练时应注意下列事项：①选择衣物时，应选择大小、松紧、薄厚适宜，易吸汗，又便于穿脱的衣、裤、袜、鞋，纽扣、拉链和鞋带使用尼龙搭扣，裤带选用松紧带等；②必要时使用辅助用具，如纽扣牵引器、鞋拔等；③偏瘫患者，应注意穿衣时先患侧后健侧，脱衣时先健侧后患侧。

四、排泄功能训练

（一）排尿功能训练

神经源性膀胱功能失调主要表现为尿失禁或尿潴留，将影响患者生存质量，甚至继发严重并发症而危及生命。早期进行排尿功能训练有助于恢复患者排尿反射，重建排尿规律，预防泌尿系统感染，保护肾脏与膀胱功能。常用训练方法如下。

（1）盆底肌肉：指导患者吸气时持续收缩耻骨、会阴及肛门括约肌10秒，呼气时放松，重复10次，每日5～10次。此训练可减少漏尿的发生，适用于压力性尿失禁患者。

（2）排尿习惯：训练患者在特定的时间排尿，如餐前30分钟，晨起或睡前。适用于急迫性尿失禁患者。

（3）诱发排尿反射：对患者进行定时刺激，如持续有节奏地轻叩耻骨上区、牵张肛门括约肌、温水冲洗会阴等辅助措施，以诱导反射排尿，适用于反射性尿失禁及尿潴留患者。

（4）屏气法：患者取坐位，身体前倾，腹部放松，快速呼吸 3～4 次以延长屏气增加腹压的时间。做 1 次深吸气，然后屏住呼吸，用力向膀胱及骨盆底部做排尿动作，促进尿液排出，直到没有尿液排出为止。适用于充盈性尿失禁患者。

（5）手压法：双手拇指置于髂嵴处，其余手指按在下腹部膀胱区，用力向盆腔压迫，协助排尿。也可用双手或单手握拳由脐部向耻骨方向滚动推压，加压时轻柔缓慢。适用于尿潴留患者。

（二）排便功能训练

帮助患者建立排便规律，在一定时间内排净大便，消除或减少由于大便失禁造成的自卑心理，预防因便秘、腹泻、大便失禁所导致的并发症。常用方法如下。

（1）调节饮食结构：指导患者多进食蔬菜、水果、粗粮等富含纤维素的食物，多饮水，每日饮水量 2000 毫升左右。

（2）定时排便：每日或隔日训练患者在同一时间排便，以加强排便反射，并以坐位进行为宜。

（3）按摩腹部：患者取仰卧位，屈膝，用手掌沿升结肠、横结肠、降结肠、乙状结肠方向做环状按摩，每日清晨、睡前各按摩一次，每次 10 分钟左右，也可在排便前进行。

（4）排便费力的患者：可配合使用缓泻剂、栓剂，必要时灌肠。

（5）无力排便的瘫痪患者：可戴手套用示指蘸润滑剂，伸至肛门 2～5 厘米做环形刺激。

五、床上转移训练

患者健侧有一定的肌力，并能带动患侧的肢体；躯干或骨盆有一定的活动度时即可协助患者在床上完成转移训练。

（一）床上左右转移训练

患者先将健足伸到患足的下方→用健足勾住患足向右移动→用健足和肩支起臀部，同时将下半身移向右侧→臀部右移完成后再将头缓慢移向右侧。左移的动作与此类似。

（二）床上翻身

（1）向患侧翻身法：患者双手十指交叉，双掌对握，伸肘（患手拇指放在健手拇指的上方）→屈膝→先将伸握的双手摆向健侧，再反方向地摆向患侧，借助摆动的惯性翻向患侧。

（2）向健侧翻身法：可先使患者屈肘，用健侧前臂托住患肘放在胸前→再将健腿插入患腿的下方→在身体旋转的同时，用健腿搬动患腿，翻向健侧。

床上转移训练时应注意下列事项：①床旁应有人保护；②必要时，辅助者给予协助；③注意保护患肩，移动时防止患肩后移。

六、行走训练

步行是人们日常生活中最基本的功能活动之一，恢复步行能力是多数偏瘫患者及其家属最急迫的要求，也是康复治疗的重要目标之一。当肢体功能障碍的患者患腿有足够的负重力量，能够支撑体重的 3/4 以上；有良好的站位平衡能力，室内步行能达到 2 级平衡，室外步行能够达到 3 级平衡；下肢有完整的本体感觉，有主动屈伸髋、膝关节的能力，即可进行行走功能训练。

（一）步行前准备活动

在扶持或靠墙的协助下能完成步行的分解动作，包括重心转移练习，患肢负重练习，交叉侧方迈步，前后迈步，加强膝、髋关节控制能力的练习等。

（二）平行杠内训练或扶持步行训练

步行训练初期，最好让患者在平行杠内进行向前走、向后倒走、转身、侧方走等，以保证安全；偏瘫患者扶持行走时，护士站在偏瘫侧，一手握住患者的患手，使其拇指在上，掌心向前，另一手从患侧腋下穿出置于胸前，手背靠在胸前，使患手伸直，与患者一起向前缓慢步行。

（三）室内行走

在平行杠内不扶杠能行走时即可进行室内行走。开始在室内平坦的地面上短距离行走，可借助助行器、手杖，但对于一些有可能恢复功能的患者尽量不使用助具（图 4-46、图 4-47）。

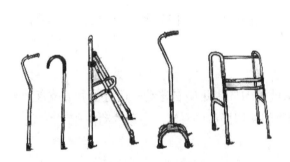

图 4-46　行走训练各种拐杖

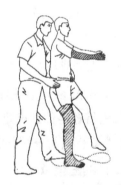

图 4-47　行走训练

（四）上下楼梯训练

能够熟练在平地上行走后，可试着在坡道上行走。偏瘫患者应遵照健足先上、患足先下的原则上下楼梯。

（1）扶栏杆上下楼梯训练：上楼梯时，偏瘫患者双足齐放，健手扶栏杆，先健足上台阶，利用健手和健足将身体重心引上一层台阶，后患侧下肢尽量以内收内旋的状态上抬，与健足站在同一层台阶上。下楼梯时，患者健手扶前下方栏杆，用健侧手足支撑身体，患足先移至下一个台阶上，然后将健足下到与患足同一层台阶并行（图 4-48）。

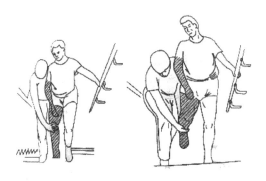

图 4-48 扶栏杆上下楼梯训练

（2）拐杖上下楼梯训练：上楼时，先将手杖立在上一层台阶上，健肢踏上，然后患肢跟上与健肢并行。下楼时，先将手杖立在下一级台阶上，患肢先下，然后健肢跟着移动。

行走训练时应注意下列事项：①训练时应提供安全、无障碍的环境；②注意保护患者，鞋袜合适，避免在饭后、午睡和入浴后训练；③偏瘫患者训练时，护士给予必要的帮助，患者身体不稳时，不可牵拉其患侧肢体，以免造成骨折和脱臼；④开始训练时步幅小，动作简单易于完成，应循序渐进。

七、轮椅训练

轮椅为残疾者使用最广泛的辅助性工具，轮椅的使用应视患者具体情况而定。轮椅应具有坚固、轻便耐用，容易收纳、搬动，便于操纵和控制的特点。

（一）从床移到轮椅

轮椅置于患者健侧，面向床尾，与床呈30°～45°角，关好轮椅闸。患者按照床上体位训练方法坐起。坐稳后，协助站立，以健腿为轴心旋转身体，缓慢平稳坐在轮椅上（图 4-49）。调整位置，用健足抬起患足，用健手将患腿放在脚踏板上，松开轮椅闸，轮椅后退离床。

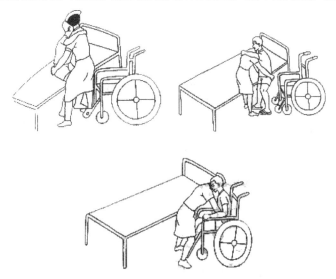

图 4-49 从床移到轮椅训练

（二）从轮椅移到床上

移动轮椅到床边，轮椅朝向床头，健侧靠近床边，与床呈30°～45°角，关好轮椅闸。患者用健手提起患足，将脚踏板移向一边，身体向前倾斜并向下撑而移至轮椅前缘，双足下垂，使健足略后于患足。健手抓住床扶手，身体前移，用健侧上、下肢支撑身体站立，转向坐到床边，推开轮椅，将双足收回床上（图4-50）。

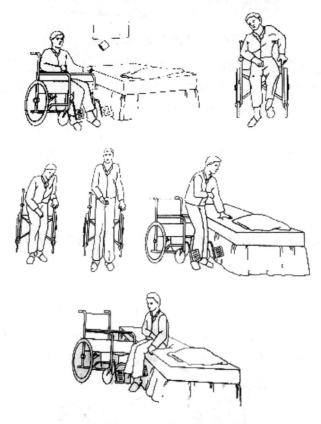

图4-50　从轮椅移到床上训练

（三）轮椅与厕所便器间的转移

坐便器一般高于地面50厘米。坐便器的两侧须安装扶手。先将患者轮椅靠近坐便器，关好轮椅刹车，双脚离开脚踏板并将脚踏板翻起；双脚分开，稳稳地踏在地面上，躯干微向前倾，以健手撑起身体站起；转向将两腿后面靠近坐便器，解开裤带，并脱裤子到臀部以下，膝盖以上，坐到坐便器上排便；便后用健手擦拭，冲洗厕所，用手拉裤子站起后整理，洗手。

训练时应注意下列事项：①使用方法应由患者自己选定，尽量发挥患者的功能；②反复练习，循序渐进，多练习肢体的柔韧性和力量；③注意有人保护，以防意外；④卫生间的扶手牢固耐用，地面保持干燥。

本章小结

本节主要介绍老年人日常生活活动能力功能障碍的康复护理。主要阐述进食、个人卫生、更衣、排泄、行走、移动、轮椅训练等日常生活活动能力康复训练的方法。通过学习学生能结合患者的功能状态，帮助患病老年人正确实施日常生活活动能力的训练。

常见的功能障碍有日常生活活动能力障碍、运动功能障碍、心肺功能障碍、言语功能障碍、吞咽功能障碍、心理功能障碍等，本章主要介绍物理治疗、作业治疗、言语治疗、认知功能、日常生活活动等方面的康复护理知识与应用。康复护理必须选择适当的方法并持之以恒，同时提高家庭参与训练的意识与能力，取得患者及家属的配合，保证患者在家中也能得到长期、系统、合理的训练。教育患者主动参与康复训练与护理，指导规律生活、合理饮食、睡眠充足、适当运动、劳逸结合；指导患者保持情绪稳定、大便顺畅，使其早日回归家庭和社会。

重要概念

物理治疗与康复护理

作业治疗与康复护理

言语治疗与康复护理

心理康复护理

日常生活活动康复护理

常见功能障碍康复护理

实训指导

实训一 吞咽障碍的康复护理

目的：掌握吞咽器官的训练方法、摄食直接训练、吞咽辅助手法；熟悉电刺激疗法操作

用物准备：YS1001P吞咽和神经肌肉电刺激仪、压舌板、舌肌训练器、棉签等

步骤：

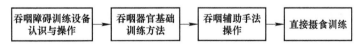

步骤 1 吞咽障碍训练设备认识与操作

熟悉基础训练常用的器材；熟悉吞咽治疗仪的操作。

步骤 2 吞咽器官基础训练方法

口腔器官的训练，呼吸训练。

步骤 3 吞咽辅助手法操作

治疗师戴手套、口罩操作，吞咽辅助手法如声门上吞咽法、门德尔松吞咽法等。

步骤4　直接摄食训练

食物形状黏稠度选择，一口量及进食速度控制，感觉促进综合训练等。

注意事项：

1. 注意患者反应，出现不良反应及时停止。

2. 操作过程中动作要轻柔，避免口腔器官的误伤。

实训二　老年人进食训练

目的：掌握老年人进食训练的操作流程

用物准备：食物、餐具、床上支具（靠垫、枕头、床上餐桌）

步骤：

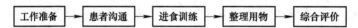

工作准备 → 患者沟通 → 进食训练 → 整理用物 → 综合评价

步骤1　训练前工作准备

操作之前能够正确评估老年人情况，并进行环境、护理员、老年人和用物准备。

步骤2　沟通

能够向老人说明进餐的时间，进餐的食物，如何训练进餐。

步骤3　进食训练

能够按照进食训练流程正确进行操作。

步骤4　整理用物

操作结束，正确整理用物；交代注意事项。

步骤5　综合评价

操作结束后进行学生互评和教师点评。

注意事项：

1. 操作过程中注意与患者的沟通，加强人文关怀。

2. 重点考察对进食训练的护理流程。

实训三　老年人认知功能康复护理

目的：掌握老年人认知功能训练的其中一种

用物准备：数字卡数张

步骤：

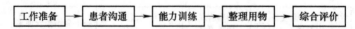

工作准备 → 患者沟通 → 能力训练 → 整理用物 → 综合评价

步骤1　训练前工作准备

操作前能够正确评估老年人情况，并进行环境、护理员、老年人及用物准备。

步骤2　患者沟通

与患者沟通今日需做的训练，简单介绍训练内容及目的，并取得患者理解。

步骤3　能力训练：排列数字训练

给患者3张数字卡，让他由高到低按顺序排好；

然后每次给他 1 张数字卡，让其根据数字的大小插进已排好的 3 张卡之间；

正确无误后再增加给予数字卡的数量；

在排列数字的同时，可询问患者有关数字的各种知识，如哪些是奇数、哪些是偶数、哪些互为倍数等。

步骤 4　整理用物

护理员鼓励患者并对今日取得的进步给予肯定，然后协助患者休息。

步骤 5　综合评价

操作结束后进行学生互评和教师点评。

注意事项：

1．操作过程中注意老年人接受程度，随时改变训练难度。

2．重点考察认知训练的方法。

思考与练习

一、选择题

1．为下肢损伤的患者制订一个康复计划，能够增加肌力的最重要因素是（　　）

　　A．锻炼间期的恢复时间　　　　　　　　B．每组锻炼的重复次数

　　C．每次锻炼持续时间　　　　　　　　　D．锻炼强度

2．慢性阻塞性肺疾病进行体位引流时错误的一项是（　　）

　　A．引流在清晨清醒后进行　　　　　　　B．根据病变部位选择体位

　　C．引流时间每次 30 分钟以上　　　　　　D．引流完毕后给予漱口

3．不符合平衡训练的基本原则的是（　　）

　　A．由易到难　　　　　　　　　　　　　B．由最不稳定体位到最稳定体位

　　C．从静态平衡到动态平衡　　　　　　　D．逐步缩小支撑面

4．吞咽障碍患者进行摄食训练时，不应选择（　　）

　　A．密度均匀的食物　　　　　　　　　　B．易变形的食物

　　C．偏凉食物　　　　　　　　　　　　　D．松散的食物

5．下列哪项运动不适合心肺功能障碍患者（　　）

　　A．步行　　　　　　　B．竞跑　　　　　　C．游泳　　　　　　D．骑车

6．卧床患者进食时应采取的体位是（　　）

　　A．仰卧位　　　　　　B．半坐卧位　　　　C．健侧卧位　　　　D．患侧卧位

7．下列关于穿套头上衣的步骤表述正确的是（　　）

　　A．先穿患侧衣袖　　　　　　　　　　　B．先穿健侧衣袖

　　C．先用健手将衣服套入头部　　　　　　D．先用患手将衣服套入头部

8. 下列关于床上左右转移训练的步骤表述错误的是（　　）

    A. 先将健足伸到患足的下方

    B. 用患足勾住健足向右移动

    C. 用健足和肩支起臀部，同时将下半身移向右侧

    D. 臀部右移完成后再将头缓慢移向右侧

9. 偏瘫患者上下楼梯应遵照的原则是（　　）

    A. 患足先上　　　　B. 健足后上　　　　C. 健足先下　　　　D. 健足先上

10. 排便功能训练时，腹部按摩的顺序正确的是（　　）

    A. 手掌沿升结肠、横结肠、降结肠、乙状结肠方向做环状按摩

    B. 手掌沿横结肠、升结肠、降结肠、乙状结肠方向做环状按摩

    C. 手掌沿降结肠、升结肠、横结肠、乙状结肠方向做环状按摩

    D. 手掌沿乙状结肠、降结肠、升结肠、横结肠方向做环状按摩

二、填空题

1. 脑卒中患者上下楼梯训练原则是上楼时_____先上，下楼时_____先下。

2. 常见的言语障碍包括_____、_____、言语失用症。

3. 为心肺功能障碍患者做氧疗，氧浓度以_____为宜，氧流量以_____为宜。

4. 吸痰时，每次吸引时间要少于_____秒，两次抽吸间隔时间应大于_____分钟。

5. 心肺功能障碍患者保持呼吸道通畅的方法有_____、_____和胸部叩击等。

6. 温度觉训练时，准备的冷水为_____℃，温水为_____℃。

7. 视觉失认包括_____、_____、_____、面容失认和视空间失认。

8. PORST法中的字母具体指什么：P_____Q_____R_____S_____T_____。

9. 失认症包括_____、_____、Gerstmann综合征、_____、_____等。

10. 失用症包括_____、_____、_____、意念和意念运用失用等。

11. 患者脱裤子时，应先脱_____，后脱_____。

12. 患者洗澡时适宜的温度是_____。

13. 对视觉空间失认、全盲的患者，食物按_____摆放并告知患者，偏盲患者食物放在_____。

14. 便秘患者每日饮水量在_____左右。

15. 拧毛巾时，先将毛巾套在_____，然后用_____将毛巾两端合拢，使毛巾向一个方向旋转拧干。

参考答案：

一、选择题

1. D　2. C　3. B　4. D　5. B

6. C　7. A　8. B　9. D　10. A

二、填空题

1．健侧　患侧

2．失语症　构音障碍

3．25%～30%　1.5～2.0L/min

4．15　3

5．有效咳嗽　体位引流

6．10　40

7．颜色失认　物品失认　形状失认

8．预习　向自己提问　仔细阅读　反复陈述　检验

9．半侧空间失认　疾病失认　视觉失认　身体失认

10．结构失用　运动失用　穿衣失用

11．健侧　患侧

12．38～42℃

13．顺时针方向　健侧

14．2000mL

15．水龙头上　健侧手

（卜小丽，王瑞娟，蔡闵敏，董英，李陈娜，朱小棠，张晓龙，赖卿）

第五章 中医康复护理

💡 本章导学

本章主要讲述传统康复的概念、发展简史、传统康复治疗、中医康复护理技术及其应用等内容。主要包括传统康复护理技术的概念、内涵，中医康复的发展过程，中医康复护理的特色及优势，常用的中医康复护理技术及常见疾病和症状的中医康复护理方法等内容。通过本章的学习，学生应当能够了解中医康复护理相关的概念、内涵，并能够熟练应用中医康复护理技术。

👆 学习目标

了解中医康复及中医康复护理技术的概念、内涵、发展简史；理解常用中医康复护理技术的作用方法；掌握常用中医康复护理技术、常见疾病及症状的中医康复护理方法。

🎤 情境导入

刘某，79岁，退休前是某大型国有企业的电工技师，平素喜欢饮酒，食可以无肉，但不能无酒。2015年3月的一天，刘某突然发生一侧肢体活动及感觉障碍，舌强语謇。紧急送医诊断为脑梗死。经住院治疗病情得到控制，3周后出院。出院医嘱：坚持进行康复训练，清淡饮食，戒烟酒。

刘某生性倔强，对于医嘱遵从性差，既没有坚持康复训练，也没有清淡饮食，更没有戒酒。有朋友建议他去进行针灸、推拿康复治疗，或去医院康复科进行系统康复训练，刘某却说：我现在吃得下饭，睡得着觉，每天还有二两小酒，去什么医院？不出半年，刘某因为脑卒中又一次住进了医院。这次发作比半年前要严重得多，刘某在鬼门关溜了一圈，好不容易才脱离生命危险。刘某后悔极了：这次出院之后，一定要按照要求进行康复训练！

第一节 传统康复治疗发展概述

传统康复技术是中国传统医学重要的组成部分，同中医学一样具有悠久的历史。传统康复方法具有中医学简、便、廉、验的特点，且内容丰富，疗效突出，许多传统康复技术对伤、病者的功能恢复具有良好的效果，因此容易被老百姓所接受。近年来，中医学打开国门走向世界，传统康复技术也逐步被国际康复学者认识、认同和接受，为现代康复医学的发展作出了积极贡献。

一、传统康复技术与中医康复护理

中国传统康复医学概念是在20世纪80年代现代康复医学在我国普及与发展之后，在现代康复医学理论体系的影响下提出的，也是在现代康复治疗技术的内涵影响下，在我国康复治疗师的培养教育与临床康复治疗的开展过程中提出并发展起来的。

传统康复技术是指在中医学理论指导下，对病、伤、残者采取推拿、针刺、艾灸、刮痧、拔罐、中药外治法、太极拳、气功、八段锦等治疗方法，以改善和恢复其身心功能的一类实用技术的统称。传统康复技术是传统康复医学的核心内容，其目标与现代康复医学一致，不是追求疾病的完全治愈，而是改善病、伤、残者的功能和挖掘潜在能力，获得生理—心理—社会功能的最大程度恢复，提高生活自理能力和生存质量，使其能够重返社会。

因为"中医"一词在国际上通常被翻译为"Traditional Chinese Medicine"，同时为区分现代康复技术，传统康复医学又被称为中医康复学，传统康复技术又被称为中医康复技术。

中医康复护理是指在中医理论指导下，应用中医康复技术对康复对象进行护理活动，从而达到预防和减轻残疾带来的损害，达到最大限度的康复和重返社会。在进行中医康复护理时，除遵循一般护理方法外，还应在起居护理、饮食护理、情志护理等方面突出中医护理的特点。

二、传统康复技术的发展简史

传统康复医学并没有形成独立的理论体系，而是随着中医学的建立和发展而发展起来的。历代各科医籍和养生康复典籍之中蕴含着丰富的传统康复理论与方法。明朝龚廷贤所著《万病回春》对康复作出解释："复沉潜诊视，植方投剂，获效如响，不旬日而渐离榻，又旬日而能履地，又旬日而康复如初。"

传统康复技术是人类为了自身的生存和繁衍，在生产劳动和与疾病抗争过程中逐渐产生的。早期人类在采集植物与狩猎，以获取食物的生产与生活实践过程中，逐渐认识了传统药物。远古时期，人类发明了火，逐渐衍生出热熨法和灸法等传统康复方法，新石器时代人类开始制作各种生产工具，与此同时也开始出现砭石、石针、骨针等可用于治疗与康复的针刺工具。伴随着各种祭祀、庆祝活动的出现，音乐、舞蹈、导引、按跷等古代运动康复方法也逐渐产生与发展。

（一）传统康复医学与康复技术的起源——先秦两汉时期

中国古代哲学思想的繁荣促进了中国传统医学理论的丰富与发展，推动了医学实践的进步。

秦汉时期，中国传统医学理论逐渐形成。长沙马王堆出土的帛书《医经方》中有关于关节运动功能障碍中的关节强直采用针灸治疗的方法。帛书《导引图》中绘有多种医疗体操，并注明了各种体操的名称及其主要治疗的疾病。《黄帝内经》不仅提出了中国传统康复的理论依据与治疗原则，而且记载了许多慢性疾病的康复方法。在论述瘫痪、麻木、肌肉挛缩等病症的治疗时，提出运用针灸、导引、按摩、热熨等物理方法进行功能康复。三国时期的名医华佗创立了五禽戏，被认为是中国传统运动康复疗法的奠基人。

以上这一切都说明在先秦两汉时期的中国，传统康复技术已相当丰富，并且得到了比较广泛的应用。

（二）传统康复医学理论与康复技术的发展——魏晋隋唐时期

魏晋隋唐时期，医家在倡导药物治疗的同时，发展了许多非药物的康复技术，如针灸、饮食、气功、熨疗、导引、按跷、按摩等，相关著作相继出现。

晋代皇甫谧所著《针灸甲乙经》是现存最早的针灸疗法专著，归纳总结了晋之前针灸的经验，并进一步扩大了其使用范围。葛洪的《肘后备急方》是我国第一部临床急救手册，其中也记载了灸法、饮食康复与药物康复的许多内容。

南北朝时期陶弘景所著《养性延命录》对气功和按摩康复方法都有所发展。

隋代巢元方所著《诸病源候论》是我国现存最早的病因症候学专著。全书中记载了两百余种导引运动疗法，治疗偏枯、麻木、风湿痹痛、眩晕、消渴等疾患。

在唐代，中央政府设立"太医署"，开始设立分科，开展医学教育，设立医博士、针博士、按摩师等专门岗位，综合运用药物和针灸、按摩、导引等康复治疗方法。这一时期出现了由政府出面专门为残疾人设立的"养疾坊"，类似于现代社会福利与康复相结合的机构。唐代孙思邈所著《备急千金要方》是我国第一部医学百科全书，内容包括中国传统医学的理论、医方、诊法、治疗、食养及导引等多方面内容。王焘的《外台秘要》详细描述了多种老年病的康复治疗方法，包括精神疗法、磁疗、光疗、冷疗、热疗、熨法、美容法、药熏法、贴敷法、导引法、泥疗法、水疗法等，对唐朝及以前的康复治疗方法进行了总结，是我国古代一部有丰富内容和方法的传统康复技术专著。

（三）传统康复医学理论与康复技术的学术繁荣——宋金元时期

在这一时期，传统康复医学及其治疗技术发展很快，官方设立"安疾坊""养疾院"等收治老弱病残者的康复疗养机构。宋代《太平圣惠方》《圣济总录》收集了大量的方剂，而且对推拿疗法进行了总结。北宋王惟一主持设计制造针灸铜人，著《铜人腧穴针灸图经》，对于传统医学和康复治疗技术的教学和临床实践有着指导意义。陈直撰写的《寿亲养老新书》收录了四时摄养方药和食疗方160余首，论述了老年人的生理病理特点，整理提出了许多独特的康复方法，是有关老年人养生和疾病康复的专著。宋朝整理出版的《正统道藏》，赵自化的《四时养颐录》，张锐的《鸡峰普济方》，无名氏的《四段锦》《八段锦》《百段锦》，达摩的《易筋经》《洗髓经》等，都是养生、气功、导引专著，这些著作大大丰富了传统康复技术和方法，对传统康复技术的推广应用与发展起到了重要作用。金元时期的忽思慧著《饮膳正要》，是我国古代最完备的饮食康复专著。危亦林所著《世医得效方》设有骨折脱位的整复及固定专论，对骨伤科康复有着重要的贡献。另外金元四大家对传统康复方法的发展也各有贡献。

（四）传统康复医学理论与康复技术的深化普及——明清时期

这一时期传统医学理论和实践进一步发展和深化，医学诸科开始分化。康复治疗范围已扩展至临床内、外、妇、儿各科。传统康复理论与治疗方法逐渐成熟，出现众多集大成类的医学与康复著作。如徐春甫著《古今医统大全》包括了传统康复治疗理论和方法。高武著《针灸聚英发挥》汇集了16世纪初以前十余种针灸文献的理论与治疗经验。杨继洲著《针灸大成》综合介绍了明之前针灸与部分药物治疗的经验。张景岳著《景岳全书》，记载了大量的康复技术与方法。在此时期社会康复事业也普遍得到发展。《明会要》记载了天下郡县设立养济院，以收养鳏寡孤独废疾者。明成祖朱棣还在北京兴建安乐堂，是官办的比较完整的康复疗养机构。

清代龚云林著《小儿推拿秘旨》，总结了前人有关小儿按摩疗法的成就。冷谦的《修龄要旨》是一部内容丰富的气功与养生保健专书。沈子复的《养病庸言》则是清代出版的有关传统康复技术的专著，内容丰富。清代是我国古代传统医学与传统康复技术发展的鼎盛时期，传统康复治疗，无论是理论还是技术的应用都已形成了一个比较完整的体系。

（五）传统康复医学理论的曲折发展——近现代

近现代西学传入中国之后迅速形成了中西医并存的局面。由于当时对中医学的错误认识，传统医学收到较大冲击，发展缓慢，客观上对传统医学形成了较大的冲击。这一时期比较有名的康复著作有吴尚先的《理瀹骈文》、周松龄的《小儿推拿按摩辑要》、张振鋆的《厘正按摩要术》。

中华人民共和国成立后，中国传统医学的宝贵遗产得到不断挖掘和整理。传统医学在康复治疗方面的独特理论技术与方法，以及临床经验也越来越受到重视。目前我国的太极拳、针灸、推拿、气功等在康复领域的显著作用和特色已为世界康复医学界所瞩目。现代康复医学在中国普及发展，并与传统康复医学交流融合，促进了中国传统康复医学与康复技术的发展与进步。我国的传统康复医学与康复技术进入了一个良好的发展时期，在临床、教育、学术研究等领域都得到了快速的发展。进入21世纪以来，我国康复医学教育也得到了快速发展，已形成了专科、本科和研究生不同层次的高等康复医学和康复治疗专业教育体系。中国传统康复治疗的理论和方法已成为康复医学和康复治疗专业必修的课程内容。

中国传统康复技术作为一门古老的学科和年轻的专业，其专业学科体系理论与实践研究以及临床应用不断得到深化，在教学临床与研究的交叉渗透中不断得到丰富与发展，在康复医学教育与治疗师的培养中正在发挥越来越重要的作用。

三、传统康复技术的特色和优势

作为中国传统医学的组成部分，传统康复医学继承了传统医学的学术思想与观点，如整体观念、辨证论治等，运用传统医学的基本理论如阴阳五行、藏象（脏腑）、经络、气血津液、六淫、情志等，使用独具特色的治疗方法，如推拿、针灸、气功、按摩、中药、食疗等。可以说，传统康复医学具有中国传统医学的特色，与现代康复医学相比较，传统康复技术还有以下的特点和优势。

（一）养生与康复结合

注重养生保健是中国传统医学的特色，中医称"治未病"，即养生保健与康复的结合，能有效实现康复的目标。机体的功能障碍可以是现存的，也可以是潜在的，因此康复技术运用的时间不应局限在功能障碍出现之后，而应当在发病之前或发病过程中就采取一定措施，以防止病残的发生或将病残降到最低限度。已经发生病残后应采取积极治疗措施，预防功能障碍的加重和新的功能障碍产生。"未病先防，既病防残，已残防障"符合现代康复预防的"三级预防"思想。

传统康复的很多治疗技术来自于中医养生学，如自然康复法中的花香、森林、空气、日光、泉水、声聊等，对常人保健和已病康复都有良好的作用。同时许多传统康复技术如针灸、气功、推拿、体育运动、情志、饮食、药物调养等也常用于中医养生。这些方法的优点是既能养生防病，也可用于已病治病和病后养生，即能防、能治、能养，这也是传统康复的特点之一。

（二）内治与外治结合

中国传统医学在漫长的发展过程中，经过历代医家的发展和完善，创造出多种多样的康复治疗和养生康复方法。各种方法具有不同的治疗范围和优势，将这些办法综合运用，发挥各自的优势，以取得较好疗效是中国传统康复的特色之一。康复治疗的对象，主要是残疾者、老年人、慢性病患者等等。其病程长久，精气不足，单一的治疗方法难以取得较好的疗效，只有内外相扶，药食并举，综合内外治法，充分调动人体自我康复能力，才能取得更好效果。在康复实践中往往是突出运用外治方法，结合内治法，重在培补元气，调整脏腑功能，促进功能恢复。在内治方面，首重食治，然后药治。调、养、治并举，促使功能障碍者形神功能最大限度的恢复。

（三）自然康复与自疗康复结合

传统康复医学认为康复不仅要积极利用自然界赋予的客观条件，而且还要充分调动人体自身的主观积极性。只有将自然康复与自疗康复相结合，才能取得良好的康复效果。

自然康复是指除针灸、推拿、药物治疗以外，利用自然界的日光、空气、泉水、花草、高山、岩洞、森林等各种物理因子，促进人体身心康复。不同自然物理因素对人体有不同作用，恰当利用就可起到康复的作用与目的。日光疗法、空气疗法、泥土疗法、高山疗法、海水疗法、岩洞疗法、森林疗法等就是诸多的自然康复方法。

自疗康复是指康复对象在康复治疗的过程中，不应当仅仅是被动接受医务人员的康复技术服务，而且还应当在医务人员的指导下，外避虚邪贼风，内重恬恢虚无，注重饮食起居，运用太极拳、气功等传统运动康复技术，积极主动地开展自我保健和锻炼，促进机体功能的恢复。

（四）整体康复与辨证康复结合

整体康复和辨证康复是传统医学整体观念和辨证论治在传统康复治疗方法中的具体体现，也是传统康复治疗获得良好疗效的关键。在康复过程中，对局部的功能障碍应从整体出发，采取全面的康复措施，强调充分调动内在的机体与脏腑功能，以促进某一外在功能障碍的康复。在方法上要求充分利用人体自身恢复能力和自然、社会的力量促进康复，努力达到残障后人体内在功能的最佳状态，人与自然环境、社会环境的良好适应与协调和谐。

通过辨证论治消除造成各种功能障碍的内在原因，体现中国传统医学治病求本和整体康复的原则。因此，辨证是决定康复治疗技术选择的前提和依据。辨病与辨证相结合，采用因人而异、因证而异的个体化辨证治疗，能使康复治疗更有针对性，从而提高疗效。

（五）简便、经济、有效

传统康复技术经济方便、容易掌握、适用范围广，不需要复杂的场所和设施就能开展，且疗效独特、确切，又适合我国城乡居民的传统观念、生活习惯和风土人情，群众容易接受。在老年康复护理、慢性病康复护理、社区康复护理、家庭康复护理中尤其适宜推广应用。运用传统康复技术可以以较少的人力、物力、财力投入，达到为更多的康复对象提供基本康复需求的目的。在实现我国"人人享有基本康复服务"的目标过程中，应当大力推广和应用传统康复技术。

中国传统康复具有坚实的理论基础、实用的技术方法和良好的治疗效果，在康复领域中发挥着重要作用，体现了中国传统医学的特色和优势，是适合我国国情的康复治疗方法。将传统康复技术与现代康复技术相结合，无论对中国传统康复医学的发展还是对现代康复医学的发展都具有积极的意义。

第二节　常用中医康复护理技术

常用中医康复护理技术主要包括推拿、针刺、灸法、拔罐、刮痧、传统运动疗法等。此外，还有起居护理、饮食护理、情志护理等，本节重点介绍推拿、拔罐技术。

一、推拿技术

（一）概述

推拿是在人体的特定部位上，运用推拿手法刺激体表部位或穴位，运动患者的肢体、筋肉来防治疾病的一种中医外治疗法。

1. 推拿按摩的适应证

（1）外感风寒、着凉引起的痹阻疼痛不适，如感冒头痛、鼻塞、肩周炎等。

（2）局部气机不畅，瘀血阻滞之病症，如各种颈肩腰腿痛、肿胀、麻木。

（3）各种关节活动不利等功能障碍，肌肉萎缩，偏瘫，落枕等。

（4）各种身体和心理疲劳、亚健康等，如失眠、疲倦等。

2. 推拿按摩的禁忌证

（1）患有化脓性关节炎、骨髓炎、骨关节结核等疾病的老人。

（2）恶性肿瘤患者。

（3）皮肤破损、皮肤病的破损部位不能使用按摩手法。

（4）极度劳累或极度虚弱者慎用按摩手法。

（5）骨折、脱位的早期，严重骨质疏松症的老人禁用按摩手法。

（二）推拿按摩的基本手法

1. 揉法

以指、掌、大鱼际、前臂尺侧肌群肌腹或肘尖为着力点，在治疗部位带动受术皮肤及其皮下组织一起做轻柔缓和的环旋运动的手法称为揉法。包括鱼际揉法、掌跟揉法、前臂揉法和指揉法。

揉法作用力轻柔缓和而深透，通过揉动产生的内摩擦，可在组织深层产生温热作用，适用于全身各部操作，是推拿按摩常用手法之一。

（1）鱼际揉法

操作方法：操作者沉肩、垂肘，腕关节放松，用鱼际吸定于需要按摩部位，拇指略微内收，其余四指自然放松，以肘关节为支点，前臂做主动连续的摆动，通过鱼际带动手术部位的皮下组织一起揉动（图5-1）。

手法要领：频率为每分钟120～160次。鱼际要吸定按摩部位的肌肉，带动皮下组织运动，不能在皮肤表面摩擦或滑动。用大鱼际着力，稍用力下压；拇指略内收，指间关节微屈；手腕放松，以腕关节和前臂协调地摆动运动，来带动大鱼际在治疗部位做环旋状揉动。

适用部位：鱼际揉法和缓舒适，适用于全身各部位。以头面部、胸腹部及四肢诸关节常用。

（2）掌根揉法

操作方法：用手掌或掌根吸定于按摩部位，以肘关节为支点，做轻柔缓和的顺时针或逆时针的回旋揉动，带动皮下组织一起揉动（图5-2）。

手法要领：频率为每分钟120～160次。按摩时，掌根要稍用力向下压，以加大渗透力。操作过程中，也可将一手掌叠加于另一手背之上做叠掌揉法。

适用部位：掌根揉法多用于腰背、臀部及四肢肌肉丰厚处。

（3）前臂揉法

操作方法：用前臂尺侧的上1/3部位吸定于按摩部位，以肩关节为支点，连同上臂带动前臂做环旋揉动。此法又叫膊揉法（图5-3）。

手法要领：频率为每分钟100～120次。操作时，腰部发力，借用操作者自身重力往下轻压。

适用部位：此法多用于腰背、臀部及四肢肌肉丰厚处。

（4）指揉法

操作方法：用指腹吸定于按摩部位，腕关节自然放松，手掌自然放松状态，沉肩、垂肘，以肘关节为支点，前臂做主动摆动，带动腕关节左右摆动，使产生的动力带动按摩部位的肌肉（图5-4）。

手法要领：频率在每分钟120～160次。着力点要吸定，不可在表皮滑动。腕关节要自然放松，指关节伸直。

适用部位：指揉法接触面积小，动作轻快柔和，适用于全身各部经穴以及需要做点状刺激的部位。

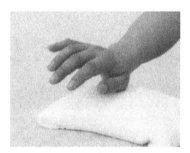

图5-1　鱼际揉法

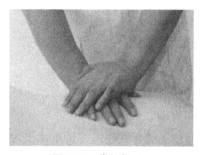

图5-2　掌根揉法

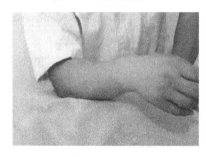

图5-3　前臂揉法

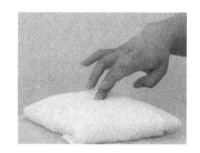

图5-4　指揉法

2．一指禅推法

（1）操作方法

用拇指指端或螺纹面着力，通过前臂的主动摆动，带动拇指运动，使产生的力持续不断地作用于人体受术部位，称为一指禅推法。

根据拇指着力部位的不同，一指禅推法可分为指端着力（图5-5a）和指腹着力（图5-5b）两种形式。拇指较挺直者一般采用指端着力的方法，拇指指骨关节弯曲幅度较大者可选用螺纹面着力。操作者手握空拳，拇指自然伸直并盖住拳眼，用拇指指端或螺纹面（指腹）着力于受术部位，以肘关节为支点，前臂做主动摆动，带动腕关节以及拇指掌指关节的屈伸运动，使产生的力持续不断地作用于受术部位。

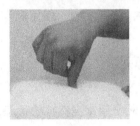 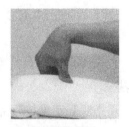

（a）指端着力 （b）指腹着力

图5-5 一指禅推法

（2）手法要领

频率为每分钟120～160次。着力点要吸定，不可在皮肤表层来回摩擦。肩部放松，不要耸起；肘关节自然下垂；腕关节自然屈曲接近90°，动作要轻快、平稳，力度适中，根据受术者耐受程度调控用力程度。

（3）适用部位

一指禅推法接触面积小，动作轻快柔和，适用于头面部、胸腹部和胁肋部或单个穴位或需要点状刺激的部位。

3. 㨰法

（1）操作方法

用手背近尺侧部分在受术部位做往返滚动的手法，称为㨰法。

操作者五指自然放松，以第五掌指关节背侧或小鱼际尺侧缘吸定于按摩部位，沉肩、垂肘，以肘关节为支点，前臂做主动摆动，带动腕关节的屈伸和前臂的旋转运动，使手背近尺侧部在按摩部位上做持续不断的往返滚动（图5-6）。

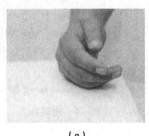 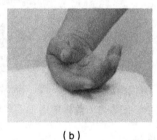

（a） （b）

图5-6 㨰法

（2）手法要领

频率为每分钟120～160次。施术部位要吸定受术者体表，不可拖动摩擦皮肤。动作协调连贯，压力、频率、幅度均匀。来回滚动都要用力，向外滚动和向内回滚用力大小的比例约为3:1。

（3）适用部位

㨰法刺激面积较大、作用力深透，是临床常用的手法之一。本法除面部、前颈、胸腹部外，其他部位均可应用，特别适合于肩背部、腰臀部和四肢肌肉较丰厚的部位。

4．摩法

用食指、中指、无名指、小指指面或大鱼际肌肌腹或手掌面，着力于受术部位，通过肩关节在前外方向小幅度环转，使着力面在受术部位做有节奏的环形平移摩擦的手法，称之为摩法。可分为指摩法、掌摩法。

（1）指摩法

操作方法：以手指指面着力于受术部位，手指自然伸直、并拢，屈腕约160°，腕关节放松，沉肩垂肘，肩关节连续完成前伸→外展→后伸→内收→再前伸的小幅度环转，同时肘关节也随之做由伸到屈再伸的协同动作，带动手指在体表沿圆形轨迹做顺时针方向的旋摩运转（顺摩）；做逆时针方向摩动（逆摩）时，前臂的环转方向相反（图5-7）。

手法要领：频率为每分钟120次左右。操作时，可以用拇指、食指、中指或多指并拢施术。肩关节放松，腕关节要保持一定的紧张度。操作时，仅与皮肤表面发生摩擦，不能带动皮下组织，这是摩法与揉法的主要区别。

适用部位：指摩法多用于面部等面积较小的部位操作。面部美容多用指摩法。

（2）掌摩法

操作方法：以手掌掌面作用于受术部位，腕关节放松，手掌自然伸直，以肩、肘关节的运动带动手掌做环形摩动（图5-8）。

手法要领：频率为每分钟100次左右。操作时可用掌面、鱼际及掌根部施术。速度不宜过快，力度适中，腕关节要放松，掌指关节自然伸直，腕关节运动先于掌指运动。

适用部位：掌摩法常用于胸部、腹部。

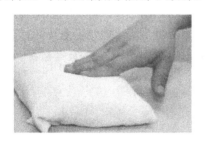
图5-7 指摩法

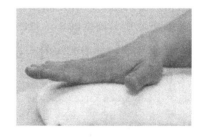
图5-8 掌摩法

5．抹法

用拇指螺纹面或掌面在体表，沿直线或弧形轻轻地做单向摩擦移动的手法，称为抹法。分为指抹法和掌抹法。

（1）指抹法

操作方法：指腹置于施术部位上，以腕关节为支点，手掌主动发力，做自由的直线及曲线抹动（图5-9）。

手法要领：频率为每分钟 60 次左右。操作时，可用拇指、食指或中指抹动，也可采取多指并拢抹动。动作要缓和，可在操作部位涂少许润滑介质以防擦伤皮肤。双手抹时，如果在同一条路线上并向同一个方向操作，双手要沿直线一起一落交替进行；如果自同一起点向左右两侧分抹，则双手要同步操作。

适用部位：抹法刺激轻柔舒适，主要用于头面、颈项、胸腹和四肢部位。

（2）掌抹法

操作方法：掌面局部着力于受术部位，以肘关节为支点，腕关节放松，做前臂主动运动带动腕关节做随意的抹动（图 5-10）。

手法要领：频率为每分钟 50 次左右。操作时可用全掌、鱼际或小鱼际施术。运动路线比较随意，可直线也可弧线、曲线移动，可单向也可反复来回操作。

适用部位：本法多用于头面部和腰背部。

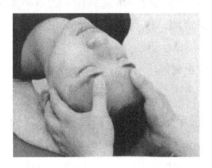
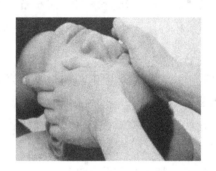

图 5-9　指抹法　　　　　　　　　　　图 5-10　掌抹法

6. 拿法

用拇指与食、中二指，或其余四指，或全掌缓缓地对称用力，将受术部位夹持、提起，并同时捻搓揉捏的手法，称为拿法。其中，拇指与食指着力者，称二指拿法；与食、中二指操作的，称三指拿法；与其余四指着力操作的，称五指拿法。分为单手拿法（图 5-11）和双手拿法（图 5-12）。

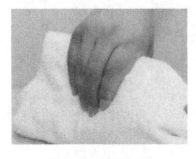
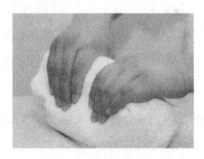

图 5-11　单手拿法　　　　　　　　　　图 5-12　双手拿法

操作方法：操作者沉肩、垂肘，肩关节外展 30°～45°，肩关节前伸 30° 左右，屈肘 90°～110°，腕关节略屈，拇指与其余二指或四指各指关节伸直，掌指关节屈曲 110°～

120°，用拇指与其余手指相对用力，夹持住受术部位的筋肉条索，然后夹持、提起，并同时捻揉刺激数次后再缓慢放下，如此反复操作。

手法要领：操作时，腕关节要放松，动作灵活轻巧。指骨间关节要伸直，不可屈指用指端、指甲抠掐。捏拿和回送的操作要由轻到重，再由重到轻，平稳过渡，不可突然用力或突然放松。

适用部位：拿法刺激深重而柔和，主要用于颈项部、肩背部和四肢部肌束、肌腱等各种生理、病理性条索状软组织。常用的拿法有拿肩井、拿项部、拿肱二头肌或肱三头肌肌束、拿三角肌、拿小腿等。

7. 拍法

操作方法：用手掌虚掌或手指拍打体表的一种方法，叫拍法。操作者五指并拢，掌指关节微屈曲，掌心凹成虚掌，腕关节放松，以肘关节的屈伸发力，带动腕关节，使手掌平稳地拍打受术部位。分为单掌拍法（图 5-13）和双掌拍法（图 5-14）。

手法要领：频率每分钟 120～160 次。拍打动作要平稳有节律，腕关节应放松，以前臂带动手掌，力度、幅度不可过大，以免引起受术者皮肤疼痛。拍打时，可单掌拍打，也可双掌拍打。

适用部位：拍法接触面积较大，主要用于肩背部、腰骶部和大腿部。强而长时间的拍打具有镇静止痛、解痉作用；轻而短时间的拍打有醒神健脑、宽胸理气等作用。拍法常作为按摩结束手法。

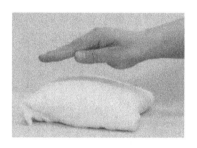

图 5-13　单掌拍法

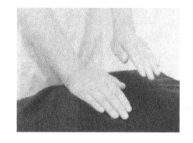

图 5-14　双掌拍法

二、常用腧穴及作用

（一）腧穴定位法

目前腧穴的定位方法主要包括体表标志定位法、骨度折量定位法、指寸定位法和简便取穴法 4 种。在应用时，各种方法应互相结合参考，一般应用体表标志定位法和骨度折量定位法，尽量不用指寸定位法和简便取穴法。

1. 体表标志定位法

此方法是以解剖学的各种体表标志为依据确定腧穴位置的方法。体表解剖标志分为固定标志和活动标志。

（1）固定标志：由骨骼和肌肉所形成的凸起、凹陷、指（趾）甲等。如两眉之间定位印堂穴；肚脐中间定位神阙穴；两乳头连线中点定位膻中穴等。

（2）活动标志：由各部分的关节、肌肉、肌腱、皮肤随着活动而出现的空隙、凹陷、纹路等。如屈肘时肘横纹外侧端凹陷取曲池穴；张口取听宫穴；闭口取下关穴等。

2. 骨度折量定位法

此方法是指以体表骨节为主要标志折量全身各部的长度和宽度，定出分寸，用于腧穴定位的方法。将设定的两骨节点之间的长度折量为一定的等份，每一个等份的长度为1寸。"寸"并不是绝对长度，而是代表等份中的一份。不论男女老少，高矮胖瘦，只要部位相同，其尺寸便相同。全身骨度折量分寸见图5-15。

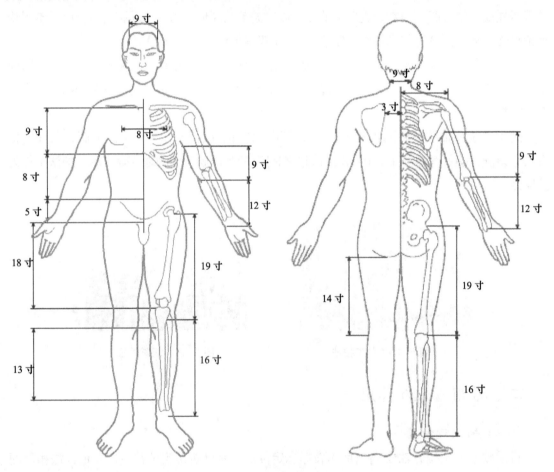

图5-15 全身骨度折量分寸

3. 指寸定位法

指寸又称同身寸，是指依据被取穴者本人手指所规定的分寸来量取腧穴的方法。分为以下3种。

（1）中指同身寸：以被取穴者的中指中节桡侧两端纹头（拇指、中指屈曲成环形）之间的距离作为 1 寸（图 5-16）。

（2）拇指同身寸：被取穴者伸直拇指，以被取穴者拇指指间关节的宽度作为 1 寸（图 5-17）。

（3）横指同身寸：被取穴者手食、中、无名、小指四指并拢，以其中指中节横纹为准，其四指的宽度作为 3 寸（图 5-18）。

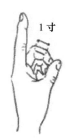
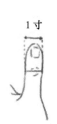
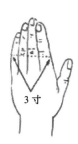

图 5-16　中指同身寸　　　　图 5-17　拇指同身寸　　　　图 5-18　横指同身寸

4. 简便取穴法

本法是临床上常用的一种简便取穴方法。例如，百会穴：两耳尖连线中点取穴；风市穴：立正姿势，两手自然下垂，在中指尖处取穴。

（二）常用腧穴及作用

1. 少商

定位：少商穴是手太阴肺经的井穴，在手指，拇指末节桡侧，指甲根角侧上方 0.1 寸（图 5-19）。

作用：本穴治疗咽喉肿痛，点刺出血效果更佳。

2. 合谷

定位：合谷穴是手阳明大肠经的原穴，在手背，第 1、第 2 掌骨间，第 2 掌骨桡侧的中点处。简便取穴法：以一手的拇指指骨关节横纹，放在另一手拇、食指之间的指蹼缘上，拇指尖下即是穴。又名虎口（图 5-20）。

作用：防治牙痛、口眼歪斜、咽喉肿痛等头面部疾患。

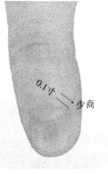
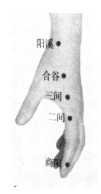

图 5-19　少商　　　　　　图 5-20　合谷

3. 曲池

定位：曲池穴是手阳明大肠经的合穴，在肘区，屈肘成直角，在肘横纹外侧端与肱骨外上髁连线中点处（图 5-21）。

作用：防治手臂痛、目赤肿痛、湿疹、高热、高血压等。

4. 迎香

定位：迎香穴是手阳明大肠经、足阳明胃经的交会穴，在面部，鼻翼外缘中点旁，鼻唇沟中（图5-22）。

作用：防治鼻塞、口㖞斜。

5. 四白

定位：四白穴是足阳明胃经穴位，在面部，目正视，瞳孔直下，眶下孔处（图5-23）。

作用：防治面肌痉挛、眼睑跳动等症。

6. 下关

定位：下关穴是足阳明胃经穴位，在面部，颧弓下缘中央与下颌切迹之间凹陷中（图5-24）。

作用：防治牙痛、三叉神经痛、耳聋、耳鸣。

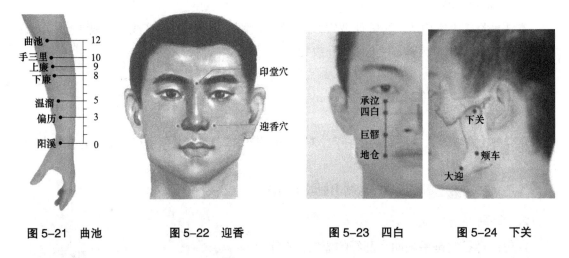

图5-21 曲池　　　图5-22 迎香　　　图5-23 四白　　　图5-24 下关

7. 天枢

定位：天枢穴是足阳明胃经穴位，也是大肠之募穴，在腹部，横平肚脐，前正中线旁开2寸（图5-25）。

作用：天枢是养生要穴，本穴疏调肠道，理气消滞，是治疗便秘、腹胀之要穴。防治腹痛、腹胀、便秘、肠鸣泄泻等胃肠道疾病。

8. 足三里

定位：足三里是足阳明胃经穴位，也是胃的下合穴，在小腿外侧，犊鼻下3寸，胫骨前嵴外1横指处（图5-26）。

作用：防治胃痛、腹胀、消化不良、便秘等胃肠诸疾及下肢瘫痪、小腿怕冷等症。本穴是全身具有保健功能腧穴的首选，可全面提高人体的免疫功能。为增强保健作用，可用灸法刺激。

9. 三阴交

定位：三阴交穴是脾经、肾经、肝经三条经脉的交会穴，在小腿内侧，内踝尖上3寸，胫骨内侧缘后方（图5-27）。

作用：防治肠鸣、腹泻、腹胀等脾胃虚弱诸症以及遗尿、小便不利等泌尿生殖系统疾患。本穴是调理肝脾肾虚弱的要穴，为增强保健作用，可用灸法刺激。

10. 阴陵泉

定位：阴陵泉是足太阴脾经的合穴，在小腿内侧，胫骨内侧髁下缘与胫骨内侧缘之间的凹陷中（图5-27）。

作用：防治腹胀、腹泻、水肿、小便不利等症。

11. 天宗

定位：天宗穴是手太阳小肠经的穴位，位于肩胛区，肩胛冈中点与肩胛骨下角连线上1/3与下2/3交点凹陷中（图5-28）。

作用：治疗肩胛部疼痛，肩关节不能抬举等症。

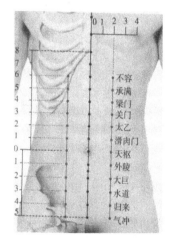
图5-25 天枢

图5-26 足三里

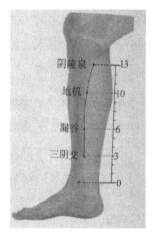
图5-27 三阴交、阴陵泉

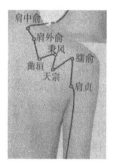
图5-28 天宗

12. 肾俞

定位：肾俞穴是足太阳膀胱经穴位，在脊柱区，第2腰椎棘突下，后正中间旁开1.5寸（图5-29）。

作用：治疗腰背部酸软、疼痛、遗尿等症。

13. 涌泉

定位：涌泉穴是足少阴肾经的井穴，在足底，屈足卷趾时足心最凹陷中（当足底第2、第3趾蹼缘与足跟连线的前1/3与后2/3的交点处）（图5-30）。

作用：防治足底疼痛麻木，失眠健忘等症。本穴为养生要穴，常按揉可起到强壮身体、提高免疫力的作用。涌泉穴可用灸法刺激，以加强保健作用。

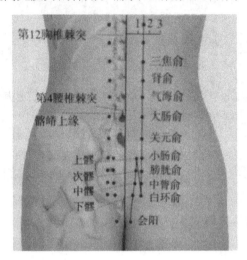

图 5-29　肾俞

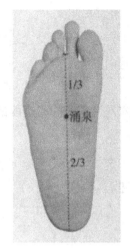

图 5-30　涌泉

14. 内关

定位：内关穴是手厥阴心包经的络穴，也是八脉交会穴。在前臂前区，腕掌侧远端横纹上 2 寸，掌长肌腱与桡侧腕屈肌腱之间（图 5-31）。

作用：治疗心慌、胸闷、打嗝、失眠、眩晕等症。

15. 风池

定位：风池穴是足少阳胆经的络穴。在颈后区，枕骨之下，胸锁乳突肌上端与斜方肌上端之间的凹陷中（图 5-32）。

作用：治疗偏头痛、失眠、颈项部疼痛等症。

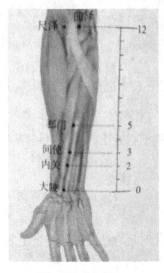

图 5-31　内关

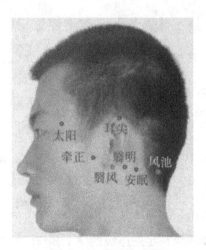

图 5-32　风池、太阳

16．关元

定位：关元穴是任脉穴位，在下腹部，肚脐下 3 寸，前正中线上（图 5-33）。

作用：治疗小腹疼痛、腹泻、脱肛、尿频等症。本穴为保健要穴，具有强壮作用。可用灸法刺激本穴来加强保健作用。

17．气海

定位：气海穴是任脉穴位，在下腹部，肚脐下 1.5 寸，前正中线上（图 5-33）。

作用：治疗腹痛、腹胀、便秘、气喘、打嗝等症。本穴具有强壮作用，为保健要穴。

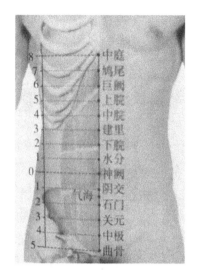

图 5-33　关元、气海、神阙、中脘

18．神阙

定位：神阙穴是任脉穴位，在脐区，脐中央（图 5-33）。

作用：治疗全身怕冷、腹痛、腹胀、腹泻、脱肛、便秘、小便不利等症。神阙是灸法保健首选穴位，常用灸法保健，可起到补阳益气，温肾健脾的作用。

19．中脘

定位：中脘穴是任脉穴位，是胃的幕穴，在上腹部，脐中上 4 寸，前正中线上（图 5-33）。

作用：治疗胃痛、吞酸、打嗝、腹胀、腹痛等症。本穴是调理胃部不适的要穴。

20．至阳

定位：至阳穴是督脉穴位，在脊柱区，第 7 胸椎棘突下凹陷中，后正中线上（图 5-34）。

作用：治疗腰背疼痛、胸闷、胃痛、呃逆等症。

21．百会

定位：百会穴是督脉穴位，在头顶部，前发际正中直上 5 寸（图 5-35）。

作用：治疗头痛、眩晕、失眠、脱肛等症。可用灸法刺激以增强保健效果。

22．大椎

定位：大椎穴是督脉穴位，在脊柱区，第 7 颈椎棘突下凹陷中，后正中线上（图 5-34）。

作用：治疗颈椎部酸痛不适，发热等症。

23．命门

定位：命门穴是督脉穴位，在脊柱区，第 2 腰椎棘突下凹陷中，后正中线上（图 5-36）。

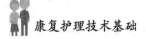
作用：治疗腰骶部酸痛不适等症。

24. 太阳

定位：太阳穴是经外奇穴，在头部，眉梢与目外眦之间，向后约一横指（中指）的凹陷中（图5-32）。

作用：治疗偏头痛、头晕、眼干涩等症。

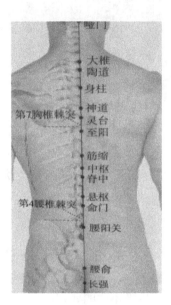

图5-34 至阳、大椎

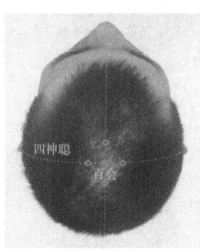

图5-35 百会

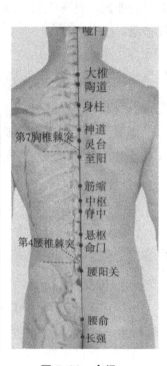

图5-36 命门

三、拔罐技术

（一）概述

拔罐法又名"火罐气""吸筒疗法"，古称"角法"。这是一种以杯罐作工具，借热力排去其中的空气产生负压，使吸着于皮肤，造成瘀血现象的疗法（图5-37～图5-40）。

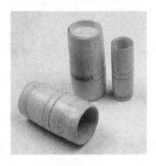

图5-37

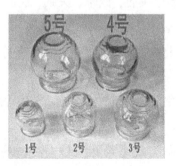

图5-38

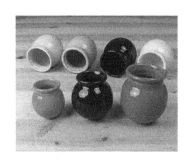

图 5-39

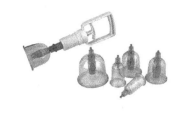

图 5-40

1. 拔罐与护理的注意事项

（1）体位须适当，局部皮肉如有皱纹、松弛、瘢痕凹凸不平及体位移动等，火罐易脱落。

（2）根据不同部位，选用大小合适的罐。应用投火法拔罐时，火焰须旺，动作要快，使罐口向上倾斜，避免火源掉下烫伤皮肤。应用闪火法时，棉花棒蘸酒精不要太多，以防酒精滴下烧伤皮肤。用贴棉法时，须防止燃着的棉花脱下。用架火法时，扣罩要准确，不要把燃着的火架撞翻。用煮水罐时，应甩去罐中的热水，以免烫伤患者的皮肤。

（3）在使用多罐时，火罐排列的距离一般不宜太近，否则因皮肤被火罐牵拉会产生疼痛，同时因罐子互相排挤，也不宜拔牢。

（4）在应用走罐时，不能在骨突出处推拉，以免损伤皮肤或火罐漏气脱落。

（5）起罐时手法要轻缓，以一手抵住罐边皮肤，按压一下，使气漏入，罐子即能脱下，不可硬拉或旋动。

（6）拔罐后如有出血，可用干棉球拭去。一般局部呈现红晕或紫绀色（瘀血），为正常现象，会自行消退。如局部瘀血严重者，不宜在原位再拔。如留罐时间过长，皮肤会起水疱，小的不需处理，防止擦破引起感染；大的可以用消毒针刺破，流出疱内液体，涂以甲紫药水，覆盖消毒敷料，防止感染。伴有糖尿病及免疫功能低下者，应及时到医院处理。

（7）拔罐时不易留罐时间过长（一般拔罐时间应掌握在8分钟以内），以免造成起泡（尤其是糖尿病患者，应尽量避免起泡所带来的感染概率）。

（8）注意罐的清洁。如一人应专用一套罐具，一般每次使用后应对罐具进行1次清洗。以防止感染。

2. 拔罐疗法的禁忌

（1）体质过于虚弱者不宜拔罐，因为拔罐中有泻法，反而使虚者更虚，达不到治疗的效果。

（2）孕妇及年纪大且患有心脏病者拔罐应慎重。因孕妇的腰骶部及腹部是禁止拔罐部位，极易造成流产。在拔罐时，皮肤在负压下收紧，对全身是一种疼痛刺激，一般人完全可以承受，但年老且患有心脏疾病的患者在这种刺激下可能会使心脏病发作。所以此类人群在拔罐时也要慎重。

（3）一些特殊部位不宜拔罐，如肚脐正中（即神阙穴）。

（4）局部有皮肤破溃或有皮肤病的患者，不宜拔罐。

（二）拔罐操作

拔罐法有水罐法、抽气法、火罐法等，其中火罐法是最为广泛应用的方法。

1. 施罐

闪火法：用7～8号粗铁丝，一头缠绕石棉绳或线带，做好酒精棒。使用前，将酒精棒稍蘸95%酒精，用酒精灯或蜡烛燃着，将带有火焰的酒精棒一头，往罐底一闪，迅速撤出，马上将火罐扣在应拔的部位上，此时罐内已成负压即可吸住。闪火法的优点是：当闪动酒精棒时火焰已离开火罐，罐内无火，可避免烫伤，优于投火法（图5-41）。

投火法：将薄纸卷成纸卷，或裁成薄纸条，燃着到1/3时，投入罐里，将火罐迅速叩在选定的部位上。投火时，不论使用纸卷和纸条，都必须高出罐口一寸多，等到燃烧一寸左右后，纸卷和纸条，都能斜立罐里一边，火焰不会烧着皮肤。初学投火法，还可在被拔地方放一层湿纸，或涂点水，让其吸收热力，可以保护皮肤（图5-42）。

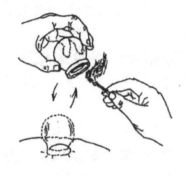

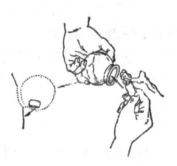

图 5-41　闪火法　　　　　　　　　图 5-42　投火法

2. 留罐

留罐5～10分钟，根据罐内瘀血以及皮肤色泽变化情况灵活掌握具体留罐时间。

3. 起罐

左手轻按罐子，向左倾斜，右手食、中二指按准倾斜对方罐口的肌肉处，轻轻下按，使罐口漏出空隙，透入空气，吸力消失，罐子自然脱落。

四、其他中医康复护理技术

（一）传统运动康复

传统运动康复在中国古代称"导引术"，早在数千年前，古代名医华佗便发明了五禽戏，指导人们模仿5种动物进行养生保健。所谓"流水不腐，户枢不蠹，动也。行气亦然，形不动则精不流，精不流则气郁"，指出了运动的重要性。以下以太极拳和八段锦为例，对传统运动康复技术进行简单介绍。

1. 太极拳

太极拳是以中国古代哲学中的太极、阴阳理念为核心,结合古代的导引术和吐纳术形成的一种内外兼修、柔和、缓慢、轻灵、刚柔相济的中国传统拳术。2006 年被列入中国首批国家非物质文化遗产名录。

太极拳动作柔和、速度较慢,拳式并不难学,而且架势的高或低、运动量的大小都可以根据个人的体质而有所不同,能适应不同类型人群的需要。练习太极拳时应注意选择合适的运动强度,因人而异对动作幅度和发力进行调整。此外,应注意环境幽静,温湿度适宜。

太极拳流派众多,适合养生的太极拳一般选择杨露禅所创杨氏二十四式太极拳,拳谱如下:①起势;②左右野马分鬃;③白鹤亮翅;④左右搂膝拗步;⑤手挥琵琶;⑥左右倒卷肱;⑦左揽雀尾;⑧右揽雀尾;⑨单鞭;⑩云手;⑪单鞭;⑫高探马;⑬右蹬脚;⑭双风贯耳;⑮转身左蹬脚;⑯左下势独立;⑰右下势独立;⑱左右穿梭;⑲海底针;⑳闪通臂;㉑转身搬拦捶;㉒如封似闭;㉓十字手;㉔收势。

2. 八段锦

八段锦是流传最广的古代导引术的一种。其动作舒展优美,编排精致。现代的八段锦在内容与名称上较古之八段锦均有所改变。此功法分为八段,每段一个动作,故名为"八段锦",练习者无须器械,不受场地局限,简单易学,适合各类人群练习。

国家体育总局对八段锦进行了重新研究与整理,并定名为健身气功八段锦,以方便广大人员习练。八段锦各动作及名称如下:①双手托天理三焦;②左右开弓似射雕;③调理脾胃臂单举;④五劳七伤往后瞧;⑤摇头摆尾去心火;⑥两手攀足固肾腰;⑦攒拳怒目增力气;⑧背后七颠百病消。

(二)起居护理

我国历代医家十分重视生活起居护理,要保持身体健康,就要懂得自然发展规律,适应四时气候,做到饮食有节、起居有常、生活规律,才能健康长寿,颐养天年。起居与健康有着密切的关系,起居调摄是保证身体健康不可缺少的重要方面。生活起居护理的方法主要有以下几方面。

1. 环境适宜,避感外邪

气候适宜,空气清新,水源洁净,景色秀美。医院应努力为患者创造有利于健康恢复的自然环境。居室环境保持安静,避免噪声,通风整洁,保持空气新鲜。

2. 顺应四时,起居有常

定时作息,睡眠充足。要注意气候变化对患者的影响。做到春防风,夏防暑,长夏防湿,秋防燥,冬防寒。在冬季夜间应注意保暖,夏季虽然暑热,但是夜间仍然比白天气温低,注意不可袒胸露腹而受凉。

（三）情志护理

情志护理，是以中医基础理论为指导，以良好的护患关系为桥梁，通过康复护理人员的语言、表情、姿势、态度、行为及气质等来影响和改善患者的不良情绪，以及由这些情绪产生的种种躯体症状，使患者能在最佳心理状态下接受治疗和护理，达到早期康复的目的。

情志护理是康复护理工作中的一个难点，因患者角色各种各样，心理状态千变万化，错综复杂，施护过程中难度相对较大。我们认为应以中医因人、因时、因地的理论为指导，运用多种方法对患者实施情志护理。康复护理人员应首先从患者的行为表现来进行心理评估，并针对心理评估在临床护理、观察与交谈中注意收集患者现有的或潜在的情志因素。如癫狂的患者，其病因大多数与精神刺激有关，所以精神安慰对患者有较好的治疗作用。应主动接近患者，态度和蔼、亲切、诚恳，得到患者的信任，了解患者的真实思想，针对主要问题开导患者。

（四）饮食护理

中医饮食护理是在中医基础理论指导下，根据患者病情需要给予适宜的饮食，预防、治疗疾病和促进康复的一种方法。

中医饮食康复护理的原则是以食代药，食药并重。强调以合理的饮食调养，配合疾病的治疗，促进患者早日康复。康复食谱具有形神并重，养生保健等特点。康复食疗应根据三因辨证，因人、因时、因地选择粥谱、饮谱、食谱、菜谱。康复药膳要根据使用对象的不同，辨证选用老年病药膳、残疾药膳、精神病药膳或慢性病药膳。

第三节　社区中医康复护理应用

脑血管病、腰痛、急慢性软组织损伤是社区常见病、多发病，应用中医康复技术治疗效果显著，以下简要介绍几种疾病的中医康复护理方法。

一、脑血管病的中医康复护理

脑血管病是指脑血管破裂出血或血栓形成，引起的以脑部出血性或缺血性损伤症状为主要临床表现的一组疾病，又称脑血管意外或脑卒中，俗称脑中风。

中医学称脑卒中为"中风"，认为本病主要因风、火、痰、气、虚、瘀等因素，造成阴阳失调，气血逆乱，上犯于脑导致发病。

传统康复技术主要以推拿、针灸、中药、传统运动疗法等为手段，能减轻结构功能缺损，在促进患者的整体康复方面发挥重要作用。

（一）康复评定

本病是由于气血不足，脏腑阴阳失调，痰浊瘀血、风火内盛等因素引起。急性期过后可因风痰、瘀血等阻滞经络，气血不复而留下后遗症状。临床上常将本病分为中脏腑与中经络两大类。根据临床症状不同，常分为经脉空虚、风邪入中，肝肾阴虚、风阳上扰，气虚血瘀、脉络瘀阻，肝阳上亢、痰火阻络 4 种证型。

（二）康复护理

脑卒中的中医康复护理，包括针灸、推拿和运动疗法。根据病情和功能障碍情况综合运用多种中医康复技术。传统与现代康复技术的配合应用有利于优势互补，提高疗效。

1. 推拿

推拿以疏通经络、行气活血为治疗原则，病程长者须辅以补益气血、扶正固本。推拿对于抑制痉挛、缓解疼痛、防止关节挛缩、促进随意运动恢复都有良好作用。

在偏瘫的不同阶段，应采用不同的推拿手法。在偏瘫迟缓期多采用兴奋性手法提高患肢肌张力，促使随意运动恢复。可对肢体进行𠭫法、揉法、拿法、拍法等手法。痉挛期则应多采用抑制性手法控制痉挛。一般用较柔和的手法如揉法、摩法、擦法、拿法、𠭫法等。治疗时间宜长，使痉挛肌群松弛。

（1）头面部：患者取仰卧位，操作者坐于患侧。拇指推印堂至神庭，用一指禅推法自印堂依次至阳白、睛明、四白、迎香、下关、颊车、地仓、人中等穴，往返推 1～2 次，力度以患者微感酸胀为度。推百会穴 1 分钟，并从百会穴横向推到耳廓上方发际，往返数次，范围要广，强度渐大，以患者感觉酸胀痛为度。用掌根揉瘫痪一侧的面颊部，重点揉风池穴。扫散头颞部，重点在少阳经。擦面部。口眼歪斜者先自患侧地仓抹至颊车、下关，然后按揉地仓、颊车、下关、迎香等穴。

（2）上肢部：患者取仰卧位，操作者位于患侧。行𠭫法在患侧肩关节周围，再从肩到腕依次操作上肢的后侧、外侧与前侧。往返 2～3 次。同时配合肩、肘、腕关节诸方向被动活动。用拿法从患侧肩部拿至腕部，往返 3～4 次，重点是肩关节和肘关节，拿三角肌时嘱患者尽力做肩外展动作。拿肱三头肌时嘱患者尽力伸肘。轻摇肩关节、肘关节及腕关节，配合做指尖关节、腕关节和肘关节的伸展以及肩关节的外展。自肩部搓至腕部 2～3 次。拔伸患侧指间关节，捻患侧各手指。

（3）腰背部及下肢后侧：患者取俯卧位，操作者位于患侧。推督脉与膀胱经，由大椎推至骶尾部，自上而下 2～3 次。用𠭫法沿脊柱两侧向下至臀部、大腿后部、小腿后部操作 2～3 次，约 5 分钟。按揉后背及下肢后侧诸腧穴，要逐渐加大力度，每穴操作 1～2 分钟。按揉环跳穴时，让患者尽力做下肢的内旋、内收、屈曲等动作。轻拍腰骶部及背部。

（4）下肢前、外侧：患者取健侧卧位，操作者位于患侧。用𠭫法从患侧臀部沿大腿外侧、膝部至小腿外侧，重点治疗部位是髋关节和膝关节，约 5 分钟。患者仰卧位，操作者位于患侧。在患侧下肢用𠭫法自髂前上棘向下沿大腿前面至踝关节及足背部，2～3 次，约 5 分钟。同时配合髋关节、膝关节、踝关节的被动运动。按揉患侧下肢前外侧穴位，每穴操作1分钟。拿患者下肢5次，重点治疗部位是大腿内侧、中部以及膝关节周围。摇髋关节、膝关节、踝关节，同时配合做髋关节的外展和踝关节的背屈。搓下肢，捻五趾。

2. 传统运动康复

脑卒中先兆和症状较轻者可选择练习八段锦、易筋经、五禽戏等功法。通过具体活动，促进气血的运行，调畅气机，舒缓病后抑郁情绪。运动量可根据个人具体情况而定，一般每次练习20～30分钟，每日1～2次，30日为1个疗程。

（三）注意事项

（1）在偏瘫的不同阶段，应采用不同的推拿手法。软瘫期应采用兴奋性手法，促进随意运动出现，痉挛期应采用放松性手法降低肌张力。

（2）推拿操作时力量应由轻到重，强度过大或时间过长的手法有加重肌肉萎缩的危险。在软瘫期，做肩关节活动时活动幅度不宜过大，手法应柔和，以免发生肩关节半脱位；对于肌张力高的肢体，切忌强拉硬扳，以免引起损伤或骨折。

（3）针刺治疗过程中应观察患者肌张力的变化，如果发现肌痉挛，应调整治疗方法或停止针刺。对于体质瘦弱者，针刺手法不宜过强。

二、腰痛的中医康复护理

腰痛是以腰腿部疼痛为主症的一类病症，为多种疾病的共有症状，属于中医"痹症"范畴。好发于中老年体力劳动者，男性多于女性。本病病因非常复杂，先天因素、外伤、退变、某些内脏疾病甚至心理因素都可引起腰腿痛，对患者的日常生活和工作造成不良影响。本症常见于急性腰扭伤、慢性腰肌劳损、退行性脊柱炎、腰椎间盘突出症、腰椎管狭窄症、梨状肌综合征、第三腰椎横突综合征等。

（一）康复评定

中医学认为先天禀赋不足，年老体虚，感受外邪，腰部闪挫，外伤，劳损等均可使腰部经络气血阻滞而发腰腿疼痛、麻木和功能活动受限。通过四诊，一般临床将本证分为寒湿阻络、湿热阻络、瘀血阻络、气血不足、肝肾亏虚5种类型。

（二）康复护理

由于引起腰腿痛的疾病很多，进行康复治疗前应首先排除骨折、脱位、结核、炎症、肿瘤、妇科及其他内外科疾病。腰痛的治疗，以非手术疗法为主，尤以针灸、推拿、牵引疗法最为有效，也易被患者接受。根据不同的疾病，治疗的侧重点又有差异。

急性腰扭伤，急性期应卧床休息，必要时可以冰疗和冷敷以减轻局部渗出，配合针灸疗法。症状缓解后可加用推拿、局部中药外敷、牵引等。如治疗及时、恰当疗效极佳，治疗不当或失治可致损伤加重而转变成慢性腰痛。

慢性腰肌劳损，以推拿、针灸、牵引为主，辅以物理因子疗法、中药熏蒸、膏药外敷、运动疗法等。由于病程较长，须使患者树立信心，强调坚持腰背肌功能锻炼，以增强肌力和脊柱的稳定性。

腰椎间盘突出症急性期卧硬板床绝对休息。症状缓解后给予腰椎牵引、针灸、推拿、穴位注射、中药熏蒸等治疗，必要时佩戴腰围以保护腰椎，加强腰背肌功能锻炼有助于增强脊柱的稳定性，减少复发。若有马尾神经受压症状，神经损伤症状明显、广泛，甚至继续恶化，或经正规保守治疗无效，需行手术治疗。

1. 推拿

推拿治疗腰痛疗效肯定，治疗时应遵循"以动为主，动静结合"的原则，运动方式、手法力度及活动幅度是取得疗效的关键。

（1）放松方法：患者俯卧位，操作者位于患者一侧。揉法从上向下按揉腰臀部和下肢，以两侧竖脊肌和坐骨神经循行线的穴位为重点。以 L_3—S_1 为中心作有节律的按揉，同时带动患者腰部左右摆动。双掌重叠自上而下沿棘突至骶髂关节进行有节律的垂直按压。从竖脊肌沿坐骨神经循行线至悬钟，以单手或双手拿揉腰腿部肌肉。施擦法于腰背部两侧的竖脊肌。以上手法均反复操作3～5遍，力度先轻后重，再由重转轻。

（2）腰部疼痛：患者俯卧位，操作者位于患者一侧。自上而下，先后在棘突间隙、竖脊肌、坐骨神经循行线上的穴位及阿是穴进行点按法和揉法治疗。在有条索状硬结的部位应同时加用弹拨法治疗。以上手法均反复操作3～5遍，力度应力求深入，以患者能耐受为度。

（3）腰腿部活动功能障碍：治疗部位和经脉、穴位选择参照腰腿部疼痛手法。在腰腿部疼痛及肌肉痉挛减轻后，可用腰及下肢各关节摇法、抖法、扳法和拔伸法以滑利关节。

2. 传统运动疗法

传统运动疗法中的很多功法对腰腿痛都有一定的防治作用，如太极拳、八段锦、易筋经、五禽戏等，可选用针对腰腿的某些动作进行练习。

3. 起居护理

不良的工作和生活习惯，可诱发和加重腰痛，座椅高度应于坐下膝关节在90°为宜。如有靠背，尽量使臀部靠后以保持腰椎生理前屈。避免久坐，卧具应为硬床。不宜弯腰持重和做腰部剧烈运动，尤其是大幅度屈伸、旋转腰部。避免受凉，宜保暖。平时应注意加强腰背肌功能锻炼。

（三）注意事项

（1）腰痛急性期应绝对卧硬板床休息或制动，慎用推拿治疗。疼痛和活动受限减轻后可用轻柔手法。慢性疼痛患者的手法刺激量可较大。手法忌粗暴，运用拔伸法时力度应持续均匀，不可忽松忽紧。

（2）病程长的腰痛患者往往合并有腰背肌和下肢肌力下降，症状初步缓解后应尽早开始卧位腰背肌和腹肌功能锻炼，以增加脊柱的稳定性，减少复发。

三、急慢性软组织损伤的中医康复护理

软组织损伤是一种常见病、多发病，是指因急性外伤或慢性劳损等原因造成人体的皮肤、筋膜、肌肉、肌腱、腱鞘、韧带、关节囊、滑膜囊、血管、神经等组织的病理损害。本病主要临床症状为疼痛、肿胀、功能障碍。

（一）康复评定

本病属于中医学"伤筋""痹症"等范畴。传统医学认为，本病多因剧烈运动、姿势不当、反复劳损、过度牵拉或扭转、跌仆闪挫等导致筋脉受损、经络不通、气血瘀滞，或因感受风寒湿邪致肌肉筋脉拘挛。

（二）康复护理

急慢性软组织损伤局部症状减轻后可采用针灸、推拿、中药及运动疗法等传统康复治疗方法。

1. 推拿

推拿治疗急慢性软组织损伤疗效确切，但手法方式、力度及治疗时机的把握，是取得疗效的关键，治疗时应根据具体情况灵活运用。

（1）上肢：患者正坐位，操作者位于患者一侧。

以擦法、揉法在肩、肘、腕部治疗，肩部主要治疗部位为三角肌、肱二头肌、肱三头肌、肩袖；肘部为肘内外侧；腕部为其前后侧。以点、按、揉法于肩井、肩髃、肩贞、臂臑、曲池、小海、少海、手三里、太渊、内关、外关、鱼际、合谷及阿是穴等，力度由轻渐重，以患者能耐受为度。在肩、肘、腕部周围施推法。以上手法均反复操作3～5遍。

如有疼痛，在触及有条索状硬结的部位，可先以理法放松，再用横向弹拨法治疗。力度应力求深入，以患者能够耐受为度。如果有关节活动障碍，可以配合摇法、抖法、搓法、擦法、摩法。

（2）下肢：患者仰卧位或坐位，操作者位于患者一侧。

以擦法、揉法、拿法施于患肢下侧，重点在足三阴经和足三阳经循行线，力度由轻渐重。以揉法、点法、按法施于环跳、秩边、血海、阴陵泉、足三里、阳陵泉、昆仑、照海、阿是穴等。从上至下掌推或擦患侧下肢足三阴经和足三阳经循行线，以透热为度。如有疼痛，依次在患肢各关节的足三阳经、足三阴经循行线以稍重的擦、点、按、拨等手法施术。如遇条索状反应物可加用横向弹拨法治疗，以患者能耐受为度。

如果有关节活动障碍，可以配合关节活动手法。关节活动手法应循序渐进，活动范围从小到大，在各方向活动终末端应尽量保持1分钟，勿用暴力手法。以上各手法均反复操作3～5遍。

2. 传统运动康复

软组织损伤急性期过后应开始进行关节功能锻炼，并遵循无痛原则，运动量由小逐渐加大，可以选择传统运动康复技术中的太极拳、八段锦、易筋经、五禽戏等运动疗法相关内容。

（三）注意事项

（1）在进行康复护理前，软组织损伤首先必须与骨折、脱位、骨结核、骨肿瘤等相鉴别。软组织损伤缓解期局部症状减轻后可采用针灸、推拿、中药及运动疗法等传统康复方法。

（2）推拿手法的轻重需根据病情灵活掌握。急性期应注意避开病灶；中期手法力度可稍重，并注重经穴按摩；后期或陈旧性损伤的推拿时间稍长。在不加重病情和影响固定的情况下，尽早进行邻近关节的主动活动和病变关节的被动活动，以循序渐进为原则，运动幅度由小到大。合并有关节功能障碍的患者，在进行关节被动活动时，忌暴力手法，以免加重损伤。

（3）治疗期间上肢软组织损伤应避免患肢过早持重或用力握物。下肢软组织损伤，患肢不可过早负重活动。注意避风寒，局部保暖。重视患肢肌力的保持，为肢体功能恢复创造条件。

本章小结

中医康复护理技术是具有坚实的理论基础、实用的技术方法和良好的治疗效果的一类技术。其经济方便、容易掌握、适用范围广，对实施场所和设施设备的要求较小，尤其适宜在社区中推广。本章主要介绍了传统康复护理技术的相关概念、内涵、特色及发展简史，以方便学生进行理解。

本章还介绍了常用的中医康复护理技术，如推拿、针刺、拔罐、运动康复、起居护理、饮食护理等内容，详细介绍了鱼际揉法、掌根揉法、前臂揉法、指柔法、一指禅推法、滚法、摩法、抹法、拿法、拍法等常用推拿手法的操作方法、手法要领及适用部位。详细介绍常用的头部、躯干、四肢部腧穴的定位、取法及应用。详细介绍拔罐技术，如施罐、留罐、起罐及拔罐适应证和拔罐需要注意的事项。简单介绍运动康复技术如太极拳和八段锦。简单介绍生活起居护理、情志护理和饮食护理等内容。

本章选择社区中常见的脑血管病、腰痛、急慢性软组织损伤3种疾病及症状，分别介绍了如何应用推拿、针刺及传统运动疗法等中医技术进行康复，供大家参考。

实训指导

实训一　推拿技术实训

目的：通过本实训，加强对常用推拿手法的理解、掌握

用物准备：按摩床、治疗巾或大毛巾、推拿介质（滑石粉、按摩油或润肤乳液等）

步骤：

1. 核对医嘱，准备用物至床旁，再次核对，解释沟通，取得合作。

2. 取合适体位，暴露推拿部位，并注意保暖和遮挡。

3. 准确选择腧穴或推拿部位，涂抹推拿介质。

4. 选择适宜的手法和刺激强度，由轻到重进行推拿。

5. 操作过程中注意观察受术者反应，如有不适，及时调整手法或停止操作。

6. 施术结束后协助受术者整理衣物，安排舒适体位。

7. 整理用物，洗手，记录。

评价：

1. 受术者是否舒适。

2. 推拿部位是否皮肤潮红、皮肤微热，受术者是否自觉酸、麻、胀等。

3. 取穴及手法是否合适，体位是否合理。

注意事项：

1. 操作前应修剪指甲，避免划伤受术者皮肤。

2. 根据手法及推拿部位选择合适的体位，使受术者舒适，施术者便于操作。

3. 注意观察受术者反应，避免出现不适或不良反应。

实训二　拔罐技术实训

目的：通过本实训，加强对拔罐技术的理解、掌握

用物准备：治疗盘、罐具（检查无破损）、纱布、直止血钳、95% 酒精棉球、打火机、治疗碗，必要时备大毛巾、屏风

步骤：

1. 核对医嘱，准备用物至床旁，再次核对，解释沟通，取得合作。

2. 取合适体位，选择拔罐部位并暴露，注意保暖和遮挡。

3. 再次检查罐具无破损。

4. 使用止血钳夹住点燃的酒精棉球迅速伸入罐底，绕 1～2 圈后迅速退出，立即将罐扣在所选部位，轻轻摇动罐体，检查罐吸附是否牢固。注意切勿将止血钳在罐口燃烧，以免接触皮肤时引起烫伤。

5. 留罐 5～10 分钟，注意观察拔罐部位的皮肤和受术者全身状况。如有不适，及时调整手法或停止操作。

6. 起罐，观察患者皮肤情况，并用纱布轻轻擦试皮肤。

7. 施术结束后协助受术者整理衣物，安排舒适体位。

8. 整理用物，消毒罐具，洗手，记录。

评价：

1．受术者是否舒适。

2．火罐是否吸附紧密，有无脱落。

3．局部皮肤有无烧伤、烫伤。

注意事项：

1．操作前应修剪指甲，避免划伤受术者皮肤。

2．根据操作部位选择合适的体位，使受术者舒适，施术者便于操作。

3．注意观察受术者反应，避免出现不适或不良反应。

4．保持环境温暖，避免直接吹风。

5．拔罐动作要轻快稳准。点火的棉球不可吸附过多酒精，避免滴落造成烫伤。

6．不慎烫伤时，不要惊慌，按照外科烧烫伤常规处理。

思考与练习

一、选择题

1．下列哪项不是推拿手法适应证（　　）

　　A．外感风寒、着凉引起的痹阻疼痛不适，如感冒头痛、鼻塞、肩周炎等。

　　B．局部气机不畅，瘀血阻滞之病症，如各种颈肩腰腿痛、肿胀、麻木。

　　C．各种关节活动不利等功能障碍，肌肉萎缩，偏瘫，落枕等。

　　D．各种外伤和皮肤疾病疲劳，如骨折、牛皮癣等。

2．鱼际揉法的操作要领不包括（　　）

　　A．频率为每分钟 120～160 次。

　　B．鱼际要吸定按摩部位的肌肉，带动皮下组织运动，不能在皮肤表面摩擦或滑动。

　　C．操作时，仅与皮肤表面发生摩擦，不能带动皮下组织。

　　D．手腕放松，以腕关节和前臂协调的摆动运动带动大鱼际在治疗部位上作环旋状揉动。

3．横指同身寸是（　　）

　　A．4 寸　　　　　　　B．3 寸　　　　　　C．2 寸　　　　　　D．1 寸

4．在手背，第 1、第 2 掌骨间，第 2 掌骨桡侧中点处的穴位是（　　）

　　A．阳溪　　　　　　B．合谷　　　　　　C．内关　　　　　　D．少商

二、填空题

1．在肘区，屈肘成直角，在肘横纹外侧端与肱骨外上髁连线中点处的穴位是_____。

2．在腿部，是全身具有保健功能腧穴的首选，可全面提高人体免疫功能的腧穴_____。

3．留罐时间一般为_____，也可根据罐内瘀血以及皮肤色泽变化情况灵活掌握具

体留罐时间。

4. 在偏瘫的不同阶段，应采用不同的推拿手法。软瘫期应采用_____，促进随意运动出现，在痉挛期应采用_____，降低肌张力。

5. 慢性腰肌劳损的康复，主要以_____、_____、牵引为主，辅以物理因子疗法，中药熏蒸、膏药外敷、运动疗法等。

参考答案：

一、选择题

1. D 2. C 3. B 4. B

二、填空题

1. 曲池 2. 足三里 3. 5～10分钟 4. 兴奋性手法 放松性手法 5. 推拿 针灸

（王丽，路树超）

第六章 老年人常见疾病康复护理

💡 **本章导学**

随着年龄的增长，老年人全身各器官、系统的功能逐渐下降，身体功能逐渐发生老化、衰退，自身的免疫能力也会逐渐呈现下降趋势，老年人成为各种慢性病的高发人群。本章主要介绍脑卒中、认知障碍症、人工关节置换术、骨折、常见呼吸疾病、常见心血管疾病、糖尿病等疾病的康复护理措施。

👆 **学习目标**

了解脑卒中病因、认知障碍症病因、常见呼吸疾病及心血管疾病特征；了解呼吸系统疾病、心血管疾病、糖尿病等常见疾病的发病原因；理解脑卒中主要功能障碍、人工关节置换术后及骨折术后主要功能障碍；熟悉老年常见疾病康复护理措施。

✒ **情境导入**

杨某，男，65岁，主因左侧肢体活动不利1周入院。既往有糖尿病病史20年，冠心病病史5年。查头颅CT：右侧基底节区脑梗塞。于4天前左侧肢体完全瘫痪，近3天说话费力，不能正确回答问题。发病以来无头痛、恶心、呕吐。查体：血压160/90mmHg，心肺查体大致正常。饮水偶有轻度呛咳，左鼻唇沟浅，左侧肢体肌力0级，肌张力低，腱反射稍弱，左侧霍夫曼征和巴宾斯基征阳性，右侧正常，不能保持坐位。

【问题讨论】

1. 如何为该患者进行康复评定?
2. 如何实施康复措施?

第一节　脑卒中康复护理

一、概述

脑卒中（stroke）亦称脑血管意外，是指突然发生的、由脑血管病变引起的局限性或全脑功能障碍，持续时间超过24小时或引起死亡的临床症候群。包括缺血性脑卒中和出血性脑卒中。

脑卒中是危害中老年人生命与健康的常见病，我国脑血管疾病患病率各地很不均衡。根据我国流行病学调查，我国脑血管疾病的年患病率为（109.7～217）/10万，每年新增患者约为150万。近年来，随着诊疗水平的提高，脑卒中急性期死亡率有了大幅度下降，但存活者中70%以上有不同程度的功能障碍，其中40%为重度残疾，脑卒中复发率达40%。

无论是我国还是西方发达国家，脑血管病以其高发病率、高致残率、高病死率成为人类健康的三大杀手之一，每年的 10 月 29 日已定为世界卒中日。

二、康复评定

按照世界卫生组织（WHO）"国际功能、残疾和健康分类"（ICF），根据脑卒中患者功能受损的程度可分为 3 个水平，即身体结构与功能的损伤、活动受限（指日常生活活动能力受限）和参与受限（指社会生活活动能力受限）。因此，对脑卒中要从这 3 个层次上予以评定。

（一）脑损伤严重程度的评定

（1）格拉斯哥昏迷量表（Glasgow coma scale，GCS）。GCS 是根据睁眼情况（1～4分）、肢体运动（1～6分）和言语表达（1～5分）来判定患者脑损伤的严重程度。GCS13～15 分为轻度脑损伤；9～12 分为中度脑损伤；≤8 分为重度脑损伤，呈昏迷状态。

（2）脑卒中患者临床神经功能缺损程度评定。我国参照爱丁堡和斯堪的那维亚评分量表制定。其评分范围为 0～45 分。0～15 分为轻度神经功能缺损；16～30 分为中度神经功能缺损；31～45 分为重度神经功能缺损。

（二）康复护理评定

（1）徒手肌力测定（MMT）。

（2）关节活动度评定。

（3）肌张力评定。

（4）平衡功能评定。

（5）日常生活活动能力评定。

（6）肌张力评定。

（7）生活质量指数评定。

上述评定可参见第三章"康复护理评定"。

（8）Brunnstrom 评定法（表 6-1、表 6-2，图 6-1、图 6-2）

表 6-1　Brunnstrom 上肢运动功能评定

阶段	评价标准
I	无随意运动（迟缓期）
II	连带运动初期阶段（痉挛期）
III	连带运动达到高峰
IV	出现部分分离运动
	手背到腰后
	肘关节伸展，肩关节前屈 90°
	肘关节屈曲 90°，前臂旋前、旋后
V	出现分离运动
	肘关节伸展，肩关节外展 90°
	肘关节伸展，肩关节上举
	肘关节伸展，肩关节前屈 90°，前臂旋前、旋后
VI	正常

表 6-2　Brunnstrom 下肢运动功能评定

阶段	评价标准
Ⅰ	无随意运动（迟缓期）
Ⅱ	连带运动初期阶段（痉挛期）
Ⅲ	连带运动达到高峰
Ⅳ	出现部分分离运动
	坐位，膝关节伸展
	仰卧位，髋关节外展
	仰卧位，膝关节伸展位，髋关节屈曲
Ⅴ	出现分离运动
	坐位，膝伸展，足背曲
	坐位，髋关节内旋
	坐位，踝关节背曲
Ⅵ	正常

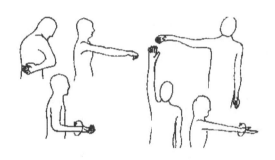

图 6-1　上肢分离运动

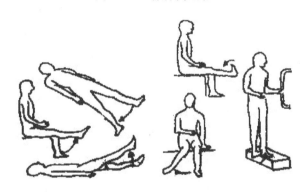

图 6-2　下肢分离运动

三、脑卒中康复护理

脑卒中突然发病后，根据脑组织受损的程度不同，临床上可有相应的中枢神经受损的表现。常见的功能障碍有偏身感觉障碍、运动障碍、偏盲，可以合并有吞咽功能障碍、交流功能障碍、认知功能障碍、心理障碍，以及患肩综合征和二便管理等问题。严重的可以出现四肢瘫、昏迷，甚至死亡。

为了最大限度地降低脑卒中的致残率，提高患者以后的生活质量，应在及时抢救治疗的同时，积极开展早期康复治疗。目前，我国很多医院都已建立了比较完善的脑卒中单元（stroke unit，SU），即将早期规范的康复护理与急性期神经内科治疗有机地结合，防治各种并发症，从而提高患者日常生活活动能力和适应社会生活的能力。

（一）康复护理的基本原则

（1）选择合适的病例和早期康复时机。

（2）康复治疗计划是建立在康复评定的基础上，由康复治疗小组共同制订，并在治疗方案实施过程中逐步加以修正和完善。

（3）康复治疗贯穿于脑卒中治疗的全过程，循序渐进。

（4）康复治疗必须有脑卒中患者的主动参与及其家属的配合，并与日常生活和健康教育相结合。

（5）采用综合康复治疗，包括物理治疗、作业治疗、言语治疗、心理治疗、传统康复治疗和康复工程方法等。

（二）急性期康复护理

脑卒中急性期通常是指发病后的1～3周，此期患者从偏瘫肢体无主动活动到肌肉张力开始恢复，并有弱的屈肌与伸肌共同运动。康复护理是在神经内科常规治疗（包括原发病治疗，合并症治疗，控制血压、血糖、血脂等治疗）的基础上，患者病情稳定48小时后开始进行。此期康复护理的目的是通过被动活动和主动参与，促进偏瘫侧肢体肌张力的恢复和主动活动的出现，以及肢体正确的摆放和体位的转换（翻身），预防可能出现的压疮、关节肿胀、下肢深静脉血栓形成、泌尿系统和呼吸道的感染等。同时，偏瘫侧各种感觉刺激和心理疏导及相关的康复治疗（如吞咽功能训练、发音器官运动训练、呼吸功能训练等），有助于脑卒中患者受损功能的改善。

1. **肢体摆放和体位转换**

定时翻身（每2小时1次）是预防压疮的重要措施。开始以被动为主，待患者掌握翻身动作要领后，由其主动完成。为增加偏瘫侧的感觉刺激，多主张偏瘫侧卧，此时偏瘫侧上肢肩关节前屈90°，伸肘、伸指、掌心向上；偏瘫侧下肢伸髋、膝稍屈，踝背屈90°，上肢和后背及健侧下肢垫软枕，健侧肢体放在舒适的位置（图6-3）。健侧卧时，偏瘫侧上肢有支撑（垫枕），肩关节前屈90°，伸肘、伸腕、伸指、掌心向下；偏瘫侧下肢有支撑（垫枕），呈迈步状（屈髋、屈膝、踝背屈90°，患足不可悬空）（图6-4）。仰卧位时，偏瘫侧肩胛骨和骨盆下应垫薄枕，防止日后的后缩，偏瘫侧上肢肩关节稍外展，伸肘、伸腕、伸指、掌心向下；偏瘫侧下肢呈屈髋、屈膝、足踩在床面上（必要时给予一定的支持或帮助），或伸髋、伸膝、踝背屈90°（足底可放支持物或置丁字鞋，痉挛期除外），健侧肢体可放在舒适的位置（图6-5）。

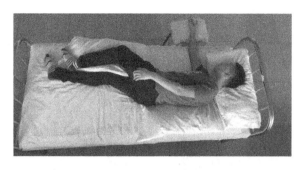

图 6-3　患侧卧位（右侧为患侧）

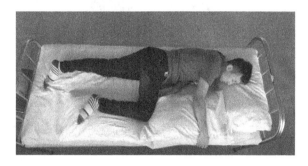

图 6-4　健侧卧位（右侧为患侧）

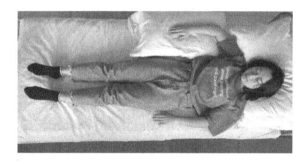

图 6-5　仰卧位（右侧为患侧）

2. 偏瘫肢体被动活动

本期多数脑卒中患者偏瘫侧肢体肌张力低，主动活动不能或很弱。为了保持关节活动度，预防关节肿胀和僵硬，以被动活动偏瘫肢体为主，使偏瘫侧肢体主动活动早日出现。活动顺序为由近端关节到远端关节，一般每日 2～3 次，每次 5 分钟以上，直至偏瘫肢体主动活动恢复。同时，嘱患者头转向偏瘫侧，通过视觉反馈和治疗师言语刺激，有助于患者的主动参与。被动活动宜在无痛或少痛的范围内进行，以免造成软组织损伤。在被动活动肩关节时，偏瘫侧肱骨应呈外旋位，即手掌向上（仰卧位），以防止肩部软组织损伤产生肩痛。

3. 床上活动

（1）双手交叉握上举运动：采取 Bobath 握手法，即双手叉握，偏瘫手拇指置于健手拇指掌指关节之上。也有报道采用改良 Bobath 握手法，该法除保留传统手法拇外展，腕背伸，掌

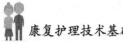
指关节伸展，防止前臂内旋抗痉挛等优点外，同时对患侧指动脉微循环影响较小，特别适合肩手综合征患者。在健侧上肢的帮助下，做双上肢伸肘，肩关节前屈、上举运动（图6-6）。

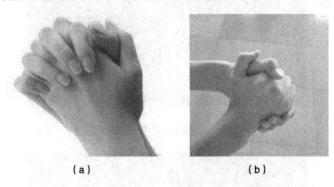

（a）　　　　　　　　　　　（b）

图6-6　Bobath 握手法（a）和改良 Bobath 握手法（b）

（2）翻身：向偏瘫侧翻身呈偏瘫侧卧位，双手叉握、伸肘、肩前屈90°，健侧下肢屈膝、屈髋、足踩在床面上，头转向偏瘫侧，健侧上肢带动偏瘫侧上肢向偏瘫侧转动，并带动躯干向偏瘫侧转，同时健侧足踏在床面用力使得骨盆和下肢转向偏瘫侧；向健侧翻身呈健侧卧位，动作要领同前，只是偏瘫侧下肢的起始位需他人帮助，健侧卧的肢位摆放同前。

（3）桥式运动：仰卧位，上肢放于体侧，双下肢屈髋屈膝挺腹，足平踏于床面，伸髋使臀部抬离床面，维持以姿势并酌情持续 5～10 秒（图6-7）。

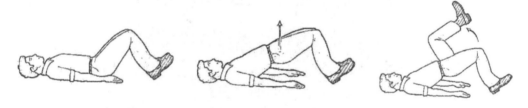

图6-7　桥式运动

4. 物理因子治疗

常用的有局部的机械性刺激（如用手在肌肉表面拍打等）、冰刺激、功能性电刺激、肌电生物反馈和局部气压治疗等可使瘫痪肢体肌肉通过被动引发的收缩与放松逐步改善其张力。

5. 传统疗法

常用的有按摩和针灸治疗等，通过深浅感觉刺激有助于局部肌肉的收缩和血液循环，从而促进偏瘫侧肢体功能的改善。

（三）恢复早期康复护理

脑卒中恢复早期是指发病后的 3～4 周，相当于 Brunnstrom 分期 2～3 期。此期患者从偏瘫侧肢体弱的屈肌与伸肌共同运动到痉挛明显，患者能主动活动偏瘫肢体，但肌肉活动均为共同运动。本期的主要治疗目标除前述的预防常见并发症以外，应抑制痉挛，促进分离运动恢复，加强偏瘫侧肢体的主动活动并与日常生活活动相结合，同时注意减轻偏瘫肢体肌痉挛的程度，并避免加强异常运动模式。

1. 床上与床边活动

（1）上肢上举运动：当偏瘫侧上肢不能独立完成动作时，仍采用前述双侧同时运动的方法，只是偏瘫侧上肢主动参与的程度增大。

（2）床边坐与床边站：在侧卧的基础上，逐步转为床边坐（双足不能悬空），开始练习该动作时，应在治疗师的帮助指导下完成；床边站时，治疗师应站在偏瘫侧给予一定帮助，防止膝软或膝过伸，要求坐—站转移过程中双侧下肢应同时负重，防止重心偏向一侧。

（3）双下肢交替屈伸运动，休息时应避免足底的刺激，防止跟腱挛缩与足下垂。

（4）桥式运动：基本动作要领同前，可酌情延长伸髋、挺腹的时间，偏瘫侧下肢单独完成可增加难度。

2. 坐位活动

（1）坐位平衡训练：通过重心（左、右、前、后）转移进行坐位躯干运动控制能力训练，开始训练时应由治疗师在偏瘫侧给予帮助，逐步减少支持，慢慢过渡到日常生活活动。

（2）偏瘫侧上肢负重：偏瘫侧上肢于体侧伸肘、腕背伸90°、伸指，重心稍偏向偏瘫侧。可用健手帮助维持伸肘。

（3）上肢功能活动：双侧上肢或偏瘫侧上肢肩肘关节功能活动（包括肩胛骨前伸运动），双手中线活动并与日常生活活动相结合。

（4）下肢功能活动：双侧下肢或偏瘫侧下肢髋、膝关节功能活动，双足交替或患足踝背屈运动（图6-8）。

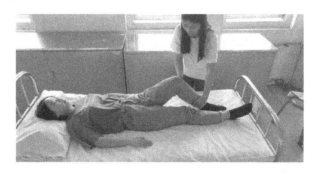

图6-8　被动活动下肢关节

3. 站立活动

（1）站立平衡训练：通过重心转移，进行站立位的下肢和躯干运动控制能力训练，开始治疗师应在偏瘫侧给予髋、膝部支持，逐步减少支持，站立起始位双下肢应同时负重。

（2）偏瘫侧下肢负重（单腿负重）：健腿屈髋、屈膝，足踏在矮凳上，瘫侧腿伸直负重，其髋膝部从有支持逐步过渡到无支持。

（3）上下台阶运动：患者面对台阶，健手放在台阶的扶手上，健足踏在台阶下，偏瘫侧足踏在台阶上，将健腿上一台阶，使健足与偏瘫侧足在同一台阶上，站稳后健腿回起始位。根据患者的体力和偏瘫侧股四头肌力量等情况，酌情增加运动次数和时间。

4. 平衡杠内行走

偏瘫侧下肢可以适应单腿支撑的前提下，可以进行平行杠内行走。为避免偏瘫侧伸髋不充分、膝过伸或膝软，治疗师应在偏瘫侧给予帮助指导。如果偏瘫侧踝背屈不充分或足内翻，可穿戴踝足矫形器或使用斜板，预防或纠正可能出现的偏瘫步态（图6-9）。

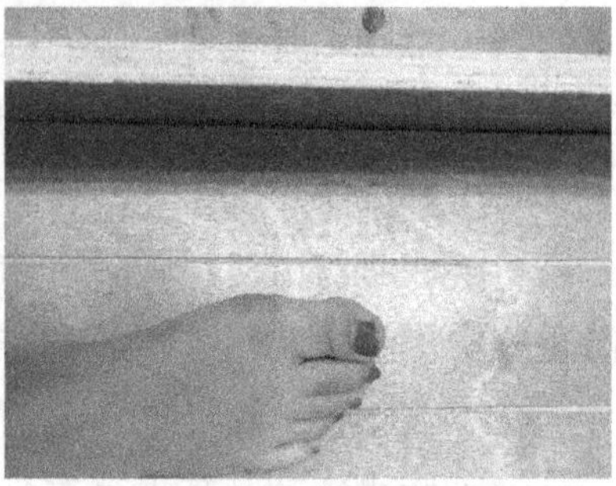

5. 室内行走与户外活动

图6-9 使用倾斜板纠正足内翻

在患者能较平稳地进行双侧下肢交替运动的情况下，可先室内步行训练，必要时可用手杖，增加行走的稳定性。也可行上、下楼梯训练，原则是：上楼梯时健腿先上，下楼梯时偏瘫侧腿先下，治疗师可在偏瘫侧给予帮助指导。在患者体力和偏瘫侧下肢运动控制能力较好的情况下，可行户外活动，开始时应有治疗师陪同。

同时可以进行物理因子治疗、传统康复疗法、作业治疗、言语治疗。

（四）恢复中期康复护理

脑卒中恢复中期一般是指发病后的第2～第3个月。此期患者偏瘫侧肢体从肌肉明显痉挛到肌肉痉挛明显减轻，出现共同运动。本期的主要治疗目标是，缓解肌肉痉挛，加强患侧肢体的协调性以及随意运动，可以结合日常生活活动进行上肢和下肢的强化训练，抑制痉挛并诱发分离运动。

1. 上肢和手的治疗性活动

偏瘫侧上肢和手功能的恢复较偏瘫侧下肢相对滞后，这可能与脑损害的部位和上肢功能相对较精细、复杂有关。

在进行偏瘫侧上肢功能性活动之前，必须先降低该肢体的屈肌张力。常用的方法为反射性抑制模式（RIP）：患者仰卧位，被动使其肩关节稍外展、伸肘、前臂旋后、腕背伸、伸指并拇指外展。另外，主动或被动地进行肩胛骨的前伸运动也可达到降低上肢屈肌张力的目的。偏瘫侧手远端指间关节的被动后伸、偏瘫侧手部的治疗、前臂伸肌的功能性电刺激或肌电生物反馈均有助于缓解该肢体的高屈肌张力，改善手的主动活动，尤其是伸腕和伸指活动。

进行上述功能性活动时，可逐步增加上肢和手的运动控制能力训练和协调性训练，为以后的日常生活活动创造条件。为了防止共同运动或异常运动模式出现，治疗师可给予一定的帮助以正确引导其运动方向。在偏瘫侧上肢和手的治疗性活动中，尤要重视"由近到远，由粗到细"的恢复规律。近端关节的主动控制能力直接影响到该肢体远端关节的功能恢复。

2．下肢的治疗性活动

下肢的运动控制能力训练，可在屈髋屈膝位、屈髋伸膝位、伸髋屈膝位进行偏瘫侧下肢主要关节的主动运动控制活动，可以加用指压第 1、第 2 跖骨间的肌肉，以促进踝背屈功能的恢复；患足的跟部在健腿的膝、胫前、内踝上进行有节律的、协调的、随意的选择性运动（称跟膝胫踝运动）。该运动是下肢运动控制能力训练的重要内容，同时可作为评定其训练效果的客观依据。如果患者的踝背屈无力或足内翻明显，影响其行走，可用弹性绷带或 AFO 使其患足至踝背屈位，以利于行走，休息时可将其去除。对于老年体弱者，可根据其具体情况，选用相应的手杖或步行架。

3．作业性治疗活动

针对患者的功能状况选择适合的功能活动内容，如书写练习、画图、下棋、粗线打结、系鞋带、穿脱衣裤和鞋袜、家务活动、社区行走、使用通信工具等。

4．认知功能训练

认知功能障碍有碍于患者受损功能的改善，因此，认知功能训练应与其他功能训练同步。

（五）恢复后期康复护理

脑卒中恢复后期一般是指发病后的 4～6 个月。此期患者大多数肌肉活动为选择性的，能自主活动，不受肢体共同运动影响，直到肢体肌肉痉挛消失。由于本期是由前期过渡而来，有些患者仍有轻度痉挛和共同运动，所以部分康复治疗与前期相同。本期的康复目标是抑制痉挛，纠正异常运动模式，改善运动控制能力，促进精细运动，提高运动速度和实用性步行能力，掌握日常生活活动技能，提高生活质量。

1．上肢和手的功能训练

综合应用神经肌肉促进技术，抑制共同运动，促进分离运动，提高运动速度，促进手的精细运动。

2．下肢功能训练

抑制痉挛，促进下肢运动的协调性，增加步态训练的难度，提高实用性步行能力。

3．日常生活活动能力训练

加强修饰、如厕、洗澡、上下楼梯等日常生活自理能力训练，增加必要的家务训练和户外活动训练等。

4．言语治疗

在前期言语治疗的基础上，增加与日常生活有关的内容，以适应今后的日常生活活动。请参见第四章第三节"言语治疗与康复护理"。

5．心理治疗

参见第四章第四节"常见功能障碍康复护理"中的心理功能康复护理。

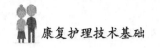

6. 辅助器具应用

参见第六章"康复护理辅助器具应用"。

（六）后遗症期的康复治疗

脑卒中后遗症期是指脑损害导致的功能障碍经过各种治疗，受损的功能在相当长的时间内不会有明显的改善，此时为进入后遗症期。临床上有的在发病后6～12个月，但多在发病后1～2年。导致脑卒中后遗症的主要原因有颅脑损害严重、未及时进行早期规范的康复治疗、治疗方法或功能训练指导不合理而产生误用综合征、危险因素（高血压、高血糖、高血脂）控制不理想导致原发病加重或再发等。脑卒中常见的后遗症主要表现为偏瘫侧上肢运动控制能力差和手功能障碍、失语、构音障碍、面瘫、吞咽困难、偏瘫步态、患足下垂行走困难、二便失禁、血管性痴呆等。

此期的康复治疗应加强残存和已有的功能，即代偿性功能训练，包括矫形器、步行架和轮椅等的应用，以及环境改造和必要的职业技能训练，以适应日常生活的需要。注意防止异常肌张力和挛缩的进一步加重，避免失用综合征、骨质疏松和其他并发症的发生，帮助其下床活动和户外活动，发挥家庭和社会的作用，多与患者交流和进行必要的心理疏导，激发其主动参与的意识。

第二节　认知障碍症康复护理

一、概述

认知是机体认识和获取知识的智能加工过程，涉及学习、记忆、语言、思维、精神、情感等一系列随意、心理和社会行为。认知障碍指与上述学习记忆以及思维判断有关的中枢神经系统加工过程出现异常，从而引起严重学习、记忆障碍，同时伴有失语、失用或失认等改变的病理过程。

老年性痴呆是认知障碍症中常见的一种，是发生在老年期或老年前期的神经系统退行性疾病。其病因是多源性的。该病以大脑皮质获得性高级功能损害为特征，包括不同程度的记忆力、感觉能力、判断力、思维功能、运动功能、日常生活能力、语言能力、社会交往、社会职能和情感反应控制的障碍以及性格改变，但无意识障碍。

老年性痴呆在老年人中相当常见。根据国外流行病学调查，年龄在65岁以上患病率为4%～6%，而年龄在85岁以上则高达15%～20%。我国老年性痴呆的患病率55岁以上为2.57%，60岁以上为3.46%，65岁以上为4.61%，并随年龄的增高而呈上升趋势。老年性痴呆的病因至今未明，目前认为可能与遗传因素、环境因素、免疫因素、慢性病毒感染、正常衰老、金属中毒等有关。随着中国老龄化时代的到来，老年认知障碍症患者越来越多，将成为重要的社会问题。

二、主要功能障碍

此病起病隐匿，呈进行性。临床症状的个体差异很大，与发病前的精神状态、性格倾向、生活习惯及所处的社会环境等多种因素密切相关。主要表现为精神和神经方面的症状。

1. 记忆障碍

记忆障碍是最早出现的症状。首先为近记忆障碍，逐渐发展为远事遗忘，甚至完全性遗忘，可出现虚构。记忆保存困难（3分钟内不能记住3个无关词）和学习新信息能力缺陷。

2. 认识障碍

认识障碍是患者日常生活动作和行为异常的基础。早期有计算力障碍，此后逐渐发展为理解能力受损，理解、思考、判断均障碍，丧失工作能力。

3. 定向障碍

对时间、空间、人物的定向障碍，不能绘画或者复制图案，严重时容易迷路，进行韦氏评分智力测验时患者空间能力测验得分很低。

4. 言语功能障碍

患者表现为用词不当，找词困难或难以理解的喃喃自语。如命名障碍（认识物体或能正常使用，但不能确切命名），进一步发展为语法错误、错用词类、语句颠倒、胡乱发声或缄默不语，也可有失读和失写。

5. 精神障碍

行为退缩，感情淡漠。变得自私自利，不注意个人卫生及仪表，不及时更衣及沐浴。此亦是本病最早的症状。有些人出现抑郁症状或幻觉，其他还可能出现焦虑、易激惹、攻击性行为、失眠等。

三、康复评定

（一）询问病史

了解患者以往智能情况，何时开始智能减退，包括学习、工作和记忆等。

（二）认知康复护理评定

参见第三章"感觉与认知功能康复护理评定"。

（三）简易精神状态检查（MMSE）

简易精神状态检查（mini-mental state examination，MMSE）是国内外最普及、最常用的老年性痴呆筛查量表，也经常用于认知功能检查。该量表测试内容易受到患者教育程度影响，对文化程度较高的老人有可能忽视轻度认知损害而出现假阴性，对低等教育及说方言者也有可能出现假阳性（表6-3）。

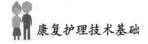

表 6-3　简易精神状态检查量表（MMSE）（中文版）

姓名：＿＿＿＿＿＿　性别：＿＿＿＿＿　年龄：＿＿＿＿　文化程度：＿＿＿＿＿＿

照护者姓名：＿＿＿　既往病史：＿＿＿＿　住址：＿＿＿＿＿＿　评定时间：＿＿＿＿

项目		分值					
I 定向力 （10分）	1. 今年是哪一年？					1	0
	2. 现在是什么季节？					1	0
	3. 现在是几月份？					1	0
	4. 今天是几号？					1	0
	5. 今天是星期几？					1	0
	6. 您现在在哪个省（市）？					1	0
	7. 您现在在哪个县（区）？					1	0
	8. 您现在在哪个乡（镇、街道）？					1	0
	9. 您现在在第几层楼？					1	0
	10. 这里是什么地方？					1	0
II 记忆力 （3分）	11-13. 现在我要说3样东西的名称，在我讲完后，请您重复一遍。请您记住这3样东西，因为几分钟后要再问您的。（请仔细说清楚，每一样东西1秒钟）"皮球、国旗、树木"。（各1分，共3分）			3	2	1	0
III 注意力和计算力 （5分）	14-18. 现在请您从100减去7，然后用所得的数目再减去7，如此一直计算下去，把每一个答案都告诉我，直到我说"停"为止。	5	4	3	2	1	0
IV 回忆能力 （3分）	19-21. 现在请您说出我刚才告诉您让您记住的那3样东西。			3	2	1	0
V 语言能力 （9分）	22-23. 命名能力 出示手表，问这是什么东西？ 出示钢笔，问这是什么东西					1	0
	24. 复述能力 我现在说一句话，请跟我清地地重复一遍"四十四只石狮子"					1	0
	25. 阅读能力 把写有"闭上你的眼睛"大字的卡片交给受访者，说：请阅读这张卡片所写的句子并照着所写的去做。					1	0
	26-28 三步命令 我给您一张纸请您按我说的去做，现在开始："用右手拿着这张纸，用两只手将它对折起来，放在您的左腿上。"（每个动作1分，共3分）			3	2	1	0
	29. 书写能力 要求受试者自己写一句完整的句子（句子必须有主语、动词）					1	0
	30. 结构能力 （出示图案）请您照上面的图案画下来！					1	0

备注：操作说明

I. 定向力（最高分10分）

　　首先询问日期，之后再针对性地询问其他部分，如"您能告诉我现在是什么季节"，每答对一题得1分。依次提问，"您能告诉我你住在什么省市吗"（区县、街道、什么地方、第几层楼）每答对一题得1分。

II. 记忆力（最高分3分）

　　告诉被测试者将问几个问题来检查他的记忆力，然后清楚、缓慢地说出3个相互无关的东西的名称（如皮球、国旗、树木，大约1秒钟说一个）。说完所有的3个名称之后，要求被测试者重复它们。被测试者的得分取决于他们首次重复的答案（答对 1 个得 1 分，最多得 3 分）。如果他们没能完全记住，你可以重复，但重复的次数不能超过 5 次。如果 5 次后他仍未记住所有的 3 个名称，那么对于回忆能力的检查就没有意义了。（请跳过 IV 部分"回忆能力"检查）。

Ⅲ. 注意力和计算力（最高分 5 分）

要求病人从 100 开始减 7，之后再减 7，一直减 5 次（即 93，86，79，72，65）。答对 1 个得 1 分，如果前次错了，但下一个答案是对的，也得 1 分。

Ⅳ. 回忆能力（最高分 3 分）

如果前次被测试者完全记住了 3 个名称，现在就让他再重复一遍。每正确重复 1 个得 1 分，最高 3 分。

Ⅴ. 语言能力（最高分 9 分）

1. 命名能力（0～2 分）：拿出手、表卡片给测试者看，要求他说出这是什么？之后拿出铅笔问他同样的问题。
2. 复述能力（0～1 分）：要求被测试者注意你说的话并重复一次，注意只允许重复一次。这句话话是"四十四只石狮子"，只有正确，咬字清楚的才记 1 分。
3. 三步命令（0～3 分）：给被测试者一张空白的纸，要求对方按你的命令去做，注意不要重复或示范。只有他按正确顺序做的动作才算正确，每个正确动作计 1 分。
4. 阅读能力（0～1 分）：拿出一张写着"闭上您的眼睛"的卡片给被测试者看，要求被测试者读出它并按要求去做。只有他确实闭上眼睛才能得分。
5. 书写能力（0～1 分）：给被测试者一张白纸，让他自发地写出一句完整的句子，句子必须有主语、动词，并有意义。注意你不能给予任何提示，语法和标点的错误可以忽略。
6. 结构能力（0～1 分）：在一张白纸上画有交叉的两个五边形，要求被测试者照样准确地画出来。评分标准：五边形需画出 5 个清楚的角和 5 个边。同时，两个五边形交叉处形成菱形。线条的抖动和图形的旋转可以忽略。

评估标准：（1）认知功能：大于或等于 27 分，正常；小于 27 分，认知功能障碍；21～26 分，轻度认知功能障碍；10～20 分，中度认知功能障碍；0～9 分，重度认知功能障碍。（2）痴呆筛查：文盲，小于或等于 17 分者；小学（教育年限小于等于 6 年）得分小于或等于 20 分者；中学或以上，小于或等于 24 分者。

知识链接

MMSE 的英文版文本基本就是 1975 年 Folstein 的版本（J Psychiatr Res 1975;12:189-198），国内的中文版本与英文版基本一样，有个别用词不一样，但国内版本比较一致，两个主要版本文本是一致的（张明园《精神科评定量表手册》和许贤豪《神经心理量表检测指南》）。

主要的不一致之处在于痴呆的诊断值，1990 年之前英文版本一般采用 23/24 分，即 ≤ 23 认为是痴呆。随着研究的深入和临床试验的开展越来越多，临床研究应用时欧美比较一致的使用 0～9 分为重度痴呆，10～20 分为中度痴呆，21～26 分为轻度痴呆，≥ 27 分为无痴呆的标准。正如许贤豪《神经心理量表检测指南》里面所说，我国基本使用 0～9 分为重度痴呆，10～20 分为中度痴呆，21～26 分为轻度痴呆，≥ 27 分为无痴呆的划分标准。这一标准在 8 年以上教育程度的非高龄人群中（临床试验的招募对象往往是这些人）使用是很合适的，所以研究文献基本使用这一标准。这样一来与国外的研究标准一致，也便于结果的比较。

但是，临床实际诊疗（非临床研究）中就很难简单套用这一研究标准，因为 MMSE 受年龄及教育程度的影响还是很大的，实际上更多地采用张振馨教授的痴呆筛查标准，即文盲组 ≤ 19 分、小学组 ≤ 22 分，初中及以上组（大于 8 年受教育年）≤ 26 分为痴呆（中华神经科杂志 1999，32:149-153）。值得注意的是，这一标准同样没有考虑高龄因素的影响，高龄患者使用时需要充分综合病史及日常生活能力进行诊断，不只是简单依赖 MMSE 的分值进行判断。

（四）蒙特利尔认知评估量表（MoCA）

蒙特利尔认知评估量表（Montreal Cognitive Assessment，MoCA）是一个用来对认知功能进行快速筛查的评定工具。我国对量表进行了汉化，以便推广使用（表6-4）。

表6-4 蒙特利尔认知评估量表

姓名：　　　　　性别：　　　　　出生日期：　　　　　教育水平：　　　　　检查日期：

视空间与执行功能		得分
戊 甲 5 结束 乙 2 1 开始 丁 4 3 丙 　[ ]	画钟表（11点过10分）（3分） 复制立方体 [ ] 轮廓[ ] 指针[ ] 数字[ ]	＿/5

命名			
[ ]	[ ]	[ ]	＿/3

记忆	读出下列词语，然后由患者重复上述过程重复2次，5分钟后回忆		面孔	天鹅绒	教堂	菊花	红色	不计分
		第一次						
		第二次						

注意	读出下列数字，请患者重复（每秒1个）	顺背[ ]	21854	＿/2
		倒背[ ]	742	

读出下列数字，每当数字出现1时，患者敲一下桌面，错误数大于或等于2不给分	[ ]52139411806215194511141905112	＿/2

100连续减7	[ ]93	[ ]86	[ ]79	[ ]72	[ ]65	＿/3
4～5个正确给3分，2～3个正确给1分，全部错误为0分						

语言	重复：我只知道今天张亮是来帮过忙的人 [ ] 狗在房间的时候，猫总是躲在沙发下面 [ ]			＿/2
	流畅性：在1分钟内尽可能多地说出动物的名字 [ ]＿＿＿＿＿＿＿（N≥11名称）			＿/1

抽象	词语相似性：香蕉—橘子＝水果 [ ] 火车—自行车 [ ] 手表—尺子	＿/2

延迟回忆	回忆时不能提醒	面孔 [ ]	天鹅绒 [ ]	教堂 [ ]	菊花 [ ]	红色 [ ]	仅根据非提示记忆得分	＿/2
	分类提示：							＿/2
	多选提示：							＿/2

定向	日期[ ] 月份[ ] 年代[ ] 星期[ ] 地点[ ] 城市[ ]	＿/6

总分		＿/30

1. **MoCA 量表评分指导**

（1）交替连线测验指导语："我们有时会用'123……'或者汉语的'甲乙丙……'来表示顺序。请您按照从数字到汉字并逐渐升高的顺序画一条连线。从这里开始【指向数字（1）】，从1连向甲，再连向2，并一直连下去，到这里结束【指向汉字（戊）】"。评分：当患者完全按照"1—甲—2—乙—3—丙—4—丁—5—戊"的顺序进行连线且没有任何交叉线时给1分。当患者出现任何错误而没有立刻自我纠正时，给0分。

（2）视结构技能（立方体）指导语（检查者指着立方体）："请您照着这幅图在下面的空白处再画一遍，并尽可能精确。"评分：完全符合下列标准时，给1分：图形为三维结构，所有的线都存在，无多余的线，相对的边基本平行，长度基本一致（长方体或棱柱体也算正确）；上述标准中，只要违反其中任何一条，即为0分。

（3）视结构技能（钟表）指导语："请您在此处画一个钟表，填上所有的数字并指示出11点10分。"评分：符合下列3个标准时，分别给1分。①轮廓（1分）：表面必须是个圆，允许有轻微的缺陷（如圆没有闭合）。②数字（1分）：所有的数字必须完整且无多余的数字；数字顺序必须正确且在所属的象限内；可以是罗马数字；数字可以放在圆圈之外。③指针（1分）：必须有两个指针且一起指向正确的时间；时针必须明显短于分针；指针的中心交点必须在表内且接近于钟表的中心。上述各项目的标准中，如果违反其中任何一条，则该项目不给分。

（4）命名指导语：自左向右指着图片问患者："请您告诉我这个动物的名字"。

评分：每答对一个给1分。正确回答是：①狮子；②犀牛；③骆驼或单峰骆驼。

（5）记忆指导语：检查者以每秒钟1个词的速度读出5个词，并向患者说明："这是一个记忆力测验。在下面的时间里我会给您读几个词，您要注意听，一定要记住。当我读完后，把您记住的词告诉我。回答时想到哪个就说哪个，不必按照我读的顺序。"把患者回答正确的词在第一试的空栏中标出。当患者回答出所有的词，或者再也回忆不起来时，把这5个词再读一遍，并向患者说明："我把这些词再读一遍，努力去记并把您记住的词告诉我，包括您在第一次已经说过的词。"把患者回答正确的词在第二试的空栏中标出。

第二试结束后，告诉患者一会儿还要让他回忆这些词："在检查结束后，我会让您把这些词再回忆一次。"

评分：这两次回忆不记分。

（6）注意

数字顺背广度：指导语："下面我说一些数字，您仔细听，当我说完时您就跟着照样背出来。"按照每秒钟1个数字的速度读出这5个数字。

数字倒背广度：指导语："下面我再说一些数字，您仔细听，但是当我说完时您必须按照原数倒着背出来。"按照每秒钟1个数字的速度读出这5个数字。

评分：复述准确，每一个数列分别给1分（注：倒背的正确回答是2—4—7）。

警觉性：指导语：检查者以每秒钟 1 个的速度读出数字串，并向患者说明："下面我要读出一系列数字，请注意听。每当我读到 1 的时候，您就拍一下手。当我读其他的数字时不要拍手。"

评分：如果完全正确或只有一次错误则给 1 分，否则不给分（错误是指当读 1 的时候没有拍手，或读其他数字时拍手）。

连续减 7：指导语："现在请您做一道计算题，从 100 中减去一个 7，而后从得数中再减去一个 7，一直往下减，直到我让您停下为止。"如果需要，可以再向患者讲一遍。

评分：本条目总分 3 分。全部错误记 0 分，一个正确给 1 分，两到三个正确给 2 分，四到五个正确给 3 分。从 100 开始计算正确的减数，每一个减数都单独评定，也就是说，如果患者减错了一次，而从这一个减数开始后续的减 7 都正确，则后续的正确减数要给分。例如，如果患者的回答是 93—85—78—71—64，85 是错误的，而其他的结果都正确，因此给 3 分。

（7）句子复述

指导语："现在我要对您说一句话，我说完后请您把我说的话尽可能原原本本地重复出来【暂停一会儿】：我只知道今天张亮是来帮过忙的人。"患者回答完毕后，"现在我再说另一句话，我说完后请您也把它尽可能原原本本的重复出来【暂停一会儿】：狗在房间的时候，猫总是躲在沙发下面。"

评分：复述正确，每句话分别给 1 分。复述必须准确。注意复述时出现的省略（如省略了"只""总是"）以及替换 / 增加（如"我只知道今天张亮……"说成"我只知道张亮今天……"；或"房间"说成"房子"等）。

（8）词语流畅性

指导语："请您尽可能快、尽可能多地说出您所知道的动物的名称。时间是 1 分钟，请您想一想，准备好了吗？开始。"1 分钟后停止。

评分：如果患者 1 分钟内说出的动物名称 ≥ 11 个则记 1 分。同时在检查表的背面或两边记下患者的回答内容。龙、凤凰、麒麟等神化动物也算正确。

（9）抽象

让患者解释每一对词语在什么方面相类似，或者说它们有什么共性。指导语从例词开始。指导语："请您说说橘子和香蕉在什么方面相类似？"如果患者回答的是一种具体特征（如，都有皮，或都能吃等），那么只能再提示一次："请再换一种说法，他们在什么方面相类似？"如果患者仍未给出准确回答（水果），则说："您说的没错，也可以说他们都是水果。"但不要给出其他任何解释或说明。在练习结束后，说："您再说说火车和自行车在什么方面相类似？"当患者回答完毕后，再进行下一组词："您再说说手表和尺子在什么方面相类似？"不要给出其他任何说明或启发。

评分：只对后两组词的回答进行评分。回答正确，每组词分别给 1 分。只有下列的回答被视为正确：火车和自行车：运输工具；交通工具；旅行用的。

手表和尺子：测量仪器；测量用的。

下列回答不能给分：火车和自行车：都有轮子。手表和尺子：都有数字。

（10）延迟回忆

指导语："刚才我给您读了几个词让您记住，请您再尽量回忆一下，告诉我这些词都有什么？"对未经提示而回忆正确的词，在下面的空栏中打钩（√）作标记。

评分：在未经提示下自由回忆正确的词，每词给1分。

可选项目：在延迟自由回忆之后，对于未能回忆起来的词，通过语义分类线索鼓励患者尽可能地回忆。经分类提示或多选提示回忆正确者，在相应的空栏中打钩（√）作标记。先进行分类提示，如果仍不能回忆起来，再进行多选提示。例如："下列词语中哪一个是刚才记过的：鼻子，面孔，手掌？"各词的分类提示和（或）多选提示如下：分类提示多选提示面孔：身体的一部分，鼻子、面孔、手掌？天鹅绒：一种纺织品，棉布、的确良、天鹅绒？教堂：一座建筑，教堂、学校、医院？菊花：一种花，玫瑰、菊花、牡丹？红色：一种颜色，红色、蓝色、绿色？评分：线索回忆不记分。线索回忆只用于临床目的，为检查者分析患者的记忆障碍类型提供进一步的信息。对于提取障碍导致的记忆缺陷，线索可提高回忆成绩；如果是编码障碍，则线索无助于提高回忆成绩。

（11）定向指导语

"告诉我今天是什么日期？"如果患者回答不完整，则可以分别提示患者："告诉我现在是【哪年，哪月，今天的确切日期，星期几】"。然后再问："告诉我这是什么地方，它在哪个城市？"评分：每正确回答一项给1分。患者必须回答精确的日期和地点（医院、诊所、办公室的名称）。日期上多一天或少一天都算错误，不给分。

2. 评估标准

总分：把右侧栏目中各项得分相加即为总分，满分30分。量表英文原版应用结果表明，如果受教育年限小于或等于12年，则加1分，最高分为30分。大于或等于26分属于正常。

知识链接

1. 简易智能状态评估量表（MMSE）

优点：①耗时较短，一般5分钟即可完成，应用较为快速、方便，受试者的配合度较高。②对患者的要求不高，受教育程度低（如文盲）也可基本完成评估。③在中国具有大样本的常模，因此具有公认的痴呆筛查的界值，一般为25/26或26/27分。④对于中重度痴呆和多个认知域受损的认知障碍比较敏感。

缺点：①所涵盖的认知域较少，定向力（10分）及语言能力（8分）两个认知域所设的分数相对较高，而其他认知域分值偏低，各认知域分值比重不一。②记忆力的测试相对来说简单（仅3个词语回忆），即刻回忆与延迟回忆相隔时间较短，仅间隔计算力测试一个认知域测定。执行功能（1分）所占比例比较低，因此对单个认知域（如记忆力、执行功能）受损的筛查不敏感。③对于受教育程度较高的患者，由于项目过于简单，量表评分在正常范围，容易掩盖患者认知功能受损。

适合人群：①中重度各种类型痴呆患者；②轻度认知障碍（多个认知域受损），即患者存在除记忆力减退主诉以外的其他认知域受损（定向力障碍、执行功能障碍）。

2. 蒙特利尔认知评估量表（MoCA）

优点：①对于单个认知域受损的轻度认知障碍（如遗忘型认知障碍）和可疑痴呆的患者的筛查更敏感。②涵盖的认知域更广泛、全面，分值分配更合理，提高了视空间及执行功能的分值，对记忆力测查更合理，增加了词语的数量及难度，延长了延迟回忆的时间，更能反映患者记忆力的真实状况。③需要患者具有一定的文化水平及配合能力，因此能更真实地反映患者认知功能情况

缺点：①耗时相对较长，一般需要约10分钟甚至更长。②受教育程度低的患者对于量表中部分认知域测评有一定影响（如执行功能、抽象能力），患者的完成度及配合度会降低。③目前国内还没有大样本常模研究MoCA对认知障碍的筛查，因此还没有公认的痴呆和轻度认知障碍筛查的界值，目前最常用的是25/26分，但最近也有研究认为22/23和23/24分更适合我国人群的筛查。

适合人群：①轻度认知障碍，尤其是单个认知域受损（如遗忘型认知障碍）；②可疑痴呆和轻度痴呆的筛查。

MMSE联合MoCA的应用优势：两个量表联合使用更有助于发现认知功能障碍，弥补了二者的缺点，提高了认知障碍筛查的准确性，可初步对各种认知障碍进行简单的筛查。提高了认知障碍的检出率，增加了灵敏度和特异度，减少了假阳性率和假阴性率，能够及时发现、及时诊断及治疗。

适合人群：各种类型，由轻度认知障碍到痴呆的筛查（MCI、AD、血管源性认知障碍、帕金森性痴呆等）。

（五）常用辅助检查

通过神经系统体格检查及脑电图、CT检查排除脑动脉硬化及其他原因引起的认知障碍。

四、康复目标

1. 加强健康教育

对老人和家属进行认知障碍症的健康教育，积极预防和延缓认知障碍症的发生、发展。早期筛选出认知障碍症患者，并遵医嘱对症治疗，以延缓疾病的发展。

2. 积极参加康复治疗

对生活自理能力存在障碍的认知障碍症患者应予积极对症的康复治疗，提高认知障碍症患者的生活自理能力，提高生存质量，或教会家属康复的要点。

五、康复护理

（1）感觉功能康复护理。

（2）知觉功能康复护理。

（3）认知功能康复护理。

具体内容可以参见本书第四章"认知功能康复护理"。

（4）饮食护理

1）食物应多样化，在可能的情况下每餐应保证有主食、水果或蔬菜及奶制品。

2）每天至少吃一次肉、鱼或蛋类，保证足够营养，补充维生素。

3）对独居或有厌食症及进餐无规律的患者应提供家庭饮食护理。

第三节　人工关节置换术康复护理

一、概述

人工关节置换术用于因外伤、骨病、肿瘤等引起的关节损伤、破坏、畸形等，目的是减轻或消除疼痛、矫正畸形及改善关节功能。随着我国人口的老龄化，股骨颈骨折和膝关节疾病已经逐渐成为老年人常见的一种严重的创伤性疾病。采用人工关节置换术就是重建关节功能，近年来随着医疗技术和医疗器械的不断完善，人工关节置换目前已广泛应用于临床，它能够缩短老年人的卧床时间，减少并发症发生，提高患者生活质量，从而使老年人获得生活上的独立。科学、合理的康复护理是手术能否取得成功的最重要因素之一，直接影响患者的手术疗效。

人工全髋关节置换术（total hip arthroplasty，THA）是利用人工髋关节假体代替机体已病变的髋关节，以达到解除疼痛、恢复关节功能、提高患者生存质量的目的。此项技术主要用于髋骨关节炎、股骨颈骨折、股骨头缺血坏死、类风湿关节炎、先天性髋关节发育不良等。人工髋关节假体多数是由光滑的钴合金头与高强度的超高分子聚乙烯臼杯结合而成，为了减少潜在的因摩擦而脱落的聚乙烯颗粒造成的假体松动，近来生物陶瓷臼杯应用于临床。髋关节假体分骨水泥固定型、非骨水泥固定型及混合固定型。

人工全膝关节置换术（total knee arthroplasty，TKA）主要用于关节结构广泛破坏所致严重膝关节疼痛、不稳、畸形和功能障碍，保守治疗无效，可考虑手术治疗。对于膝关节骨性关节炎和类风湿关节炎造成的严重关节畸形和活动障碍可选择关节置换术。关节置换术后的康复非常重要的，其目的不仅仅是增加患者机体活动及日常生活的功能，还要最大程度减少术后合并症，使患者回归社会，重返工作岗位。

二、主要功能障碍

1. 疼痛

关节置换术后，因手术等造成的创伤，患者会感到较为剧烈的急性疼痛，后期因被动活动关节使部分挛缩的肌肉伸展而出现疼痛，可实施药物、理疗等治疗措施。

2. 感染

感染是人工关节置换术后极为严重的并发症，如术前牙龈炎、扁桃体炎等引起的血源性感染；术中植入物未经严格消毒灭菌、手术区污染；术后伤口引流不畅，治疗护理时未严格遵守无菌操作等。

3. 神经损伤

THA 术后患者神经损伤表现为患肢感觉及运动障碍，膝及足背伸展无力，出现小腿后外侧麻木，足趾背伸肌力下降。

4. 关节挛缩

多为屈曲挛缩，常见原因是早期未行关节活动或体位不当，使关节不能有效伸展，术前有关节挛缩者术后更易发生。

5. 日常生活活动能力受限

疼痛和关节活动度减小等原因都限制了患者个人如厕、步行、上下楼梯等活动能力。

三、康复护理评定

1. 髋关节置换术后的功能评定

关节置换术后的康复护理评估主要在术后 1～2 天、术后 1 周、术后 2 周及术后 1 个月、术后 3 个月和 6 个月进行评定。内容包括：

（1）切口愈合情况，并注意有无感染情况。

（2）关节肿胀情况。

（3）关节疼痛情况。

（4）关节活动状况。

（5）下肢肌力。

（6）活动及转移的能力。

（7）步行功能。

（8）下肢功能性活动能力。

（9）X 线检查，确定手术后髋关节正确对线情况；确定是否存在骨质疏松，以避免治疗时施力过大。

亦可采用人工全髋关节 Harris 评分，Harris 评分是由美国 Haris 医生在 1969 年提出，也是目前国内外最为常用的评估标准，内容包括 4 个方面：疼痛、功能、关节活动度和畸形，主要强调功能和疼痛的重要性，满分为 100 分，90～100 分为优，80～89 分为良，70～79 分为可，70 分以下为差（表 6-5）。

表6-5　人工全髋关节置换术 Harris 评分表

		表现	得分
Ⅰ疼痛（44分）			
无			44
弱		偶痛或稍痛，不影响功能	40
轻度		一般活动后不受影响，过量活动后偶有中度疼痛	30
中度		可忍受，日常活动稍受限，可正常工作，偶服比阿司匹林强的止痛剂	20
剧烈		有时剧痛，但不必卧床，活动严重受限，经常使用比阿司匹林强的止痛剂	10
病废		因疼痛被迫卧床，卧床也有剧痛，因终痛破行，病废	0
Ⅱ功能（47分）	楼梯（4分）	一步一阶，不用扶手	4
		一步一阶，用扶手	2
		用某种方法能上楼	1
		不能上楼	0
	交通（1分）	有能力进入公共交通工具	1
	坐（5分）	在任何椅子上坐而无不适	5
		在高椅子上坐半小时而无不适	3
		在任何椅子上坐均不舒服	0
ⅰ日常活动（14分）	鞋袜（4分）	穿袜、系鞋方便	4
		穿袜、系鞋困难	2
		不能穿袜、系鞋	0
ⅱ步态（11分）		无破行	11
		稍有破行	8
		中等破行	5
		严重破行	0
ⅲ需行走辅助器 平稳舒适行走（11分）		不需	11
		单手杖长距离	7
		多数时间单手杖	5
		单拐	3
		双手杖	2
		双拐	0
		完全不能走（必须说明原因）	0
ⅳ距离（11分）		不受限	11
		6个街区	8
		2～3个街区	5
		室内活动	2
		卧床或坐椅（轮椅）	0
Ⅲ畸形（4分）		无下列畸形	4
		固定的屈曲挛缩畸形小于30°	
		固定的内收畸形小于10°	
		固定的伸展内收畸形小于10°	
		肢体短缩小于3.2厘米	
Ⅳ活动范围（5分）（指数值由活动度数与相应的指数相乘而得分）			
ⅰ前屈		0°～45°×1.0	
		45°～90°×0.6	
		90°～110°×0.3	
ⅰ外展		0°～15°×0.8	
		15°～20°×0.3	
		大于20°×0	
ⅲ伸展外旋		0°～15°×0.8	
		大于15°×0	
ⅳ伸展内旋		任何活动×0	
ⅴ内收		0°～15°×0.2	
		活动范围的总分为各指标外值的总和乘以0.05	

2. 膝关节功能评定

可采用美国特种外科医院膝关节评分系统（ospital for speial surgery，HSS），HSS评分系统是 TKA 术后较早也最广泛应用的评分标准，这是一个百分制系统（表6-6）。

表6-6 膝关节 HSS 评分标准

项目	评分	项目	评分
Ⅰ疼痛（30分）		Ⅳ肌力（10分）	
任何时候均无疼痛	30	优：完全对抗阻力	10
行走时无疼痛	15	良：部分对抗阻力	8
行走时轻度疼痛	10	可：能带动关节活动	4
行走时中度疼痛	5	差：不能带动关节活动	0
行走时重度疼痛	0	Ⅴ固定畸形（10分）	
休息时疼痛	15	无畸形	10
休息时轻度疼痛	10	<5°	8
休息时中度疼痛	5	5°～10°	5
休息时重度疼痛	0	>10°	0
Ⅱ功能（22分）		Ⅵ稳定性（10分）	
行走和站立无限制	12	无	10
行走距离5～10个街区和间断站立（小于30分钟）		轻度：0°～5°	8
行走距离1～5个街区和站立超过30分钟	10	中度：5°～15°	5
行走距离少于1个街区	8	重度：大于15°	0
不能行走	4	减分	
能上楼梯	0	单手杖	−1
能上楼但需支撑	5	单拐	−2
能自由移动	2	双拐	−3
能移动但需支撑	5	伸直滞缺5°	−2
Ⅲ活动范围（18分）	2	伸直滞缺10°	−3
每活动8° 得1分		伸直滞缺15°	−5
最多18分	18	每内翻5°	−1
		每外翻5°	−1

四、康复护理

（一）人工全髋关节置换术后康复训练一

1. 术后早期训练

一般指术后5天内的训练。

（1）体位：THR 术后相对制动，必须保持患肢外展中立位。术侧肢体下方垫软枕，髋关节稍屈曲，两腿间可放置软枕，穿防外旋鞋。搬动和移动患者时不能只牵拉抬动患肢，应将整个髋关节抬起。术后第1天就可以开始康复训练。

1）仰卧位训练：进行等长收缩训练，首先进行仰卧位训练，包括股四头肌及臀肌、足跟滑动使髋屈曲至45°角、髋关节内旋至中立位。

2）坐位膝关节伸直及髋关节屈曲训练：训练时注意髋部禁忌动作，嘱咐患者不可久坐，一次坐位时间不超过1小时，避免引起髋部不适及僵硬。

3）站立训练：若患者身体条件允许可进行站立训练，包括站立位髋关节后伸、外展及膝关节屈曲训练。

4）侧卧于健侧时，双腿间放置大枕头隔开，避免髋关节超过45°～60°屈曲，如果发现患肢缩短，及时摄片检查是否脱位。

（2）肌力及关节活动范围训练

1）术后当日即可从患肢足背开始向心性按摩，足踝关节主动、被动伸屈练习。

2）第2～第3日，拔除引流管和去防外旋鞋后便可进行髋关节屈伸练习、髋关节伸展和旋转练习，训练髋关节活动度。

屈伸练习逐渐由被动向主动加辅助，向完全主动练习过渡。被动训练常用CPM器辅助。其活动范围不仅可以随时调节而且可以逐步增加，此活动速度比较缓慢、均匀，易被患者接受。一般将CPM开始的最大活动角度为40°，此时髋关节活动范围为25°～45°，以后每日增加5°～10°，每日训练3～4小时。至术后1周左右，CPM最大活动角度为90°，髋关节活动范围达到25°～85°，可停用CPM，改以主动活动为主；关节旋转练习包括伸直位和屈髋位，屈髋位练习时双手拉住床上支架做上身轻度左右摇摆运动，注意臀部不能离床，若术侧髋关节中度屈曲位不稳定时，要避免上身倾向术侧。另外，还要加强上肢肌力训练，方便日后使用拐杖。

2. 术后中期训练

指术后5天～2周的训练。

此期训练的目的是恢复关节活动度，进一步提高肌力。主要是做主动训练和抗阻力训练。

（1）卧位训练：锻炼屈髋肌的最好办法是髋关节半屈曲位主动或主动抗阻力屈髋练习。宜在术后7天后进行主动直腿抬高的练习，同时进行髋关节活动度和肌力练习，若早期增加髋臼承受的压力，就不利于非骨水泥固定的髋臼假体的骨组织长入。

仰卧位或健侧卧位髋膝关节伸直，进行髋关节内收外展运动（抗阻或不抗阻）。仰卧屈膝双下肢外展位，进行膝关节靠拢和分开运动锻炼髋关节内外旋，髋关节外旋位不稳定的患者避免做外旋动作。还可通过床架上的滑轮装置，依靠绳索和大腿吊带的向上牵引力支撑术侧大腿，可分别做主动辅助屈髋练习、髋关节外展和内收练习、主动伸膝练习和抗阻力伸髋练习、俯卧侧卧位伸髋练习等。

（2）坐位训练：术后5～6天，协助患者将术侧肢体移近床边，于近床沿处放下后坐起，坐起时双手后撑，髋关节屈曲不大于80°。由于髋关节最容易出现脱位和半脱位的体位是坐位，术后6～8周，患者以躺、站或行走为主，坐的时间每次限半小时，每日可坐4～6次，若术中关节稳定性欠佳，可放弃坐位功能训练。

（3）立位训练：患者坐起无头晕及其他不适时，在术后6～7天进行，可进行由坐到站的位置训练，并可行扶拐立位练习。

（4）步行训练：术后开始下地行走和负重的时间由人工关节置换手术的不同而区别。

1）假体为骨水泥固定者：最初在步行器或拐杖帮助下练习，2～3天后可逐步负重行走。

2）非骨水泥固定者：手术后1周在不负重情况下扶双拐练习行走。在行走或站立时，术侧膝关节应始终处于伸直位，保持挺胸伸腰；上下楼梯要求健侧先上，术侧先下。

3．术后晚期训练

指术后2周以后的训练。

关节已不易发生脱位，手术切口及周围组织已纤维瘢痕化，关节周围软组织较牢固，此期注意加强患髋外展、外旋和内收功能锻炼。

具体方法：①患者坐在椅子上，伸直健侧下肢，在双上肢的帮助下屈膝、屈髋，将患肢小腿置于健侧膝前，一手握住患者足底，一手放于患膝内侧，轻轻向下按压，并逐渐屈曲健侧肢体膝关节。②踏车练习，一般在术后2～3周开始。车速、时间及坐垫高度要根据患者具体情况调整。为了进一步增强肌力和关节活动度，加强平衡力和协调力，还要进行走斜坡、上下楼梯训练等。

（二）人工全膝关节置换术后康复训练二

1．术后4天内的训练

训练目的是促进伤口愈合，改善ROM，增强肌力，防止肌肉萎缩，减少并发症的发生。该期疼痛较重，术后通常用石膏固定膝关节于伸直位3～4天，减轻疼痛和出血。

（1）术后当日：为防止患肢外旋压迫腓总神经引起麻痹，应将患肢抬高，使之保持中立位；踝关节被动伸屈及旋转运动，可用患肢穿弹力袜的方式来促进血液循环。

（2）术后第1日：进行股四头肌等长收缩训练，尽量背屈踝关节，尽力伸膝，使髌骨向近端牵拉，持续5～10秒，每小时做50次。

（3）第2～第3日：引流管拔除后，可进行膝关节持续被动活动。由0°～40°开始，每日逐渐增加5°～10°，每次1小时，2～3次/日。在股四头肌及腘绳肌肌力恢复到一定程度，伤口疼痛也较轻时，可在CPM锻炼的同时，进行主动膝关节屈伸活动，训练屈伸肌肌力。

2．中期训练

指在术后4天～2周内的训练。其目的是训练关节活动度，至少达到0°～90°，其次是肌力的训练。

（1）继续CPM和主动膝关节伸屈训练。

（2）坐位主动伸膝练习主要可训练股中间肌及内、外侧肌；仰卧位抗阻和不抗阻直腿抬高，主要锻炼股直肌。

（3）术后第4日，使用骨水泥的患者，可以开始练习下地行走；不用骨水泥的患者，为避免影响骨组织长入而达不到生物固定的目的，可推迟至术后5～6周再开始练习。正确的行走姿势：扶双拐，抬头、挺胸、收腹，站立位伸膝屈髋，迈出第一步，站稳后身体可略前倾，再迈出另一条腿。若关节不稳，可带膝支架。若术前有较严重屈膝畸形，夜间可用石膏托固定于伸膝位至术后4～6天。

（4）训练髋关节活动度和下肢肌力、健侧肢体及上肢、背、腹部肌肉肌力，恢复体力。

3. 后期训练

在术后2～6周内的训练。该期训练的目的是增强肌力及保持关节活动度。

（1）进行主动抗阻力运动：可利用沙包、滑车、徒手、重锤等进行练习。

（2）生活功能训练：包括下蹲起立、屈膝坐位起立、上下楼梯及静态自行车等。

（3）其他日常生活活动训练、理疗、作业治疗等。

五、康复护理指导

（一）健康宣教

向患者及其家属进行康复指导，让家属熟悉康复训练细节，以协助患者进行康复训练。

（1）人工关节置换术后应做好随访工作，若发现手术关节有异常情况，应及时联系手术医生。

（2）告诫患者术后6～8周内应避免性生活，性生活时防止下肢极度外展，并避免受压。老年人更要注意日常生活中的下肢活动情况。

（3）避免剧烈活动和重体力活动。

（4）避免在凹凸不平或过于光滑的路面上行走；家居地面干爽，无杂物堆放，预防跌倒；鞋底宜用软胶，不穿高跟鞋或鞋底过滑的拖鞋等；座椅高度要适宜，不宜坐矮椅或跪下，适当控制体重，减轻关节负担。

（二）康复护理指导

（1）THR术后应避免日常生活中易导致髋关节脱位的体位，如自坐位站起、取东西、坐凳、穿鞋动作、翘"二郎腿"等。

（2）THR术者出院后继续进行侧卧位髋关节外展练习、俯卧位髋关节伸展训练，避免内收内旋体位。

（3）持续使用拐杖，达到无疼痛及无跛行时才可弃拐，但为减少人工关节磨损和防止跌倒，尤其长距离行走最好长期使用单手杖。

（4）继续进行残余髋屈拉伸、直腿抬高及单腿平衡练习，逐步提高抗阻力强度，并延长训练时间，来提高肌肉耐力。

（5）关节活动度训练、平衡训练、肌力训练、患肢负重练习均需遵循循序渐进原则。

第四节　骨折康复护理

一、概述

骨折患者对于治疗的需求不只是疾病的治疗，更需要恢复肢体功能。骨折的康复护理可明显改善患者预后，帮助患者重新返回社会。

骨折（fracture）是骨的完整性遭到破坏或连续性中断。造成骨折的原因很多，以外力造成的骨折为多见，常伴有肌肉、肌腱、神经、韧带的损伤。因此，骨折具有病情严重、并发症多、恢复慢及遗留功能障碍的可能，严重者甚至会发生生命危险。为预防不良后果的发生，在骨折复位固定的早期应开始康复。骨折的康复涉及躯体康复、精神康复、职业康复及社会康复等各方面，其中最重要的是功能训练。老年人群是骨折容易发生的高危群体，尤其是伴随严重骨质疏松的老年人骨折发生率更高，也给康复护理工作带来巨大挑战。

（一）骨折的分类

1. 根据骨折的稳定性

骨折分为稳定性骨折和不稳定性骨折。

2. 根据骨折处皮肤黏膜的完整性

骨折分为闭合性骨折和开放性骨折。

3. 根据骨折的原因

骨折分为外伤性骨折和病理性骨折。

（二）骨折愈合分期

1. 血肿炎症机化期

骨折导致骨髓腔、骨膜下和周围组织血管破裂出血，在骨折断端及其周围形成血肿。由于内、外凝血系统的激活，伤后骨折部位的血液开始凝固，形成含有网状纤维素的血凝块，严重的损伤和血管断裂使骨折端缺血，可致部分软组织和骨组织坏死，在骨折处发生无菌性炎症反应。骨折两端的毛细血管和成纤维细胞再生并向血肿内生长，最后积血清除，形成肉芽组织。肉芽组织内成纤维细胞合成和分泌大量胶原纤维，转化为纤维结缔组织，使骨折两端连接起来，称为纤维连结，时间为2～3周。

2. 原始骨痂形成期

骨折后一周，骨内、外膜增生，新生血管形成，骨膜内成骨细胞开始大量增生，将骨折断端间纤维组织变成新生骨，即形成原始骨痂，这些骨痂不断钙化加强，当其足以抵抗肌收缩及剪力和旋转力时，则骨折达到临床愈合期，6～10周完成。此时X线片上可见骨折处有梭形骨痂阴影，但骨折线仍隐约可见。此阶段若负重骨易变形。

3. 骨板形成塑形期

骨折后8～12周原始骨痂中新生骨小梁逐渐增粗，排列逐渐规则和致密。原始骨面被板层骨所替代，使骨折部位形成坚强的骨性连接，这一过程需8～12周。随着肢体活动和负重，有更多的新骨使之形成坚强的板层骨，多余的骨痂逐渐被吸收而清除。此时外力作用在骨折部位，不易变形可负重。

（三）骨折临床愈合的判定标准

临床愈合是骨折愈合的重要阶段，此时患者已可拆除外固定，通过功能锻炼，逐渐恢复患肢功能，其标准为：

（1）骨折断端无压痛和纵向叩击痛。

（2）局部无异常活动。

（3）X线显示骨折处有连续性骨痂，骨折线模糊。

（4）外固定解除后，上肢能向前伸手持重1千克大约1分钟，下肢能不扶拐平地连续步行3分钟，不少于30步；连续观察2周，骨折断端不变形。

具备上述临床愈合的所有条件，且X线片下显示骨痂通过骨折线，骨折线消失或接近消失，皮质骨界线消失，即骨折愈合。临床愈合时间为最后一次复位至观察达到临床愈合之日所需要的时间。骨折愈合时间受年龄、骨折类型、部位及治疗方法等因素影响。年龄越小，骨生长越活跃，骨折愈合越快。骨折临床愈合时间见表6-7。

表6-7 成人常见骨折临床愈合时间

骨折部位	时间
锁骨骨折	1～2个月
肱骨外科颈骨折	1～1.5个月
肱骨干骨折	1～2个月
肱骨髁上骨折	1～1.5个月
尺桡骨干骨折	2～3个月
桡骨下端骨折	1～1.5个月
掌指骨骨折	3～4周
股骨颈骨折	3～6个月
股骨转子间骨折	2～3个月
股骨干骨折	3～3.5个月
胫腓骨骨折	2.5～3个月
踝部骨折	1.5～2.5个月
距骨骨折	1～1.5个月
脊柱椎体压缩性骨折	1.5～2.5个月

二、康复护理评定

1. 疼痛、肿胀

是外伤性炎症反应，由于组织出血、体液渗出加上疼痛反射造成肌肉痉挛等所造成。

同时因疼痛反射引起的交感性动脉痉挛所导致的损伤局部缺血，也加重了局部的疼痛。骨折后肢体制动，关节活动和肌肉的收缩减少，加之卧床引起血流减慢、重力影响及固定物的压迫，肢体血液回流障碍，使肢体肿胀、疼痛，严重者可形成下肢深静脉血栓，会进一步影响肢体的功能。

2. 关节粘连僵硬

固定有利于骨折的愈合，长时间不恰当的固定，可造成关节粘连乃至僵硬。损伤后关节内及周围的血肿、浆液纤维渗出物等的沉积及吸收不完全，易造成关节内或关节周围组织粘连，使关节活动受限加重。

3. 肌肉萎缩

因骨折而产生的肢体失用，可导致肌肉萎缩。肢体被固定时，肌主动收缩停止，反射性收缩减少，神经冲动减少，均可影响肌肉代谢而引起肌肉萎缩。

4. 肢体负重能力下降

肢体的制动影响了正常的负重功能，使骨骼负荷减少。骨组织血液循环减少、血流减慢，妨碍了骨矿物质代谢，造成骨质疏松。尤其在骨折内固定部位、肌腱、韧带附着区骨质疏松更为明显，可明显降低骨强度，易再次骨折。

5. 畸形

骨折断端移位较大，导致肢体外形的改变，表现为缩短、成角、旋转畸形；若固定或康复锻炼不恰当，亦可遗留如"爪形手"等畸形。

三、康复护理目标

（1）第一阶段康复护理目标：①消除肿胀，缓解疼痛；②患者主动参与康复训练；③骨折无移位；④未固定关节无僵硬现象、肌肉无萎缩迹象；⑤基本生活能自理，无深静脉血栓、无压疮发生；⑥无骨折后并发症的发生。

（2）第二阶段康复护理目标：①受累关节无粘连和僵硬；②肌肉无萎缩，患肢功能恢复与骨折愈合同步发展；③肌力较前有所增强；④完成简单的职业性工作。

（3）第三阶段康复护理目标：①肌力达4级以上；②关节功能恢复；③日常生活活动能力正常。

四、康复护理措施

骨折后的康复护理应注意遵循如下原则：确保固定的坚实牢固；肢体固定和训练同步进行，预防制动综合征的发生；康复训练在骨折愈合的不同阶段有不同的重点；为患者提供良好的康复环境、心理支持，帮助其最大限度地重返社会、重返家庭。骨折后的康复训练一般可分为3个阶段进行。

1. 骨折后第一阶段康复护理（骨折后1～2周）

此阶段肢体肿胀、疼痛，骨折断端不稳定，容易移位。

（1）消肿止痛：由于肢体因创伤、出血及早期炎症反应导致肿胀、疼痛。创伤早期采用抬高患肢、局部冷敷、弹力绷带、向心性按摩，可减轻疼痛和局部的炎症反应，有效地减轻肢体肿胀。肢体肿胀的处理遵循PRICE治疗方案。P（protection保护），给予受伤肢体足够的保护，避免二次伤害；R（rest休息），给予受伤肢体适当的制动，防止骨折移位；I（ice冰敷），伤后48小时内进行冰敷，以减少出血，减轻肿胀；C（compress包扎），弹力绷带包扎患肢，起到固定作用的同时还可以促进静脉回流；E（elevation抬高患肢），肢体远端高于近端且高于心脏，促进静脉回流，减轻肢体肿胀。

（2）未固定关节主动和被动活动：术后麻醉反应解除后即可进行。可以预防关节的粘连和僵硬，肌肉的收缩活动有助于消除肿胀，预防肌肉萎缩。关节僵硬程度与固定时间成正比，因此关节应进行全幅度的运动，避免出现挛缩引起关节僵硬，每日训练3次，每次5～10分钟。

（3）等长收缩练习：固定部位的肌肉有节奏的等长收缩练习，可以预防制动肌肉的萎缩及肌腱、肌肉与周围组织的粘连，并对骨折远端产生向近端靠近的牵引力，这种应力刺激有利于骨折愈合，同时能促进局部循环。每日训练3～5次，每次5～10分钟，因人而异，以不影响骨折复位与固定为前提。

（4）受累关节的被动活动：如骨折部位有坚强的内固定，术后早期即可以开始关节的被动训练。骨折累及关节面时更易产生关节内粘连，影响关节功能。在恰当的保护下进行受累关节不负重的主动运动。这种相应关节面的研磨能促进关节软骨的修复、关节面的塑形并减少关节内粘连。

（5）充气压力治疗：促进静脉回流，减轻水肿，预防深静脉血栓形成。

（6）日常生活活动（ADL）能力训练：鼓励患者早期下床活动，根据受伤情况有选择地训练自我日常生活活动能力（刷牙、梳头、洗脸、吃饭、如厕等）。因治疗需要卧床的患者每日进行床上训练、呼吸训练、有效咳嗽、排痰训练，辅助叩击排痰等。改善全身状况，预防失用性综合征、压疮、肺炎等并发症发生。

（7）物理治疗：超短波、低频磁疗、超声波、冲击波均可加速骨折愈合。经皮神经电刺激疗法能有效预防肌肉萎缩。术后或伤后48小时可用温热疗法改善肢体血液循环、消炎、消肿、减轻疼痛、减少粘连。

2. 骨折后第二阶段康复护理（骨折后3～8周）

此阶段肢体肿胀逐渐消退，疼痛减轻，断端有纤维连接，并逐渐形成骨痂，骨折处日趋稳定。

（1）受累关节的被动和主动运动：定期评价受累关节的活动范围。鼓励患者进行受累关节各个运动轴方向的主动运动，根据患者的实际情况逐渐加大运动幅度，遵循循序渐进。被动运动以不引起明显疼痛及肌肉痉挛为宜。也可配合器械或支架进行辅助训练。

（2）肌力训练：逐步增加肌肉的训练强度，使肌肉适度疲劳。外固定解除后，由等长收缩练习过渡到等张收缩和等张抗阻练习。当肌力为 0～1 级时，可采用水疗、按摩、生物反馈电刺激、经皮神经电刺激、主动助力运动等；肌力为 2～3 级时，以主动运动或主动助力运动为主，可采用低频电刺激治疗；肌力达到 3 级以上时应进行主动运动和抗阻运动，阻力可以来自自身重量或器械，根据骨折愈合情况选择训练力度，避免再次骨折。

（3）物理治疗：可进行促进血液循环、软化瘢痕的物理治疗，如水疗，超声波治疗及低频、中频电疗具有兴奋神经肌肉、镇痛等作用。高频电疗有温热作用，可促进炎症消散，但局部有金属植入物禁忌使用。

（4）改善日常生活活动能力及工作能力训练：尽早进行作业治疗，并逐步进行职业训练，注重平衡性和协调性训练。

3. 骨折后第三阶段康复（骨折后 8～12 周或更长）

此阶段从骨折临床愈合到骨痂改造塑形完毕，一般从伤后 2～3 个月至 2 年。骨骼已逐步恢复其支撑力，康复目的是增强肌力，改善关节活动度，最大程度恢复肢体活动功能，使患者的日常生活活动能力和工作能力接近正常，重返家庭，尽量恢复正常工作。

（1）关节功能牵引或关节松动训练：通过关节功能牵引或关节松动训练，以改善挛缩关节的活动范围，缓解疼痛。关节松动术是在关节的可活动范围内完成的一种针对性很强的手法操作技术，属于被动活动范畴。基本的方法有摆动、滑动、长轴牵引及分离牵引、挤压等。对僵硬的关节，可配合热疗进行手法松动，但要注意保护骨折的稳定性。关节功能牵引是受累关节的近端固定，远端沿正常的关节活动方向加以适当力量进行牵引。每次 10～15 分钟，每日 2～3 次，牵引的力量以患者感到可耐受的酸痛，但不产生肌肉痉挛为宜。

（2）肌力与耐力训练：通过训练提高患者肌肉力量和耐力。抗阻活动，可进行等张收缩、等长收缩、等速收缩训练。等张收缩训练，根据患者肌力和功能需要，可将阻力施加在肌肉拉长或收缩时；等长收缩训练，在运动中等长收缩训练是增强肌力的有效方法，特别适合关节疼痛和关节不允许活动的情况下进行肌力增强训练，以延缓和减少肌肉失用性萎缩；等速收缩训练，是需要在专门的等速训练仪上进行。根据运动过程中患者肌力大小的变化调节外阻力，设定肌肉收缩时肢体的运动速度，等速训练对肌力和肌肉耐力都有很好的效果。

肌力训练的方法和肌肉耐力训练的方法是不一样的。肌力训练要求训练阻力足够大，可以在较短的重复后达到疲劳；而耐力训练则要求训练的强度相对较小，重复的次数则多。

（3）灵活性和协调性训练：主要是训练神经肌肉运动控制协调能力。机体在完成一项活动或运动时，参与的多块肌肉和肌群间的相互配合，以获得平衡稳定、准确控制的运动能力。其本质在于集中注意力，进行反复正确的练习。根据患者的现有功能水平，进行头的控制、躯干的平衡和四肢的粗大运动、精细协调训练。此阶段也应进行站立平衡训练，可进行重力转移训练，由双侧重力转移过渡到单侧重力转移，由不稳定矢状面过渡到冠状面。当患者获得一定的动态稳定后运用平衡系统训练仪进一步提高患者的平衡性。

（4）功能活动训练：负重练习及步态训练，负重练习由不负重逐步过渡到部分负重，再到充分负重。若患者能做充分负重，可做提重练习、半蹲起立练习等增加负重肌的肌力。在站立练习的基础上，从助行器逐步过渡到单手杖，然后不借助任何辅助器材独立行走。

（5）日常生活活动能力及工作能力训练：逐步增强日常生活活动能力训练和职业训练的强度，辅助于作业治疗，为重返正常的日常活动、社交活动和工作岗位做准备。逐步恢复体育运动，根据骨折情况选择运动项目及运动强度。

五、康复护理指导

1. 坚持每日运动锻炼

根据个体化和循序渐进的原则，制订合理的运动锻炼计划。避免负重、登高和蹲起等活动，选择散步、骑自行车和游泳等，或在非负荷状态下进行关节屈伸或肌肉等长运动。

2. 关节活动功能训练

运动范围由小到大，次数从少到多，时间由短到长，强度由弱到强，活动度以不感到疲劳、骨折部位未出现疼痛为度。锻炼时保持肢体功能位，以及治疗的连续性，以不影响复位、固定为原则，防止畸形发生。合理的功能锻炼可促进患肢的血液循环，消除肿胀，减少肌萎缩，保持肌肉力量，防止骨质疏松、关节僵硬和促进骨折愈合，是恢复患肢功能的保证。

3. 加强营养

绝大部分骨折患者的运动量下降，影响食欲，老年患者、体质较弱或心理承受能力差的人更明显。根据患者的代谢营养特点，制定易消化饮食计划，鼓励患者进食高蛋白、高钙和高热量食品，如动物肝脏、海产品、黄豆、蘑菇等含锌较多，鸡蛋、豆类、绿叶蔬菜等含铁较多，麦片、芥菜、蛋黄等含锰较多，都要及时补充。此外，要适当多吃一些青菜、卷心菜、萝卜等富含维生素 C 的蔬菜，以促进骨痂生长和伤口愈合。

4. 心理指导

骨折患者常因伤势突发、疼痛、功能障碍，康复时间长，恢复缓慢等因素，存在各种心理问题，如震惊、否认、悲观、焦虑、恐惧等。应鼓励患者调适好心理状态，以积极的心态参与康复训练，利于功能的尽早恢复，并能重返社会。

第五节 常见呼吸疾病康复护理

一、概述

慢性阻塞性肺疾病（chronic obstructive pulmonary disease，COPD）简称慢阻肺，是一种具有气流阻塞特征的慢性支气管炎和（或）肺气肿。是以气流受限为特征的肺部疾病，并伴有肺对有害颗粒或气体的异常炎症反应。本病秋冬季节或季节交替时及寒冷地域多发，各种年龄人群均可发病。COPD 为不可逆性改变疾病，最终会发展成慢性肺源性心脏病、呼吸衰竭、心力衰竭等并发症，严重影响患者的日常生活，职业、文化娱乐等活动，极大降低患者的生活质量。老年人是 COPD 的高发人群。

二、康复护理评定

1. 主要功能障碍

（1）有效呼吸降低：COPD 的病例生理变化，造成患者呼吸运动受到阻碍，有效通气量降低，使机体处于缺氧状态。慢性炎症患者，因黏膜充血、水肿，管壁增厚，管腔狭窄，同时分泌物增加，引流不畅，加剧换气功能障碍，通气与血流的比例失调，导致缺氧及二氧化碳潴留；严重缺氧，又引起血管痉挛，继而引发缺氧性肺动脉高压，最终导致肺源性心脏病的发生；部分老年患者，有骨质疏松引起的驼背情况，由于肋软骨钙化，限制了胸廓的活动，导致肺功能进一步下降。

（2）呼吸型态改变：COPD 患者肺组织弹性日益降低，肺通气功能下降，影响患者平静呼吸过程中膈肌的上下移动。为弥补呼吸量的不足，会增加呼吸频率，加快胸式呼吸来提高氧的摄入，在严重时还可通过胸大肌、三角肌及斜方肌等辅助呼吸肌来参与呼吸活动，形成一种病理性呼吸模式。这种病理式呼吸模式，使正常的腹式呼吸难以建立，改变了呼吸型态。

（3）活动能力减退：缺氧造成机体活动无力，活动后出现气促、气短等症状，使患者经颈、肩、背部甚至全身肌群紧张，体能消耗增加。同时气短、气促还会造成患者的恐惧心理，会不由自主地减少活动量，使呼吸和循环系统对机体运动的适应能力下降，出现失用性肌力和运动耐力皆下降，一些长期卧床者甚至会丧失日常生活活动能力和工作能力。

（4）心理障碍：COPD 的病史往往很长，有几年甚至几十年，患者长期缺氧，乏力、气短、精神紧张等，严重干扰患者的睡眠和休息，继而增加体能消耗，造成恶性循环，长此以往患者极易出现恐惧、沮丧、悲观等种种心理反应，严重者可能出现各种神经精神症状。

2. 康复护理评估

（1）一般情况评估：了解患者的姓名、性别、年龄、职业、工作环境和家庭情况等。在 COPD 的各种致病因素中，吸烟是最重要的致病因素，应询问患者的吸烟史及每日吸烟量，以及是否曾患慢性支气管炎、肺气肿及哮喘等疾病。

（2）运动能力评估

1）平板或功率车运动试验：通过活动平板或功率车进行运动试验获得最大吸氧量、最大心率最大代谢当量（MET）值、运动时间等相关量化指标来评估患者运动能力。

2）定量行走评估：对于不能进行活动平板运动试验者可行 6 分钟或 12 分钟行走距离

测定，以判断患者的运动能力及运动中发生低氧血症的可能性。

3）呼吸肌力测定：包括最大吸气压（MIP 或 PIMAX）、最大呼气压（MEP 或 PEMAX）及跨膈压的测定。它代表全部吸气和呼气肌肉的最大功能，是咳嗽和排痰能力的一个指标。

（3）COPD 严重程度的评估：对确诊为 COPD 患者，可以根据其呼吸短促程度（表 6-8）及美国医学会《永久损伤评定指南》（GEPI）做出严重程度的分级（表 6-9）来判断。

表 6-8 根据气短、气促程度评估 COPD 的严重程度

分级	表现
Ⅰ 级	无气短、气促
Ⅱ 级	稍感气短、气急
Ⅲ 级	轻度气短、气急
Ⅳ 级	明显气短、气急
Ⅴ 级	气短、气急严重，不能耐受

表 6-9 根据呼吸困难程度评估 COPD 的严重程度

分级	表现
轻度	在平地行走或上缓坡时出现呼吸困难，在平地行走时，步行速度可与同年龄、同体格的健全人相同，但在上缓坡或楼梯时则落后
中度	与同年龄、同体格的健康人一起在平地行走或爬一段楼梯时有呼吸困难
重度	在平地上按自己的速度行走超过 4～5 分钟后出现呼吸困难，患者稍用力即出现气短，或在休息时也有气短

三、康复护理目标

给予 COPD 患者的各种康复措施，其目标在于改善顽固和持续的气道功能和体力活动能力障碍，预防并发症；消除疾病遗留的功能障碍，提高生活质量，降低住院率；尽可能恢复至最佳功能状态。一般康复护理目标可分为短期目标和长期目标。

（1）短期目标：①改善胸廓活动，教会患者学会腹式呼吸，获得正常的呼吸方式；②改善和支持心肺功能，采取物理医学手段治疗和预防并发症；③增加机体能量储备，改善或维持体力，提高运动和活动的耐力；④改善患者出现的心理状况，缓解紧张、焦虑、抑郁、恐惧等心理障碍。

（2）长期目标：①消除疾病造成的功能障碍，加强呼吸和运动训练，进一步挖掘呼吸功能潜力；②增强机体免疫力，改善全身营养状况，增强日常生活自理能力，降低住院率。

四、康复护理措施

COPD 是一种慢性进展性疾病，其进程不能逆转，通过康复治疗可以延缓病情进展、控制症状，减少并发症的发生，扩大活动范围，提高患者的运动能力，消除心理障碍，达到延长患者生存时间、提高生活质量的目的。

1. 一般康复护理措施

（1）保持良好环境：保持室内空气清新，每天定时通风，每次通风 15～30 分钟，避免

刺激性气体、烟尘等。保持室内合适的温度和湿度，温度 18～28℃，湿度为 50%～70%。患者居住室内应配备控温设备。睡眠时保持心情放松，环境安静，地灯照明。

（2）适当的活动与休息：COPD 患者仅有通气障碍症状时可适当活动，如散步、打太极拳、慢跑等；若有缺氧和二氧化碳潴留症状时，应卧床休息，必要时吸氧；患者呼吸困难时，应取半卧位，采取床上活动或被动床边活动。

（3）营养支持：多数 COPD 患者存在营养不良问题，患者体重明显下降。营养不良使包括呼吸肌在内的骨骼肌肌力降低，肌肉萎缩，活动耐力下降；免疫力下降，感染性并发症增多；使患者肺部疾患进一步加重。因此，应给予 COPD 患者高热量、高蛋白、高维生素、易消化的饮食，摄入充足液体，每日至少 2500～3000mL，多食肉、鱼、蛋及豆制品等高蛋白食品，同时注意维生素及微量元素的补充，禁忌烟、酒、辛辣食物。

2. 呼吸训练（breath training）

呼吸训练是保证呼吸道通畅，提高呼吸肌功能，促进排痰和痰液引流，改善肺和支气管组织血液代谢，加强气体交换的锻炼方法。呼吸训练已广泛用于呼吸系统疾病、胸部手术后及其他合并呼吸功能障碍疾病的康复。

（1）肌肉松弛训练：COPD 患者常因气促、气急而产生焦虑和恐惧，呼吸时常过度使用颈、肩和上胸部肌肉，这些肌肉对改善肺通气帮助很小，却使呼吸做功明显加大，导致呼吸运动本身需氧量增加，使呼吸困难进一步加重。因此，指导患者尽可能全身放松，尤其放松颈、肩和上胸部肌肉，是纠正异常呼吸模式的重要练习。患者取卧位、坐位或站立体位，放松全身肌肉，或节律性摆动、牵拉、转动或按摩紧张肌肉以放松肌肉。还可采用抗阻等长收缩法先令需要放松的肌肉尽可能地收缩，然后放松，以达到放松的目的。另外，还可采取生物反馈、催眠术等放松肌肉技术。

1）前倾依靠位肌肉松弛训练：①坐位，双肘放于下肢上，身体前倾并静止放松，减少用力，使呼吸逐渐平稳。②坐位，桌上放软垫，身体前倾趴伏于桌上，静止放松，减少用力，使呼吸逐渐平稳。

2）站立位肌肉松弛训练：立位，患者头稍前倾，双上肢自然下垂，双膝略微屈曲，静止放松，减少用力，使呼吸逐渐平稳。

（2）腹式呼吸训练：COPD 患者膈肌活动明显受限，康复治疗的首要目的是重建患者的生理性腹式呼吸。腹式呼吸是一种低耗高效的呼吸模式，有助于患者减轻安静或用力状态下的气喘、呼吸不畅症状，改善肺底部通气。COPD 患者在呼吸时，为尽可能减少辅助呼吸的无效劳动，可采取腹部加压暗示呼吸法。

1）手加压腹部呼吸法：患者取舒适体位，初学者宜半卧位，膝下垫枕，松弛腹肌。首先，放松全身肌肉，尤其是胸部的呼吸辅助肌群；患者单手置于腹部，另一只手置于上胸部感觉胸部和呼吸肌的活动；先闭口用鼻缓缓吸气，此时尽量使膈下移，上腹部逐渐向外扩张，置于胸廓上的手限制胸廓运动，至不能再吸气时屏息2～3秒，然后用口缓慢呼气，上腹部向内回缩，此时置于腹部的手用力加压，使腹内压力进一步增高，迫使膈肌上抬，频率为10～15次/分，每日2～3次，持续6～8周。

2）下腹部重物加压法：仰卧位，沙袋或其他重物放于下腹部，开始以1.5～2.5千克重量的沙袋，后逐步增加至5～10千克，时间从5分钟逐渐增加至30分钟，每天2次；也可仰卧位进行双下肢向胸部的屈髋、屈膝练习，以增加腹肌肌力。

（3）缩唇呼吸（pursed-lip breathing, PLB）训练：也称吹笛样呼气法。COPD患者由于气管管壁破坏，纤维环状软骨环受损，失去支撑功能，导致支气管壁的过早塌陷，气体无法从肺内完全排出。缩唇呼吸是患者经鼻吸气后，将嘴唇缩成吹笛状，使气体通过缩窄的口形缓慢呼出。缩唇呼吸方法可限制呼气气流，增加呼气时气道内阻力，防止支气管和小支气管的过早塌陷，增加气体从肺泡内的排出量，减少无效腔通气和克服呼吸阻力所做的呼吸运动，从而改善通气功能。

方法：经鼻吸气2秒，用嘴呼气4～6秒，呼吸频率<20次/分。呼气时缩唇大小的程度由患者自行选择调整，以能轻轻吹动面前30厘米的白纸为度，或以使距口唇15～20厘米处的蜡烛火焰倾斜而不熄灭为度（图6-10）。

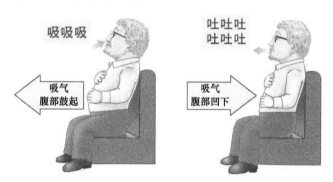

图6-10　缩唇呼吸

3. 促进有效排痰

控制炎症，清除呼吸道分泌物，保持呼吸道通畅，降低气流阻力是治疗和控制COPD病情的有效手段。常用方法有有效咳嗽法、胸部叩击法、震颤法。

（1）有效咳嗽法：可促进分泌物排出，减少反复感染的机会。有效的咳嗽方法：患者先深吸气，然后关闭喉头增加气道内压力，在收缩腹肌同时收缩肋间肌以提高胸腔内压，在肺泡内压力明显增高时突然将声门打开，即可将痰液随喷出气流排出。但咳嗽只能将支气管树第6～第7级内的分泌物向近端移动，更远部位的分泌物需要靠其他技术进行清除，如胸部叩击法。

（2）胸部叩击法：利用叩击产生的机械震动波，通过胸壁传递至气道，使黏附于支气管里的分泌物脱落并移至较大气管而易于排出。叩击的方法：将双手拇指与其余四指内收并对握成杯口状，于呼气时运用腕部力量在引流部位胸壁上快速有节律的叩击，每一部位叩击

2～5分钟。但患者存在出凝血功能障碍、肋骨骨折、脊柱不稳、退行性骨病时要慎用。

（3）震颤法：呼气时，治疗师通过在患者胸壁上加压并震颤，使气道内浓稠的分泌物松动，并从远端向近端移动。嘱患者深吸一口气，在吸气末，治疗师开始震颤并加压，此震颤一直持续到呼气结束。操作时，治疗师的双手可置于患者胸壁两侧，或置于胸壁一侧，或双手重叠置于一侧。

4. 运动疗法

COPD 患者在缓解期主要采用有氧训练和医疗体操，如呼吸操、散步、踏车等。

（1）上肢活动训练：患者提重物练习上肢，开始 0.5 千克，以后渐增至 2～3 千克，做高于肩部的各个方向活动，每次活动 1～2 分钟，休息 2～3 分钟后继续，以出现轻微的呼吸急促及上臂疲劳为度，每天 2 次。

（2）下肢活动训练：可明显增加 COPD 患者的活动耐受性，减轻呼吸困难，改善精神状态。运动训练频率 2～5 次/周，运动时间为 10～45 分钟，疗程为 4～10 周。

5. 心理护理

心理社会支持是 COPD 康复治疗方案中的一个重要组成部分。因 COPD 病程长，且迁延不愈，患者容易产生自卑、忧郁、沮丧、焦虑等不良情绪。因此，应指导患者学会控制情绪、放松肌肉，有助于减轻呼吸困难及焦虑，鼓励家庭社会支持系统多关心疏导患者，以增强患者战胜疾病的信心。

五、康复教育

1. 一般的宣传教育

注意保持居室空气清新，每天开窗 2 次，每次 30 分钟以上；注意自我保护，尽量不去人口密集的区；注意休息，劳逸结合，生活规律。保持大便通畅，避免用力排便。

2. 戒烟

吸烟是公认的导致 COPD 的重要因素之一。鼓励 COPD 患者戒烟，任何阶段戒烟均可改善肺功能，延缓疾病的发展和恶化，提高生活质量。

3. 控制感染

感染与慢性支气管炎的发作密切相关，也与肺气肿的发生有关。受凉常常是引起感染的诱因，加强体质锻炼，增强机体的抵抗力，对 COPD 的预防有非常重要的作用。

4. 合理使用氧气

指导患者及家属正确使用氧气疗法。COPD 患者应给予低流量、低浓度、持续性吸氧，氧流量为 1～2L/min，浓度在 25%～29%，维持氧分压在 60mmHg 以上，每日吸氧在 15～20 小时以上。应注意进食、如厕、活动时不宜中断吸氧，同时使用过程中防火、防爆。

5. 饮食指导

根据患者的饮食习惯给予低盐、高蛋白质、高维生素、高热量饮食，增强机体抵抗力，促进疾病恢复。避免油腻、辛辣刺激、生冷食物，以膳食补充营养为主，选用易消化的食物，少量多餐，以减轻心肺负担。

第六节 冠状动脉粥样硬化性心脏病康复护理

一、概述

冠状动脉粥样硬化性心脏病（coronary artery heart disease，CHD）简称冠心病，是一种最常见的心脏病，指因冠状动脉粥样硬化或因冠状动脉功能性改变导致血管狭窄、阻塞、供血不足而引起的心肌缺血、缺氧或坏死的心脏病，故又称缺血性心脏病（ischemic heart disease，IHD）。

临床上最常见的病因是冠状动脉粥样硬化，冠心病可分为无症状型冠心病、心绞痛、心肌梗死、缺血型心肌病、猝死等，其中以心绞痛与心肌梗死最为常见。冠心病康复主要采用主动积极的身体、心理、行为和社会活动等有氧训练和日常生活活动能力训练，帮助冠心病患者缓解症状，改善心血管功能，提高生活、工作能力，回归社会。

冠心病是最常见的心血管疾病之一，好发于 40 岁以上的人群，男性多于女性，脑力劳动者多于体力劳动者。目前，我国年发病率为 120/10 万人口，男性年平均死亡率为 90.1/10 万，仅次于恶性肿瘤。随着人们生活水平的提高及人口老龄化的加剧，冠心病的发病率不断上升，并有年轻化趋势。

二、康复评定

了解患者心功能状况，评估其日常生活活动能力，作为进行康复护理措施的指标。随着患者活动能力的改善，可接受低水平心电运动试验；进入 Ⅱ～Ⅲ 期康复期，应定期进行症状限制心电运动试验，作为制订运动处方、疗效观察的依据。

1. 健康状态评定

（1）评估患者的个人资料和职业、工作环境及家庭情况等。

（2）评估患者是否有冠心病、心血管疾病及糖尿病家族史，是否有高血压、高脂血症病史。

（3）高血压、糖尿病、高血脂、吸烟与肥胖是冠心病的主要危险因素，因此要注意评估患者有无冠心病的危险因素、临床类型、症状严重程度；有无与冠心病的发生发展有关的生活习惯及生活方式。

（4）评定患者心绞痛、心肌梗死的情况，如心绞痛的诱因、强度、部位、性质、持续时间、缓解方式等。

（5）药物评估：评定患者曾使用的心绞痛药物的疗效和不良反应。

（6）运动状况。

2. 心电运动试验

心电运动试验又称运动负荷试验，通过逐步增加运动负荷，以心电图为主要检测手段，并通过试验前、中、后心电图和患者症状及体征的反应来判断心肺功能的试验方式。心电运动试验是目前诊断冠心病最常用的一种辅助手段。制订运动处方一般采用分级症状限制型心电运动试验。出院前评估则采用 6 分钟步行或低水平运动试验。

3. 超声心动图运动试验

超声心动图可以直接反映心肌活动情况，从而揭示心肌收缩和舒张功能，还可反映心脏内血流变化的情况，所以有利于提供运动心电图所不能显示的重要信息。运动超声心动图比安静时检查更有利于暴露潜在的异常，提高试验的敏感性。检查一般采用卧位踏车或活动平板方式。

4. 心理评估

冠心病患者常因心肌缺血伴有心绞痛，使患者心功能、活动耐力、自理能力和社会角色等受到影响。另外，心肌梗死的不可预测，造成患者心理压力很大，会产生焦虑、抑郁和恐惧等心理反应。

三、康复护理目标

（1）通过各种康复措施，使患者恢复或消除因绝对卧床所带来的不利影响，逐步恢复其一般 ADL 能力。

（2）指导患者进行科学活动，预防静脉血栓、肩手综合征和直立性低血压，促进体力恢复，提高日常生活活动能力。

四、康复护理措施

1. 康复分期

根据冠心病康复治疗的特征，国际上将康复治疗分为 3 期。

（1）Ⅰ期：即院内康复期，是指急性心肌梗死发病后住院期的早期康复。冠状动脉分流术或经皮冠状动脉腔内成形术后早期康复也属于此列。发达国家此期已经缩短至 3～7 天。适应证：患者生命体征稳定，无明显心绞痛，安静心率 <110 次 / 分，患者无心力衰竭、无严重心律失调，血压基本正常，体温正常。

（2）Ⅱ期：又称院外早期康复或门诊康复期，是指从心肌梗死患者出院开始，至病情完全稳定，时间 5～6 周。适应证：患者病情稳定，运动能力达到 3METs 以上，日常家庭活动时无显著症状和体征。

（3）Ⅲ期：也称社区或家庭康复期，包括陈旧性心肌梗死、冠状动脉搭桥或急性心肌梗死后。康复的时间一般为2～3个月，患者需持续自我锻炼。

2. 分期康复

（1）Ⅰ期康复：主要是通过适当活动，以减少或消除绝对卧床休息所带来的不利影响。

1）活动：一般从床上的肢体活动开始，先活动远端肢体的小关节，实施不抗地心引力活动。而后逐步采取抗阻活动，如捏皮球、拉皮筋等，一般不需要专用器械。穿脱衣、吃饭、洗脸等日常生活活动也可早期进行，但要避免举重、攀高、挖据等剧烈活动，避免各种比赛以及竞技性活动，避免长时间活动。

2）呼吸训练：主要进行腹式呼吸训练。

3）坐位训练：是冠心病康复训练的重要起点，开始时可将床头抬高，把枕头或被子放在背后，让患者逐步过渡到无依托独立坐。

4）步行训练：从床边站立开始，先克服直立性低血压。在站立无问题之后，开始床边步行。此类活动使心脏负荷增加很大，常是诱发意外的原因，因此刚开始床边步行时可予以心电监护，确保安全。

5）排便：保持大便通畅。床边放置简易坐便器，让患者坐位大便，减少心脏负荷，大便时过分用力，如果出现便秘，应使用通便剂。

6）上下楼：可以缓慢上下楼，开始可以每上一个台阶都稍作休息，保证没有任何症状。

7）娱乐：可以进行有轻微体力活动的娱乐，如室内外散步、医疗体操（如太极拳）、气功、园艺活动等，避免疲劳。

8）康复方案调整与监护：如果患者在训练过程中没有不良反应，运动或活动时心率增加<10次/分，次日训练可以进入下一阶段。运动中心率增加在20次/分左右，则需要继续同一级别的运动。心率增加>20次/分，或出现任何不适，应退回到上一阶段的运动，甚至暂时停止运动训练。为保护患者安全，可以在心电监护下进行下一阶段的活动。

（2）Ⅱ期康复：旨在改善心功能水平，使患者逐步恢复日常生活活动能力，包括轻度家务劳动、娱乐活动等。患者的运动能力达到4～6METs，可建议患者采取散步、医疗体操、家庭卫生及厨房活动等，活动强度控制在40%～50%HRmx（最高心率）。最有效的锻炼方法是行走，可进行室内行走或户外行走。行走时间从15～30分钟开始，逐渐延长时间，加快速度，延长距离，行走方案应因人而异，制订合理的运动量，每日进行。此时患者仍具运动风险，一般活动均需医务监测，活动强度较大时，可用远程心电监护系统监测，或由专业的康复人员连续观察康复治疗情况，以确保患者安全。

（3）Ⅲ期康复：护理目标是进一步巩固Ⅱ期康复成果，积极控制危险因素，全面改善心血管功能，提高身体活动能力，可安全完成7～8METs的运动强度，最大限度地恢复其生活与工作能力。可进行的方案包括有氧训练、抗阻训练、柔韧性训练、医疗体操、作业训练、放松性训练、行为治疗、心理治疗等。在整体方案中，有氧训练是最重要的。

1）有氧运动：有氧运动多为低、中强度且持续时间长的耐力运动，运动形式常为肢体大肌群参与且具有节律性、重复性质的运动,如步行、游泳、登山、骑车及传统形式的拳操等。

2)运动量:康复运动训练中,需达到一定阈值才能产生训练效应,因此,运动量是康复治疗的核心。每周合理的总运动量为 2931 ~ 8374 千焦(相当于步行 10 ~ 32 千米)。合适的运动量主要表现:运动时稍出汗,轻度呼吸加快但不影响对话,早晨起床时感觉舒适,无持续疲劳感或其他不适。运动时间是指每次运动锻炼的时间。运动训练一般选择在清晨或上午,在额定运动总量的前提下,训练时间与强度成反比,准备活动和结束活动的时间另外计算。训练频率是指每周训练的次数,国际上多采用每周 3 ~ 5 天的频率。

3)性生活:冠心病康复训练的终极目标旨在使患者重新适应家庭生活并回归社会。恢复性生活前患者应经过充分的康复训练,并得到主治医生的认可。上二层楼试验(同时做心电监测)可简易地判断患者是否可进行性生活。因性生活中心脏射血量约比安静时高50%,这与快速上二层楼的心血管反应相似。告知患者避免大量进食后进行性生活,必要时在开始恢复性生活时采用心电监测。

五、康复护理指导

冠心病的预后主要取决于病情严重和稳定程度,发作越频繁,其发生梗死和死亡的可能性越大。

1. 疾病知识宣教

向患者及家属介绍有关冠心病的危险因素,如避免感染、便秘、失眠、饱餐、情绪激动等,冠状动脉病变、药物治疗的作用及运动的重要性。教会患者识别心绞痛、心肌梗死的临床表现,突发异常时,及时就医。

2. 饮食指导

给予患者低热量、低胆固醇、低盐、适量蛋白、清淡、易消化食物,建议患者多吃富含维生素 C 和粗纤维的新鲜蔬菜和水果,多食富含不饱和脂肪酸的食品,少食多餐,严禁暴饮暴食。

3. 运动指导

运动可改善冠心病患者周围血管尤其是动脉的内皮功能,根据患者的实际情况,鼓励患者坚持低强度和中等强度运动,安全且有效。

4. 用药指导

建议冠心病患者在家中常备或随身携带硝酸甘油等急救药物,以便发病时能及时取到并舌下含服。应注意药物的有效期,且硝酸甘油应放在深色密闭玻璃瓶中,避光保存。

5. 心理干预

了解冠心病患者的心理障碍程度,消除其紧张心理。冠心病的发生或加重与人的性格和心理有着十分密切的关系。A 型性格的人冠心病发生率较高。心理因素也是引发冠心病、心绞痛、急性心肌梗死的常见原因。因此,要消除患者的紧张情绪及减轻其工作压力,合理安排作息时间，使其学会自我心理调整，保持情绪稳定。

第七节　糖尿病康复护理

一、概述

根据国际糖尿病联盟（IDF）统计，2011 年全球糖尿病患者人数已达 3.7 亿，其中 80% 在发展中国家，估计到 2030 年全球将有近 5.5 亿糖尿病患者。糖尿病在中国和其他发展中国家中的快速增长，已给这些国家的社会和经济发展带来了沉重负担。

二、康复护理评定

（一）主要功能障碍

长期高血糖，血管、神经受损并危及心、脑、肾、视网膜、下肢尤其是双足等，据世界卫生组织统计，糖尿病并发症高达 100 多种，是目前已知并发症最多的一种疾病。糖尿病死亡者有一半以上是心脑血管病变所致，10% 是肾脏病变所致。因糖尿病截肢的患者是非糖尿病的 10～20 倍。临床数据显示，糖尿病发病后 10 年左右，将有 30%～40% 的患者至少会发生一种并发症，严重影响生活和工作能力。

1. 心功能障碍

糖尿病患者心脏和血管病变累及心肌组织，引起心肌广泛性坏死损害，可诱发心力衰竭、心律失常、心源性休克和猝死。糖尿病大、中动脉粥样病变，可引起冠心病，甚至发生心肌梗死危及生命。

2. 中枢神经系统功能障碍

糖尿病微血管病变可引起中枢神经组织缺血、缺氧和营养不良，临床上有黑蒙、失语、偏盲、相应的运动和感觉障碍、意识障碍等表现，甚至危及生命。

3. 泌尿生殖功能障碍

糖尿病微血管病变可累及肾脏，引起毛细血管间肾小球动脉硬化和肾动脉硬化。临床上出现肾功能减退，伴有高血压、水肿，最终发生氮质血症、肾衰竭。糖尿病自主神经病变可引起膀胱功能障碍，导致尿潴留并继发尿路感染。也可以引起月经失调和性功能障碍。

4. 周围神经功能障碍

糖尿病周围神经病变（DPN）是指在排除其他原因的情况下，糖尿病患者出现与周围神经功能障碍相关的症状。临床多呈对称性疼痛和感觉异常，下肢症状较上肢多见。感觉异常有麻木、蚁走、虫爬、发热、触电样感觉，往往从远端脚趾上行，可达膝上，患者有穿袜子与戴手套样感觉。感觉障碍严重的病例可出现下肢关节病及溃疡。痛呈刺痛、灼痛、钻凿痛，似乎在骨髓深部作痛，有时剧痛如截肢痛，呈昼轻夜重。有时有触觉过敏，甚则不忍棉被之压，须把被子支撑起来。当运动神经累及时，肌力常有不同程度的减退，晚期有营养不良性肌萎缩。DPN 是糖尿病足发生的危险因素之一，同时也是糖尿病足发生的预测因子和糖尿病足截肢的危险因素之一。

5. 视觉功能障碍

糖尿病微血管病变也可以引起视网膜病变和白内障。病程超过 10 年，大部分患者合并不同程度的视网膜病变，均可出现视物模糊、视力减退，严重时可致失明。此外，糖尿病还可引起角膜病变、青光眼、黄斑病变、眼肌麻痹、屈光不正等，导致视力障碍甚至失明。

6. 心理功能障碍

糖尿病是一种慢性代谢性疾病，患者需终身治疗且须严格控制饮食，给患者生活带来了极大的不便，加重了医疗经济负担，使患者产生悲观情绪，失去生活乐趣，感到孤独无助。而对失明、脑梗死、截肢等严重并发症的担心，更是给患者带来了极大的精神心理负担，患者有抑郁、焦虑、消极情绪，会产生沮丧、恐惧心理。

（二）康复护理评定

1. 一般状况评估

对糖尿病患者进行一般状况评估，评估内容包括：年龄、性别、职业、身高、体重、营养状况、饮食习惯、生活方式、饮酒吸烟史、脏器功能、用药情况等，有利于制订个体化康复计划。

2. 糖尿病慢性并发症的评定

对糖尿病患者需定期检查眼底、心脑血管功能、肾功能、肢体功能等的评定。

（1）糖尿病眼部并发症：糖尿病视网膜病变最为常见，是主要的致盲眼病，糖尿病患者的致盲率是普通人群的 25 倍。糖尿病患者应定期检查眼底，通过眼底检查和荧光血管造影来评估糖尿病视网膜病变。

（2）糖尿病肾病（diabetic nephropathy，DN）：是糖尿病患者最重要的合并症之一，我国的发病率亦呈上升趋势，目前已成为终末期肾病的第二位原因，仅次于各种肾小球肾炎。由于其存在复杂的代谢紊乱，一旦发展到终末期肾病，往往比其他肾脏疾病的治疗更加棘手，也是 I 型糖尿病患者的主要死亡原因，因此及时防治对于延缓糖尿病肾病的意义重大。尿微量蛋白（UAER）是诊断早期糖尿病肾病的重要指标，也是判断 DN 预后的重要指标。UAER<20 微克 / 分为正常白蛋白尿期；UAER 为 20～200 微克 / 分，即微量白蛋白尿期，临床诊断为早期糖尿病肾病；当 UAER 持续 >200 微克 / 分或常规尿蛋白定量 >0.5 克 /24 小时，即诊断为糖尿病肾病。

（3）糖尿病多发性神经病变：糖尿病对中枢和周围神经均可造成损害，最常见的是糖尿病多发性神经病变，其诊断必须符合下列条件：①糖尿病诊断明确；②四肢（至少双下肢）

有持续性疼痛和感觉障碍；③至少有一蹬趾或双蹬趾的振动觉异常（用分度音叉在蹬趾末关节处测 3 次振动觉的均值小于正常同年龄组）；④双踝反射消失；⑤主侧（按利手测算）腓总神经感觉传导速度低于同年龄组正常值的 1 个标准差。

（4）糖尿病足

1）血管评估：皮肤血液灌注压的测定，如趾部血压和跨皮肤的氧分压测定；胫后动脉和足背动脉的脉搏触诊；下肢体位试验可以了解静脉充盈时间的长短，为下肢缺血的重要指标之一；踝肱压力指数测定（ABI）= 踝动脉收缩压 / 肱动脉收缩压，正常值为 1.0 ～ 1.4，ABI<0.9 提示轻度缺血，ABI 为 0.5 ～ 0.7 为中度缺血，<0.5 为重度缺血，此时易发生下肢（趾）坏疽。

2）神经病变评定：应用 Semmes-Weinstein 5.07（10 克）的尼龙纤维丝在一个相对安静且舒适的环境下对进行感知性检查。同一点重复 2 次，但至少有一次是假接触，如果患者能在每一处都准确地感受到尼龙丝，能正确回答 3 个问题中的 2 个，那么患者的保护性感觉正常，否则为感觉异常；音叉测试双蹬指末关节处 3 次，3 次中有 2 次答错，为音叉感觉缺失。

3）X 线检查：可见肢端骨质疏松、脱钙、骨髓炎、骨质破坏、骨关节病变和动脉钙化，糖尿病足感染若合并气性坏疽 X 线检查可发现软组织变化，对诊断糖尿病肢端坏疽或评定有无骨破坏有重大意义。

4）糖尿病足溃疡严重程度分级：根据美国 Texas 大学糖尿病足分级标准可分为 0 ～ 3 级（表6-10）。

表 6-10　Texas 分级分期

分级		分期	
0	高危足	A	无感染无缺血
1	全皮层溃疡	B	感染的溃疡
2	溃疡深达肌腱	C	缺血的溃疡
3	溃疡累及骨关节	D	感染并缺血

注：1. 评价伤口深度与缺血和感染联系起来，注意到在溃疡前出现感染和缺血。
　　2. Texas2、3 级 D 期患者难以进行保守治疗。

3. 心理功能评定

糖尿病患者的心理改变，主要指由于对糖尿病知识缺乏而产生焦虑、抑郁、睡眠障碍等。可采用相应的量表测试评定，如 Hamilton 焦虑量表、简明精神病评定量表、症状自评量表等来评定。

4. 生活质量评定

生活质量评定是对患者进行疾病、体力、心理、情绪、日常生活及社会活动能力进行评估。目前国际上缺乏统一的生活质量评定量表。

三、康复护理目标

糖尿病患者的康复需采用饮食、运动、药物、血糖监测、健康教育等综合方式进行，以达到控制血糖、减少并发症、提高生活质量的目的。

（1）控制血糖，巩固和提高糖尿病患者的饮食和药物治疗效果，使其降至或接近正常水平并保持稳定。糖尿病控制状况可参照糖尿病控制目标（表6-11）。

（2）保证糖尿病特殊人群，如青少年、妊娠期妇女的营养需求。

（3）通过康复指导，让患者掌握糖尿病的防治、必要的自我保健能力和自我监测技能。

（4）减少糖尿病代谢紊乱引起的急、慢性并发症，减少致残、致死率，提高生活质量。

（5）指导糖尿病患者调整心态，使其能以平和的心态接受疾病并积极配合康复治疗。

表6-11　糖尿病控制目标

项目	理想	良好	差
血浆葡萄糖			
空腹（mmol/L）	$4.4 \sim 6.1$	$\leqslant 7.0$	>7.0
餐后2小时（mmol/L）	$4.4 \sim 8.0$	$\leqslant 10.0$	>10.0
糖化血红蛋白（%）	<6.5	$6.5 \sim 7.5$	>7.5
血压（mmHg）	<130/80	$130/80 \sim 140/90$	>140/90
体重指数（BMID（kg/m^2）	男<25	男<27	男$\geqslant$27
	女<24	女<26	女$\geqslant$26
血脂			
总胆固醇（mmol/L）	<4.5	$\geqslant 4.5$	$\geqslant 6.0$
HDLC（mmol/L）	>1.1	$1.1 \sim 0.9$	<0.9
甘油三酯（mmol/L）	<1.5	<2.2	$\geqslant 2.2$
LDLC（mmol/L）	<2.5	$2.5 \sim 4.0$	>4.0

四、康复护理措施

目前，糖尿病尚无根治之法，综合治疗适用于所有类型的糖尿病患者，饮食护理、运动治疗、药物治疗、血糖监测、健康教育、心理护理等是糖尿病康复护理的重要方面。

1. 饮食护理

饮食护理是所有糖尿病康复护理的最基本方法，是糖尿病任何阶段预防和控制的重要组成部分。按照生理需要制定总热量和均衡的营养摄入，定时、定量、定餐，以促进胰岛功能恢复。

（1）控制每日总热量：饮食治疗首要措施是控制每日总热量的摄入，以维持标准体重为原则，根据患者的标准体重和工作性质估计每日所需热量，控制患者达到标准体重。成人糖尿病患者每日每千克体重所需热量见表6-12，标准体重（kg）=身高（km）-105粗略计算。此外，对于特殊人群，如青少年、妊娠哺乳期妇女、老年人等按需增减。

表 6-12　成人糖尿病每日热量供给量（kcal/kg 理想体重）

体型	卧床	轻体力	中等体力	重体力
消瘦	25～30	35	40	40
正常	20～25	30	35	40
超重或肥胖	15	20～25	30	35

（2）饮食结构比例：根据每日所需的总热量，进一步计算食物中糖、脂肪和蛋白质的比例，碳水化合物应占糖尿病患者膳食总量中 50%～60%，提倡使用粗制米、面和一定量的杂粮，尤其是含纤维素高的粗制食物，例如莜麦面、燕麦片、玉米渣、豆类、麦麸等。如糖尿病患者（无肾病及特殊需要者）蛋白质的摄入量占膳食总热量的 15%～20%，其中优质蛋白质，尤其是动物蛋白至少应 1/3，以保证必需氨基酸的供给。脂肪的摄入量占膳食总量的 20%～25%，脂肪应以不饱和脂肪酸（植物性脂肪）为主。

（3）热量分配：可将总热量按三餐分配为 1/5，2/5，2/5 或 1/3，1/3，1/3；亦可分为 1/7，2/7，2/7，2/7 四餐。在计算时应充分考虑患者的心理特点、经济条件、个人饮食习惯、活动量等因素，给予个体化定制，少量多餐，规律进食，可按配合治疗需要来调整。

2. 运动治疗

糖尿病患者多采用有氧运动，这也是治疗糖尿病的基本康复治疗方法。稳定期的 1 型糖尿病、轻度和中度的 2 型糖尿病患者都可进行有氧运动，肥胖的 2 型糖尿病患者为最佳适应证。但糖尿病患者若有急性并发症、心力衰竭、严重糖尿病肾病、严重视网膜病变、新发生的血栓、空腹血糖 >15.0mmol/L 或有低血糖倾向的禁忌运动。

（1）运动方式：运动中要求机体较多肌群参加的持续性周期性运动。一般选择患者感兴趣、简单、易坚持的项目，如步行、慢跑、骑车、游泳、爬山、健身操、太极拳等。最常用的运动方式有以下几种。

1）步行：适用于老年糖尿病患者或视网膜病变者，不适用于下肢及足部溃疡者。简便易行，比较安全，运动强度易于掌握。一般 120～140 步 / 分为快速步行，适合于全身情况良好者；100～120 步 / 分为中速步行，适合于情况一般者；年龄较大、身体较差者，宜采用慢速步行，为 70～100 步 / 分，宜按计划逐渐延长距离，中间可进行爬坡和登台阶。

2）慢跑：运动强度大于步行，适用于身体条件较好，心血管功能无明显异常，有一定锻炼基础的糖尿病患者。慢跑时，肌肉放松，全脚掌着地，逐渐提高速度，增快心率，并维持一定时间。

（2）运动量：是运动方案的核心，由运动时间、强度、频率三要素决定。

1）运动时间：根据患者的实际情况，选择较适宜运动的时间，并注意与饮食、药物等治疗相互协调，相互配合。通常糖尿病患者应避免空腹运动，而餐后运动为宜，以餐后 30 分钟到 1 小时运动为宜。

2）运动强度：运动量是否合适，应以患者运动后的反应作为评判标准，运动后不感疲劳，心率常在运动后 10 分钟内恢复至安静时说明运动量合适。一般以运动中的心率作为评定运动强度的指标。适合糖尿病患者运动的靶强度相当于 50%～60% 的最大摄氧量或 70%～80%

的最大心率（可通过运动心电试验获得）。

3）运动频率：一般每天1次或每周3～4次。次数过少，运动继续效应将减少，已获得改善的胰岛素敏感性将会消失，这样将难以达到运动的效果。

3. 药物治疗

糖尿病的药物治疗主要为口服降糖药物和胰岛素治疗。指导患者合理用药，注意药物的不良反应。尤其对于使用胰岛素的患者，应教会其正确的胰岛素给药方法及剂量，并监测血糖变化，及时调整胰岛素用量。

4. 血糖自我监测

血糖监测是糖尿病管理中的重要组成部分。指导患者采用试纸或简易仪器进行血糖的自我监测。掌握控制治疗的主动权，对预防和延缓并发症非常重要。并告诉患者需定期至医院进行糖化血红蛋白、眼底、肾功能、心脑血管等检查，以了解血糖及慢性并发症的变化。

5. 糖尿病健康教育

让患者及家属了解糖尿病的基本知识，尤其是糖尿病慢性并发症的危害；同时，宣传饮食控制和运动治疗的目的及重要性，使患者达到理想的体重，以延缓或减轻糖尿病慢性并发症的发生和发展。

（1）饮食指导。教会患者进行饮食的热量计算及安排，制订适合患者的食谱。

（2）运动训练指导。根据患者的具体情况，指导其选择合适的运动方式，循序渐进地锻炼。

（3）血糖监测指导。教会患者自我观察和记录病情，包括血糖仪的使用，血糖、饮食、用药及相关检查的记录，按时就诊，并带好记录资料。

（4）指导患者正确用药。指导患者合理用药，对使用胰岛素的患者应教会其正确的使用方法。

（5）预防低血糖。告知患者低血糖的诱因和临床表现，使其掌握预防和自救的方法。

（6）指导个人卫生习惯及生活方式。糖尿病患者免疫能力降低，需保持全身和局部的清洁，以减少感染的机会；劝患者戒烟戒酒；指导患者应以平和的心态面对生活和工作中的各种问题。

6. 心理护理

通过耐心仔细的沟通，让患者了解疾病的病因、发生、发展、治疗及预后，使其正确认识疾病，消除不良情绪，与患者和家属共同商讨制定饮食、运动计划，让患者以积极乐观的态度面对疾病并进行康复治疗。

7. 糖尿病足的防治

糖尿病足是糖尿病中晚期常见的并发症。患者早期可出现足部疼痛、间歇性跛行等症状，到晚期则可进一步发展为足部溃疡、继发感染，甚至坏疽，需进行截肢。对糖尿病足的康复护理重点除控制血糖外，还需加强自我护理。

（1）减轻足部压力：选择合脚、透气、柔软、舒适的鞋袜，避免对足部产生压迫。

（2）保持足部清洁干燥：应每天用温水清洗足部并用柔软毛巾擦干，尤其应注意足趾间的干燥。

（3）保护足部皮肤：每天检查足部皮肤情况，干燥皮肤处应涂润肤膏；在修剪趾甲时避免损伤皮肤；不能赤脚走路；一旦发现皮肤破损应立即就医。

（4）改善足部循环：注意足部保暖；每天可进行下肢伸直抬高；禁忌长时间行走或跑步；烟酒可引起血管收缩，需戒烟、戒酒。

本章小结

随着人口老龄化的加剧，脑卒中、认知障碍症、人工关节置换术、骨折、常见呼吸系统疾病、冠心病、糖尿病等疾病所造成的功能障碍严重影响老年人的生活质量。本章重点针对这些疾病的康复护理估计、康复护理、康复指导进行专门介绍，帮助学习者在前面章节学习的基础上，进一步理解疾病导致的功能障碍特征，并能够掌握老年常见疾病康复护理措施。

实训指导

偏瘫床上康复训练

目的：掌握良姿位摆放训练技术，掌握翻身训练技术

用物准备：治疗床、软枕、评定量表

步骤：

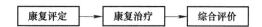

康复评定 → 康复治疗 → 综合评价

步骤1　康复评定

根据评定量表，对患者进行康复评定。

步骤2　康复治疗

学生分组训练，一般每10人一组，其中一人模拟患者，其余同学进行操作。

一、良姿位摆放训练技术

1.健侧卧位：良姿位摆放：患侧在上，身前用枕头支撑，背后也用枕头依靠，患侧上肢自然伸展，患侧下肢屈曲。

2.半卧位：良姿位摆放：患者患侧后背、肩部、手臂、下肢用枕头支撑，患侧上肢伸展、下肢微屈。

3.卧位：良姿位摆放：可对患者进行被动关节活动训练。

二、翻身训练技术

1.向患侧翻身训练

（1）患者仰卧，双手交叉，患手拇指在健侧拇指前方。

（2）双上肢伸展并向头的上方上举，下肢屈膝。

（3）双上肢伸展，在头上方摆动。利用健侧上肢带动患侧上肢，借助摆动的惯性，带动身体翻向患侧。

2．向健侧翻身训练

（1）患者仰卧，双上肢屈曲抱胸；或健侧上肢握住患侧上肢，双手握手伸臂。

（2）健腿屈曲，健侧足插入患侧腿的下方钩住患腿在身体旋转的同时，利用健侧伸腿的力量带动患侧身体翻向健侧。

步骤3　综合评价

学生互评后教师进行点评。

注意事项：

训练中不能强拖拽患者的肢体，避免发生继发性损伤。

思考与练习

一、选择题

1．下面关于脑卒中患者良姿位摆放的说法错误的是（　　　）

　　A．预防和减轻上肢屈肌、下肢伸肌的典型痉挛模式

　　B．患侧卧位和增加局部知觉刺激输入，促进恢复

　　C．仰卧位简单方便，可尽量多用

　　D．摆放的原则是保持患侧上肢伸直、下肢屈曲，保证舒适

　　E．仰卧位时需在患侧肩胛下垫一软枕

2．下列关于脑卒中患者肩痛的预防及护理措施错误的是（　　　）

　　A．预防为主　　　　　　　　　B．仰卧位是需在患侧肩胛下垫一软枕

　　C．加强关节被动活动　　　　　D．出现疼痛时要长期制动，以免疼痛加剧

　　E．避免患手长期输液

3．脑卒中老人作业治疗的注意事项错误的是（　　　）

　　A．所选择的活动应适应患者的文化背景和职业需求

　　B．循序渐进原则，以不产生疲劳为宜

　　C．采用封闭式训练以强化训练效果

　　D．让患者选择自己感兴趣的项目

　　E．适时评估，及时调整治疗方案

4．临床常见的康复工程器材包括（　　　）

　　A．助行器　　　　B．假肢　　　　C．轮椅　　　　D．矫形器

　　E．以上都是

5．脑卒中老人言语治疗原则错误的是（　　　）

　　A．早期开始，只要患者神志转清，即应开始集中进行言语矫治

　　B．定期评估，调整治疗方案

C. 循序渐进

D. 及时反馈

E. 激发患者主动参与

6. 吞咽功能障碍患者摄食训练方法错误的是（　　　）

　　A. 早期进行摄食训练，卧床期间即可水平位侧卧位下进食

　　B. 可让患者做吞咽空气的动作

　　C. 用棉签蘸不同味道流体刺激舌头味觉

　　D. 让患者吞咽冰块

　　E. 屏气—发声运动训练

7. 康复护理的内容不包括（　　　）

　　A. 预防并发症　　　　　　　　　B. 功能训练

　　C. 强化日常生活被动照顾　　　　D. 观察病残情况

　　E. 保持良好人际沟通

8. 脑卒中患者的典型痉挛模式是（　　　）

　　A. 上肢屈曲，下肢屈曲　　　　　B. 上肢屈曲，下肢伸直

　　C. 上肢伸直，下肢伸直　　　　　D. 上肢伸直，下肢屈曲

　　E. 以上都不对

二、填空题

1. 常见的言语障碍包括_____、_____、言语失用症。

2. 脑卒中患者上下楼梯训练原则是上楼时_____先上，下楼时_____先下。

3. 肌力训练应逐步进行，当肌力在二级以下时，一般选择_____，当肌力达到三级时，让患肢独立完成_____，当肌力达到四级时，按_____原则进行肌力训练。

三、简答题

1. 骨折后的康复护理目标是什么？

2. 试述 COPD 主要功能障碍。

3. 糖尿病患者康复评定的内容主要有哪些？如何制定该类患者的康复护理计划？

部分参考答案：

一、选择题

1~8　CDCEAABB

二、填空题

1. 失语症　构音障碍　2. 健腿　患腿

3. 主动助力运动　全范围关节运动　抗阻力

（李军省，屠其雷）

附 录 日本老龄康复事业发展与启示

一、突进的高龄者社会

当前，世界人口以平均增长率 1.1% 的速度在突进。2020 年以后的世界人口预计将超过 77 亿，其中 65 岁以上的人口将在 10 亿人以上，人类社会将面临前所未有的人口高龄化的问题。日本是人口平均寿命、高龄人口数、高龄化社会发展速度均名列世界第一的典型老人国家。随着日本人的出生率持续下降，目前高龄化率已超过 27%，其中 65～74 岁的人口（前期高龄者）为 1 768 万人，占人口总数的 13.9%，75 岁以上人口（后期高龄者）为 1 691 万人，占人口总数的 13.4%，两者均已远远超过 WHO 所制定的超高龄社会的标准。与此相对，日本 0～14 岁的少儿人口比例只有 12.3%，2022 年 4 月以后的日本成人年龄将从目前的 20 周岁调整到 18 周岁。同时，以公务员为首的离退休年龄将从 60 岁提升到 65 岁～70 岁。此外，日本人退休以后的再就业率也高于其他国家，除了勤奋努力的国民素质和健康寿命不断提升的原因之外，与政府对医疗福利资源的配套统合，以及对健康、教育、金融和保险事业的政策性推动也密不可分。随着生活环境、饮食和营养状况改善与医疗技术的进步，老年人死亡率在不断降低，由此带来的疾病结构和各种障碍的内容也在迅速发生变化。目前，医疗保险金中 1/3 以上用于支付老人医疗服务，随着高龄化的进程这一比例将日趋增加，社会需求也推动了康复医学的快速发展，并带动了整个日本养老产业链的发展。

二、日本的高龄康复的特色发展

（一）康复理念发展的里程碑和关键点

日本康复医学的起源从脊髓麻痹，关节结核，脑瘫等身体残疾儿童的医疗开始萌芽。此后，随着经济高速增长，劳动灾害和交通事故的增加也刺激了康复医学的进步。作为对康复理念的变迁，1940—1960 年的医疗是一种追求无病的时代，进入 1960—1980 年，改变为追求身心的健康，1980—2000 年则开始接受丹麦人米歇尔森所提倡的与障碍并存的"正常化"（normalization）理念。"正常化"的理念旨在建立一个和谐社会，消除社会中对老年人和残疾人的歧视，使每个人都能过上保障人权的生活。同期，无障碍设计（barrier-free）以及人性化设计（universal design）的概念也开始越来越被社会所接受。如今，日本的康复理念更加成熟，康复目标已不仅在于对"功能恢复""障碍克服"和"活动育成"的追求，"尊严和自立性支援及预防"也成为当前被强调的重点。在最新的日本康复理念中，重点提出了进一步完善中重度患者的社区康复支援体系。

（二）医疗与社会福利的配套化

日本的康复事业于 1945 年开始起步，迄今已有 70 余年的历史。对高龄人的家庭探访护理的服务早在 1979 年就已开始，1982 年在《老人保健法》中明确规定从预防到治疗、再到康复的一条龙的综合性保健医疗服务方向。1986 年开始为出院后的患者新创可以提供医疗和福利的综合服务老人保健设施。1989 年制定了老年人保健福利推进的 10 年黄金战略。此后，为了呼应"零卧床老人"的口号，更方便高龄人在家中接受实用性的康复训练，日本的理学疗法士和作业疗法士也参与到家庭访问的护士站的工作中来。从这一时期开始，日本对理学疗法士和作业疗法士的需求计划进行了重新评估，疗法士的培训学校开始剧增。1994 年，在对老年人保健福利推进的 10 年黄金战略进行修订之后，2000 年又提出了"健康日本 21 世纪"的口号，同期还引入了国际生活功能分类（ICF）等标准评价。另外，随着老年人口的剧增，为了弥补全民医疗保险基金的不足，日本 40 岁以上的劳动人口都强制性地加入了介护（养老）保险。新设立的这项保险制度不仅扶持了养老产业的继续发展，还促使各种配套的医疗服务的整合以及福利制度的重审。由此，相关的政策和法律保障为高龄人享受各种康复服务、安度晚年提供了条件。

三、日本康复事业发展的特点

（一）康复工作的多样性与灵活的收费标准

在进入超高龄化社会的当前，日本的康复医疗除了以儿童为对象的内容以外，还涵盖了包括中枢神经系统、骨关节系统、循环系统、呼吸系统、泌尿系统等疾患，以及吞咽障碍和癌症等几乎所有的成人疾患。特别是在最近，衰弱征（frailty）和肌肉减少症（sarcopenia），以及运动器官症候群（locomotive syndrome）等深层和隐形地影响高龄人健康的特殊性病征受到了康复医学界的高度重视。根据疾病和障碍的不同，康复对象被分为脑血管疾病康复、运动系统康复、心血管系统康复、呼吸系统康复、残疾患儿康复、难治性神经系统疾病康复，以及失智老人集团交流型康复等多种类型；并根据医疗或养老福利机构的规模特点将服务对象分为急性期、恢复期和维持期。一般在医疗机构的康复服务以医疗保险为主，按照单位和点数收费，每治疗 20 分钟计"1 单位"，在不同规模的康复设施"1 单位"所等同的"点数"不同。医疗保险按照疾病程度分配总点数。这种种政策有利于鼓励患者选择社区机构进行长期的康复治疗，也促进了社区康复医疗机构的发展。在以服务和康复兼容的养老院或居家康复则主要利用创设于 2000 年的介护保险的运营。

（二）介护管理者的岗位设置

日本康复和养老行业的合理化发展，离不开介护管理者（care managers）这个职业。介护管理者是伴随着介护保险的开始而设立的一个地方性资格，成为介护管理者需要通过专业考核，通常多是由护工人员或护士等一线医疗专业人员通过各项的培训后获得此资格。介护管理者是介护保险的专家，负责制定和管理具体的介护计划，并通过亲自调查所掌握的第一手的患者及其家属的情况和需求，站在患者（利用者）的立场与政府和各康复及养老的服务提供者进行协调。

除了上述两条主要的服务之外，介护管理者还可以为生活窘困的高龄人提供福利申请，为不能自己准备饭菜的高龄人联系配膳，鼓励老年人参加区域活动，并兼顾患者家属的生活和精神状态。因此，介护管理者起着优化和协调各种医疗资源和社会福利的关键性作用，值得借鉴。

（三）对预防工作的投入和重视

作为对预防的重视，日本医学会将预防具体分为了一次预防到三次预防，其中，尤其是重视一次预防和健康3要素（饮食、运动、睡眠）中的运动项目，并把引进民间活力作为重点的政策。2000年制定的"健康日本21"的目的是：一次预防的重视；具体的目标值的设定和评价；通过多样的实施主体进行协作的有效运动的推进；提供健康的支援环境与设施设备等。

（四）各种专业资格的设置与培养

为了对应因人口老龄化而带来的康复需求的增长，日本政府早在50年前就积极推进各专业康复治疗师的培养教育。文部省和厚生省1966年规定理学疗法士和作业疗法士教育的教育机构可以是3年制的短期大学，也可以是3～4年制的中专，或4年制的大学。作为特例，4年制中专的毕业生可以拥有与大学毕业同等的晋升研究生的资格。与此相对，1988年规定言语听觉士的教育机构多以3年制的中专，或4年制的大学为主。另一方面，为了控制教学质量，2012年由文部省和厚生省监督，康复医学会和各专业康复治疗协会统合并设立了社团法人康复教育评价机构，每5年对各教学院校进行书面审查和实地考察，对不合格的大学责令其作出改善。

1. 理学疗法士（physical therapist，PT）

理学疗法士在中国多称作物理治疗师。理学疗法与其他的康复治疗一样，都是依据科学规律培养，在维持和增进患者健康的同时，积极预防障碍的发生或功能下降，并合理利用社会资源，将社会保健福利制度合理调配。在方法上主要是通过运动疗法、电刺激或按摩等物理治疗等手段，帮助患者恢复以运动能力为主的身体功能。其专业领域除了各类综合或专科医院之外，就职范围遍及保健所等行政事业单位，护理老人保健、福利机构，残疾人福利、儿童福利等机构，健康保健中心，健康增进中心和教育、临床研究机关。

（1）毕业前教育。日本理学疗法士教育至今已有50年以上的历史，目前已形成以本科教育为主，以中专教育为辅，并努力通过研究生教育提升本专业研究水平的教育体系。自从1963年在日本国立疗养所东京病院设置3年制专科学校开始，1979年在金泽大学设置了3

年的短期大学部，1992 年在广岛大学医学部设置了 4 年制大学。截至 2018 年 4 月，理学疗法士的培养学校总数有 261 所、在校生人数 14051 名。其中大学 106 所，短期大学 6 所，4 年制中专 65 所，3 年制中专 84 所；博士课程 36 所，硕士课程 58 所（HP）。

根据 1999 年日本文部省和厚生劳动省颁布的《学校培养理学疗法士和作业疗法士制度规定》，入学生应具有高中以上的同等学历，每个班级定员应该在 40 人以下，专职教师不少于 6 人。一般而言，专业课程都需要有理学疗法士资格的教员来承担，大学助教的底线是硕士毕业，中专教员则要求临床工作满 5 年以上。

理学疗法士的毕业前教育的内容主要包括一般教育、专业基础和专业技术 3 个部分，此外总共 18 周的严格的临床实习也是作为参加理学疗法国家考试的必修课的内容。

（2）毕业后教育。理学疗法的知识和技能随着康复医学的全面发展也在不断的提高。自 1965 年的 7 月 17 日（日本理学疗法日）理学疗法士资格制度诞生以来，日本理学疗法士协会一直在重视毕业后的继续教育。除了每年一度的全国性学会和研修大会以外，还有各种协会指定的培训班，指定外（推荐）学习班，资格认证班，和网络课程学习班等丰富的多元化学习方式。此外，协会为了督促会员自主学习和提高整体素质，设置了新人学习制度和此后的生涯学习制度。新人学习制度设有从对组织的认识，职业道德，管理与运营，到病例研究，临床实习指导，和各知识领域再确认的 15 个必修单位，但不设定修习年限，意味着 15 个单位修不完，永远是"新人"。因此，会员在"自主性"修完上述单位以后，一定要从基础理学疗法、神经理学疗法、运动理学疗法、疾病理学疗法、生活环境支撑更深疗法、物理疗法、教育与管理理学疗法这 7 个专业中选择一个以上登录后，才可以进入生涯学习的环节，进而取得认证理学疗法士或更高级的专业理学疗法士的资格。即便如此，这些取得的资格每隔 5 年都需要重新考核，考核标准与取得时相似，除了学会参加，发表和论文写作之外，各种指定学习班的参加，临床病例报告，以及临床实习指导等工作内容也作为考核的材料。

2. 作业疗法士（occupational therapist，OT）

广义上说，"作业"从人出生到死为止，所有的一举一动都可以称为作业。一般意义的作业与"作业疗法"的作业意义完全不同，其对应人群从儿童到老人。例如对残障患者，指导如何最大限度使用无残疾部分的身体机能和制作适合个人生活的工具；对包括酒精依赖症的各种精神领域的患者指导他们如何游戏，改善人际关系，提高作业能力等；对脑瘫或自闭症等发育障碍的患儿，则在游戏中学习运动和日常生活的技能，为未来而进行的各种训练。对失智老人则通过学习疗法和手工制作等活动和训练，帮助患者重新获得成就感和解除家庭人员的不安情绪，指导他们如何使用老年人工具，提出改造住宅的方案等。古人已经知道适当的作业有益健康，但是现代作业疗法的起源一般认为应该追溯到 18 ～ 19 世纪在欧洲兴起的道德疗法（moral treatment）。近代的作业疗法特别是在产业革命以后，由于初期工业化发展带来的工伤患者的徒增和二战后伤病员的功能性训练和社会复归的需要，作业疗法与理学疗法一起得到迅速的发展而成为现代康复治疗领域的主要组成部分之一。

日本的作业疗法从 1900 年以后先以精神疾患、结核和肢体不自由儿童等为对象，模仿欧美，并在得益于全民保险的医疗保障的制度下得到独自的发展。1970 年之后，随着日本渐入高龄化社会，生活障碍人群的 QOL（quality of life）问题逐渐引起注意。特别是在国际障碍分类（ICIDH）变为康复理念更先进的国际生活功能分类（ICF）的 2001 年之后，通过作业疗法来促进"活动"和"参与"的功效受到了更高的重视。日本的作业疗法主要根据临床的工作对象分为"身体障碍领域""精神障碍领域""发育障碍领域""老年期障碍领域"等几个主要方面。

（1）毕业前教育。日本的作业疗法教育与理学疗法同步，从 1963 年的 3 年制中专开始，1979 年有了 3 年制短期大学，到 1992 年有了 4 年制大学，再到 1996 年有了研究生教育。2015 年的培养学校总数有 184 所，总在校生数 7285 名。其中大学 61 所，短期大学 3 所，国公立中专 1 所，私立中专 119 所。但日本的作业疗法教育史也不尽平顺。2000 年之前作业疗法士的培养名额受到厚生劳动省的严格控制，从 1976 年到 1985 年仅有 4000 个名额的计划。之后，随着日本 18 岁人口的减少和高龄化率的持续上升，厚生劳动省将 2000 年到 2004 年的培养计划扩大到了 5200 人。与此同时，还放宽了治疗师培训学校的设置要求，但却造成了各培养机构的激增，2010 年前后全国的作业疗法培训机构 58% 出现了因招生不够而关闭的情况。

作业疗法士的学前教育的课程编制与理学疗法士相近，包括基础部分、专业基础部分和专业技术 3 个部分，不过与理学疗法士不同的是，因为专业范围广，所以临床实习期比理学疗法士更长。

（2）毕业后教育。日本作业疗法协会从 2009 年开始，将生涯学习中的专门作业疗法士分为福祉用具，认知症，手外科，特别支援教育，高级脑功能障害，精神科急性期，摄食吞咽，访问作业疗法 8 个专业，2015 年又新增了癌症分科。与理学疗法不同，日本作业疗法协会对认定作业疗法士和专业作业疗法士的资格更加重视。2019 年以后要求作业疗法士的培养院校中，各校最低需要有 1 名以上拥有认定作业疗法士资格的专业教员。认定作业疗法士的取得需要在结束基础研修以后的 5 年之内，在修完 3 个共通研修讲座，2 个拓展研修讲座和 3 例学会、杂志或著书等的学术发表之外，接受考试并取得合格。此外，专门作业疗法士的取得不仅需要之前的书面审查和之后的资格认证考试，还需要有学习班的参加实践，一定的经验年数和担当病例的临床实践，学会发表论文等研究实践和研修会讲师等的教育实践。

四、从老化看高龄人的康复重点

增龄变化是指从出生到死的全过程，而老化则是指进入成熟期以后的变化。老化的代表是整体性身心功能的减弱，基本表现为：①预备力低下；②反应钝化；③恢复缓慢；④再生能力减退等。此外，老化的开始时期和身心功能的低下程度因人而异。正常身体功能的维持需要柔韧性、肌肉力量、关节稳定性、平衡性、心肺耐力等多种身体要素。无论缺少哪一种要素，身体的功能性活动都会受到影响。实施正确有效的"身心功能"的康复评鉴和治疗，首先要了解老年人身体功能障碍的基本。就在最近，日本康复医学会重申并强调了衰老、肌肉减少症和运动器官症候群这3个对老年人是高隐患的特征性症候，在此稍作介绍。

（一）肌肉减少症（sarcopenia）

sarcopenia 是指由于衰老或疾病导致的以速肌纤维优位的肌肉量减少而引起的全身性"肌无力"，例如握力和下肢肌肉／躯干肌肉的萎缩或者是步行速度减慢，或因体力不支，必须依靠手杖和扶手才能勉强移动的"身体功能的下降"。sarcopenia 是代表肌肉的"sarx（sarco：sarco）"和损失"penia（penia）"的组合。sarcopenia 被归类为由衰老引起的"原发性肌肉减少症"和年龄之外致病因素的"继发性肌肉减少症"。除了年龄性的因素以外，也会因日常生活行为、疾病和营养不良等而发生。原发性肌肉减少症除了年龄之外没有其他的明显因素，而继发性肌肉减少症则与长期卧床、不活动和非抗重力状态的持续等有关。在一般高龄人群中，sarcopenia 的发病率在 6%～12%，在接受恢复期康复治疗的人群中占到50%。单纯年龄别 65 岁以上男性为 13.8%，女性为 12.4%；85 岁以上男性为 30%，女性为 60%。诊断标准为 10 米步行速度在 12.5 秒以上，或 12.5 秒以下但伴有握力低下（男性<26 千克，女性 <18 千克）；或骨骼肌量减少（男性 <7.0 千克／平方米，女性 <5.4 千克／平方米）。到 2050 年估计全球会有超出 2 亿的高龄人患者。此概念最初在 1989 年被提出，自 2014 年由亚洲肌肉减少症研究工作小组发表诊断标准之后，收到了包括日本的亚洲各国积极响应，肌肉减少症的研究成果得到了飞跃性的发展，提示中年期前后的运动习惯与sarcopenia 的罹患率存在有意义的相关。

（二）衰老（frailty）

frailty 是欧洲学者 Fried 等人提出的概念。表示高龄人的身体功能和认知功能特有的低下或弱化的状态，并有可能成为被长期介护的对象而引起康复学界的关注。frailty 一词仅限用于老年人时，表示多器官的生理功能受阻的状态，约占 75 岁或以上高龄人群的 20%～30%，并且随着年龄的增长，罹患的比例也增加。frailty 可以影响老年人的健康生活，例如老年人疾病风险的增加，对周围环境的依赖，以及各种疾病，长期住院和死亡率的增加。与 sarcopenia 不同的是，frailty 还包含有"精神元素"的要素。此外，单纯的肌肉减少症，与虽然肌肉减少，却脂肪增加的 sarcopenia 的患者都被证实有更容易罹患压抑症的危险性存在。

（三）运动器官症候群（locomotive syndrome）

locomotive syndrome 里的 Locomo 是来自于日本骨外科学会的用词，Locomo 是象征列车的车厢连接一般的身体肌肉、骨骼、关节，以及软骨和椎间盘等的相互协调才可以完成"站立"或"行走"的功能状况。2007 年，日本骨科外科学会提出了这个 Locomo 的概念，预示日本从未经历过的超高龄化社会的人类运动器官的障碍性变化和未来。不仅日本，世界卫生组织（WHO）也从 2000 年开始，以《运动器官的 10 年》作为推动关节疾病及骨质疏松症的预防为目的，从①肌肉骨骼系统障碍的了解事态和宣传，②运动器官的健康管理，③有效率的开发更好的治疗和预防，④推进治疗和预防的基础研究这 4 个方面明确了运动系统康复的重要性和发展方向。

五、启示

日本相对完善的医疗保险体制以及各种配套的康复服务机制，使患者能尽量在早期得到合理及时的康复治疗，这不仅提升了患者的康复效果，同时也大大缓解了后期康复和社会福利的压力。

（一）康复体系

日本的医疗保险完全覆盖康复的全过程，并设立支持康复和养老产业的的全民介护保险基金。另外，还建立起包含社区、康复医院、保险、护理服务等诸方面的高效立体的康复体系。以上经验值得中国借鉴。在中国，康复科医师相对于其他专业的医师待遇较差，导致年轻的医学院毕业生不愿意从事也不懂康复科的工作；同时受过严格训练的康复治疗师的数量和质量都还不能为患者提供满足的康复治疗。

（二）康复理念

与日本相比，中国的康复理念还有待加强。例如，在中国的康复理念中常常认为偏瘫后神经再生的恢复期只有半年左右的固定概念就失之偏颇。实际上只要能保证对脑神经的再生回路给予正确的刺激和足够量的治疗，无论经过多少年也有取得康复效果的可能性。再有，对步行训练也有错误的观念，当前对偏瘫患者的康复治疗中，步行训练多强调患侧下肢的负重，并提倡努力恢复到正常的步态。但实际上，过分强调对偏瘫肢体的负荷不仅不利于实用性的两脚步行，反而容易造成患肢的反张膝和步行速度过慢等不良后果。

（三）康复科技

由于经济的腾飞，中国最近几年的康复硬件设备发展较快，但除了少数自己研发的康复器材之外，多数都是购买欧美等的前期或已过时的设备，在高端设备和技术开发方面，仍和日本有较大差距。特别是当前日本除了在积极开展摄食吞咽的评价和治疗以外，各种电刺激和经颅直流电刺激法，肉毒素疗法，促通反复疗法，HANDS（hybrid assistive neuromuscular dynamic stimulation)）疗法，以及各种装具和治疗、介护用机器人的研制也都积极投入实际的康复治疗之中。近来，更有利用最先端的骨髓干细胞（induced pluripotent stem cells，iPS 细胞）技术推进再生医疗的康复研发成果的出现。

如上所述，康复治疗的理念在于注重现代化、科学化和高效化，特别是从回归社会和回归家庭的角度考虑康复训练内容，有效利用团队的优势和综合全面的社会资源。日本康复医疗模式的特点是康复设施配套，各项服务分类齐全，尤其重视早期和恢复期患者的康复治疗，并且收费标准多元化。当前，由于中国和日本不仅在医疗福利制度方面，而且在康复理念的普及和体制的完善方面也存在较大的区别。另一个重点是"十年树木，百年树人"，硬件设备可以通过购买国外的产品短期内达到高端的水平，但真正需要的理念和技术离不开扎实的教育和培养。今后在完善康复服务体制，培养专业康复人才，以及普及民众的康复理念等方面，由政府主导、民间配合的路还很长，但也是促进康复和养老产业发展的好机会。

六、结语

近年来，对康复的需求无论是在急性期、康复期，或是在家庭内都急剧增加。日本当前针对老年人的康复已从以医院为中心的服务，深入扩展到以患者（利用者）惯居地的养老院或自己的家中。为了缓解医疗机构的压力，这方面的工作在今后的一段时间内仍会继续推进和完善。中国目前的高龄化现象已经带来了一系列的社会问题，除了社会经济活力受到影响以外，老年人的生活保障和医疗护理问题越来越突出。因此，在当前"医养结合"的大背景下，更需要通过对日本高龄化社会全面的分析研究，为发展有中国特色的康复和养老事业提供借鉴。

（宫本明，宫本陈敏，东海林万结美，陈冬青）

参 考 文 献

[1] 燕铁斌. 康复护理学 [M]. 第 3 版. 北京：人民卫生出版社，2016.

[2] 燕铁斌，尹安春. 康复护理学 [M]. 第 4 版. 北京：人民卫生出版社，2017.

[3] 李树贞，赵曦光. 康复护理学 [M]. 北京：人民军医出版社，2001.

[4] 徐守宇，叶祥明. 脑卒中的康复护理. 浙江：浙江大学出版社，2016.

[5] 李春玉，姜丽萍. 社区护理学 [M]. 第 4 版. 北京：人民卫生出版社，2017.

[6] 李春玉. 社区护理学 [M]. 第 4 版. 北京：人民卫生出版社，2012.

[7] 徐洪伟，柳明仁. 康复护理学 [M]. 北京：科学出版社，2018.

[8] 吴军. 康复护理学 [M]. 北京：中国中医药出版社，2006.

[9] 王刚. 社区康复 [M]. 北京：人民卫生出版社，2013.

[10] 宋玉兰. 康复技术 [M]. 北京：军事医学科学出版社，2010.

[11] 中华医学会糖尿病学分会. 中国 2 型糖尿病防治指南（2007 年版）[J]. 中华医学杂志，2008，88（18）：1227-1245.

[12] 中国 2 型糖尿病防治指南（2010 年版）[J]. 中国糖尿病杂志，2012，20（1）：后插 1- 后插 36.

[13] 中华医学会糖尿病学分会. 中国 2 型糖尿病防治指南（2013 年版）[J]. 中华内分泌代谢杂志，2014，30（10）：893-942.

[14] 丸山仁司. 高齢者リハビリテーションの動向. 理学療法科学，2004，19（3）：163-167.

[15] 韓萌，宮本重範. 中国黒龍江省ジャムス康復学院での夏期教育セミナー報告.

[16] 小川全夫. アジアのエイジング対応支援，2011.3.

[17] 加藤久和. 少子高齢化時代的资源运用环境. 养老金和经济，2011，30（10）：25.

[18] 第 55 回日本リハビリテーション医学会学術集会抄録集，2018.6.

[19] 竹内孝仁，江钟立. 神奇的帕维尔康复 [M]. 广东：中山大学出版社，2015.